循環器科

ナースポケットブックmini

| 監修 |

山﨑正雄

千葉メディカルセンター循環器内科部長
前NTT東日本関東病院循環器内科部長

Gakken

〈監修者略歴〉

山﨑 正雄

千葉メディカルセンター循環器内科部長

1988年徳島大学医学部卒業．東京大学医学部附属病院，三井記念病院を経て，2004年にスタンフォード大学医学部循環器部門に留学．

2007年NTT東日本関東病院循環器内科入職，循環器内科部長を務め，2023年より現職．

専門分野

虚血性心疾患，インターベンション治療（心血管，末梢動脈）

専門資格

日本内科学会総合内科専門医

日本循環器学会専門医

日本心血管インターベンション治療学会専門医・指導医

はじめに

循環器疾患は，高血圧，虚血性心疾患，弁膜症，心不全，不整脈，心筋症，大動脈および末梢動脈疾患，静脈疾患やリンパ系疾患，先天性心疾患，感染症など多岐にわたります．そのうえ，治療や検査など情報のアップデートが目覚ましい領域でもあります．

循環器領域に携わる看護師には，各疾患の概念や治療に対する知識はもちろんのこと，治療・検査の介助やケアの技術，アセスメントやモニタリングの能力など，多くの高度なスキルが求められます．加えて，緊急の対応を要するケースが多く，これまで培ってきたスキルを目の前の患者さんに即座に活用していかなければなりません．

本書は，多忙な臨床現場で必要なときにぱっと開いて確認できるように，循環器のケアに必須の知識をポケットサイズに盛り込みました．循環器の解剖図に始まり，フィジカルアセスメントや臨床でよく遭遇する徴候，頻度の高い検査や治療，代表的な疾患，そして循環器系の薬剤について，重要なポイントがひとめでわかるように図表を中心に展開しています．

ぜひ本書をポケットに携帯し，日々のケア，患者さんや家族への説明に活用していただければ幸いです．

2024年3月吉日
山﨑 正雄

CONTENTS

第5章 循環器でよく使う評価

第6章 循環器でよくみる疾患

第7章 循環器でよく行う治療

カバー・本文デザイン：星子卓也
本文イラスト：青木隆デザイン事務所，日本グラフィックス

第1章

循環器の構造と働き

1 心臓の構造

■心臓の位置

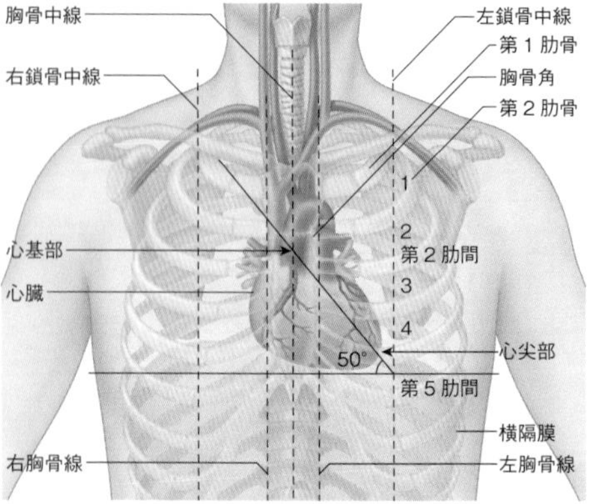

（文献1，p.5）

■心臓の形状

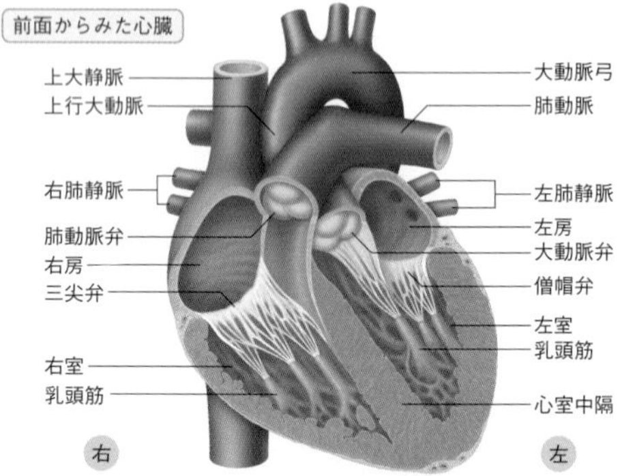

下からみた心臓

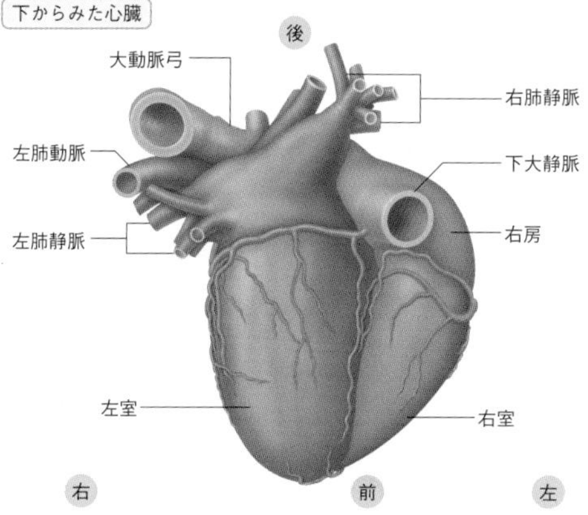

後面からみた心臓

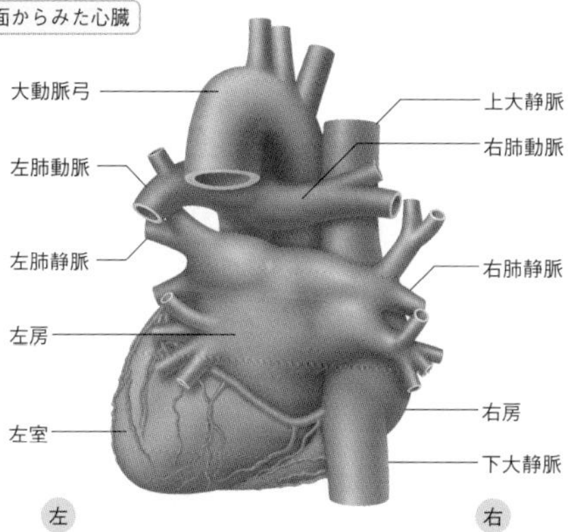

（文献1, p.6）

■弁の位置

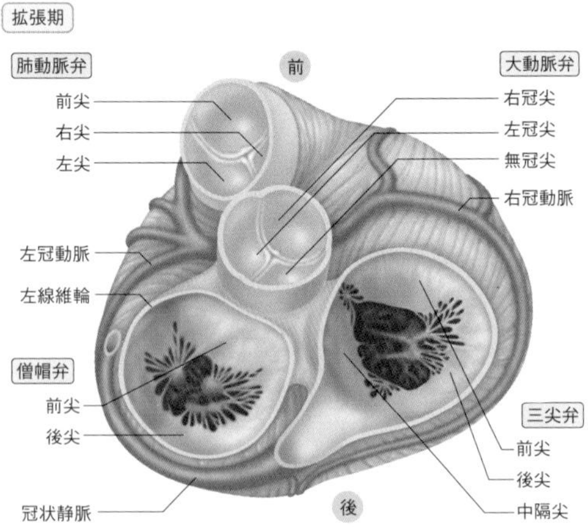

拡張期
肺動脈弁
前
大動脈弁
前尖
右尖
左尖
右冠尖
左冠尖
無冠尖
右冠動脈
左冠動脈
左線維輪
僧帽弁
前尖
後尖
三尖弁
前尖
後尖
冠状静脈
後
中隔尖

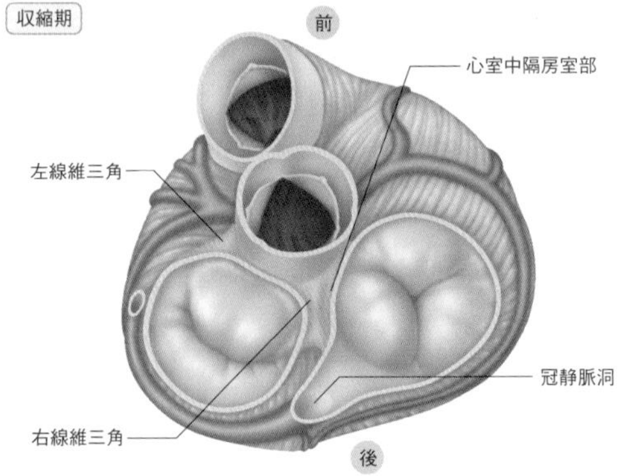

収縮期
前
心室中隔房室部
左線維三角
冠静脈洞
右線維三角
後

（文献1，p.7）

■冠動脈の走行

前面

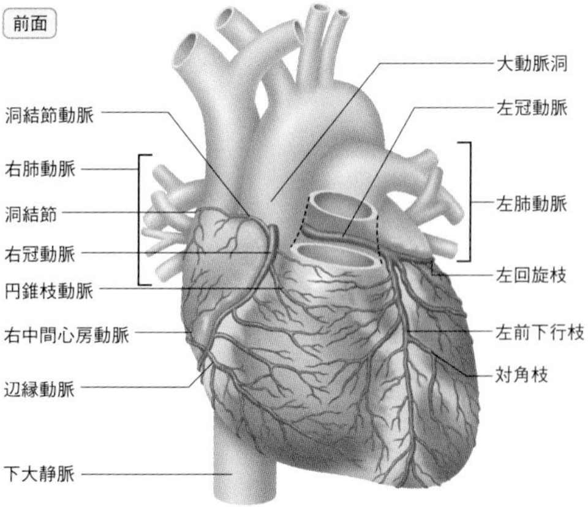

後面

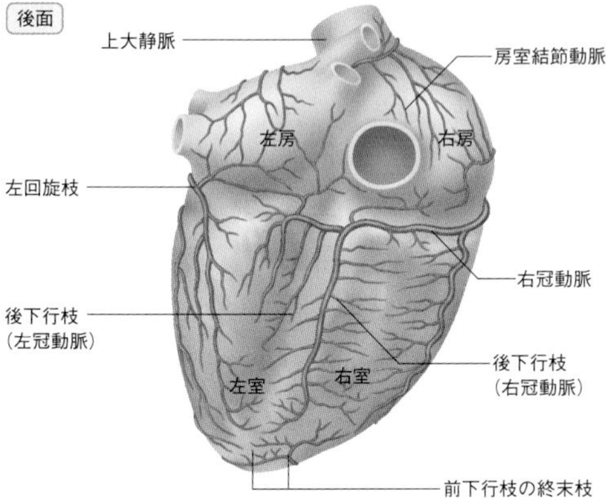

（文献1，p.8）

■冠動脈の走行（AHAの冠動脈区域分類）

冠動脈立体図

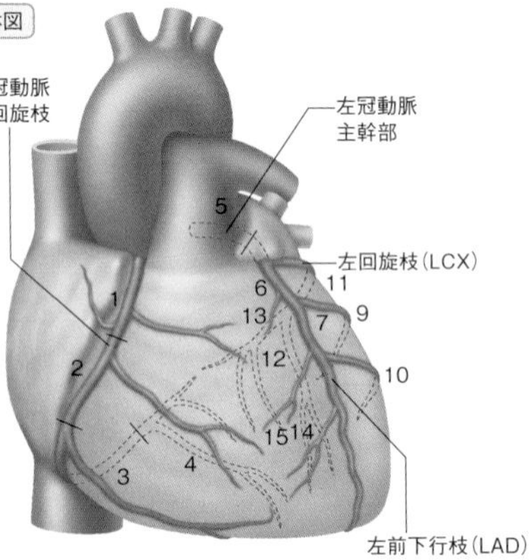

冠動脈平面図

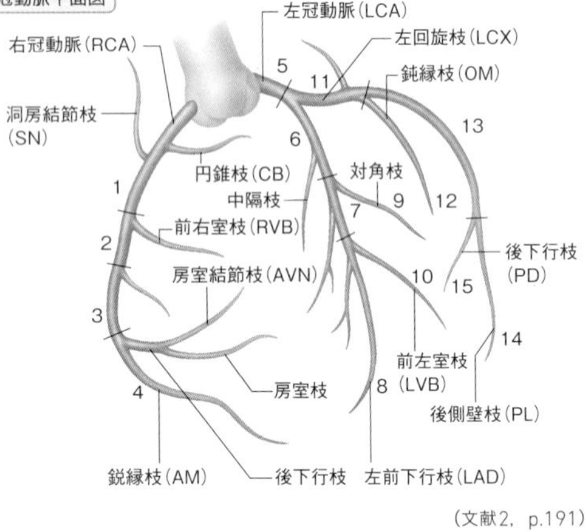

（文献2，p.191）

■心膜の構造（模式図）

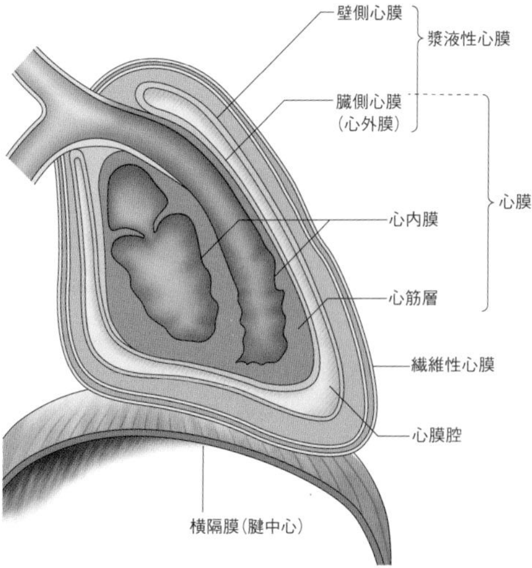

心膜（pericardium）は心臓を包む線維性の膜で，心臓と大動脈の起始部を覆っている
心臓起始部の血管外膜と深頸筋膜をとおして気管前葉とも上部で連絡している
胸骨後面と胸骨心膜靭帯とつながっている．後方は結合組織，下方は横隔膜の腱中心と連絡している

（文献1，p.242）

Memo

2 循環器の働き

■心臓内の血液の流れ

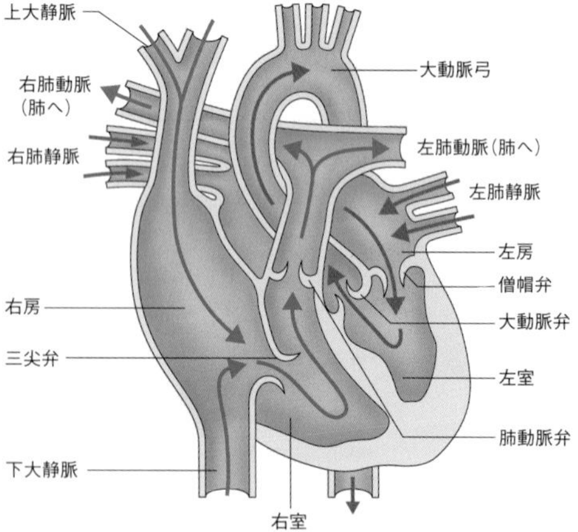

体内をめぐった血液は，上・下大静脈から右房，三尖弁を経て右室に入り，右室から肺動脈弁を通って肺動脈に送られる

↓

肺動脈から左右の肺に送り込まれた血液は，肺で酸素を供給され，肺静脈から左房に戻る

↓

左房に戻った血液は，僧帽弁を通って左室に入り，左室から大動脈弁，上行大動脈，大動脈弓を通って下行大動脈に送られ，体内を循環する

(文献1，p.8)

Memo

■体循環と肺循環

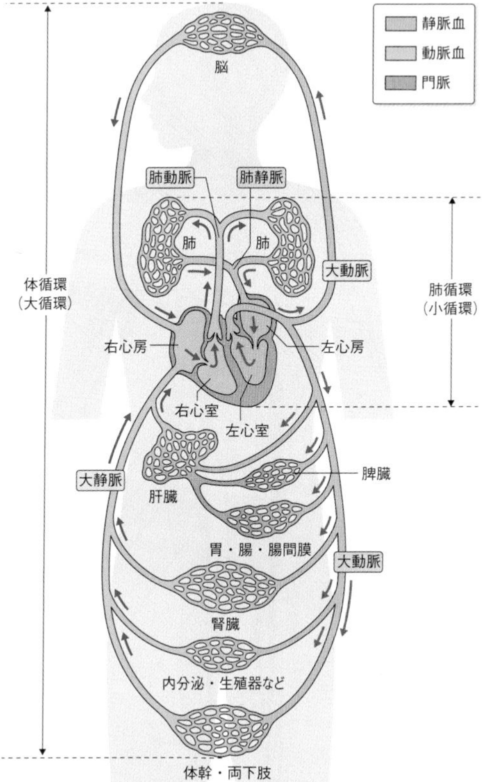

（文献1，p.9）

■動脈・静脈の走行

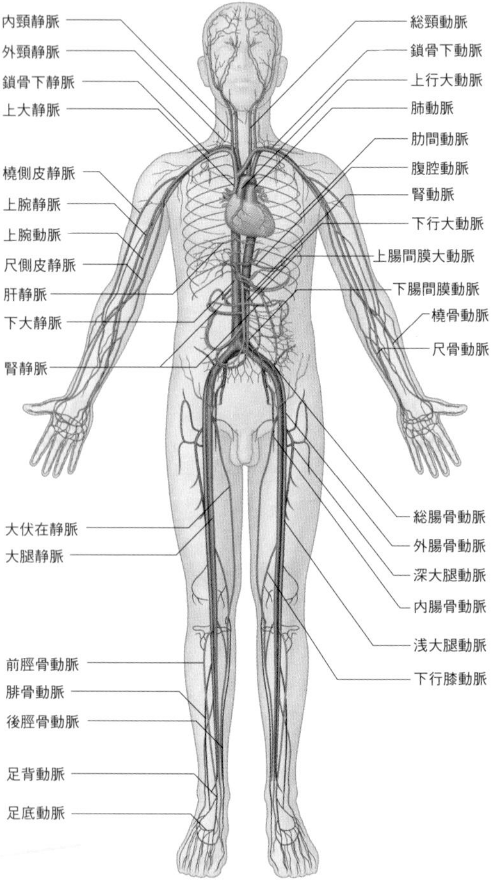

内頸静脈
外頸静脈
鎖骨下静脈
上大静脈
橈側皮静脈
上腕静脈
上腕動脈
尺側皮静脈
肝静脈
下大静脈
腎静脈
大伏在静脈
大腿静脈
前脛骨動脈
腓骨動脈
後脛骨動脈
足背動脈
足底動脈
総頸動脈
鎖骨下動脈
上行大動脈
肺動脈
肋間動脈
腹腔動脈
腎動脈
下行大動脈
上腸間膜大動脈
下腸間膜動脈
橈骨動脈
尺骨動脈
総腸骨動脈
外腸骨動脈
深大腿動脈
内腸骨動脈
浅大腿動脈
下行膝動脈

（文献1，p.10）

■リンパ系の走行

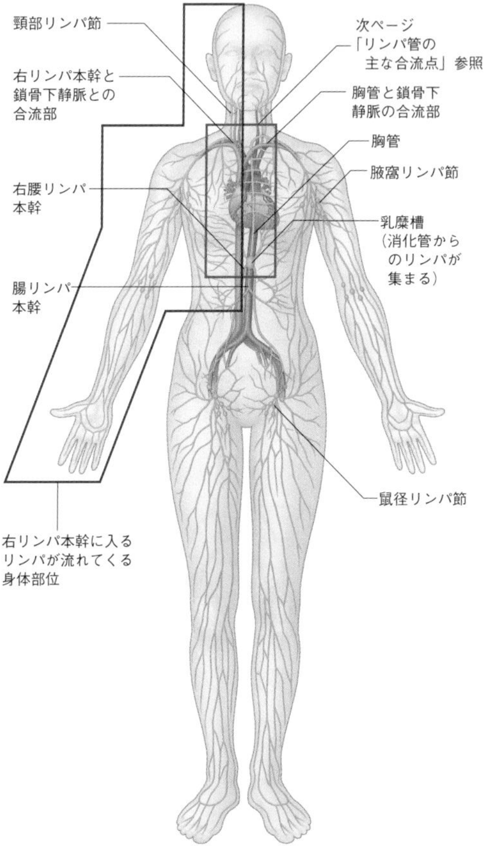

全身組織中の細胞間の組織液は，主に毛細血管を経て血液中に戻るが，一部は毛細リンパ管に入りリンパ本幹に集まり，静脈に送られる（リンパ系）

（文献1，p.11）

■リンパ管の主な合流点

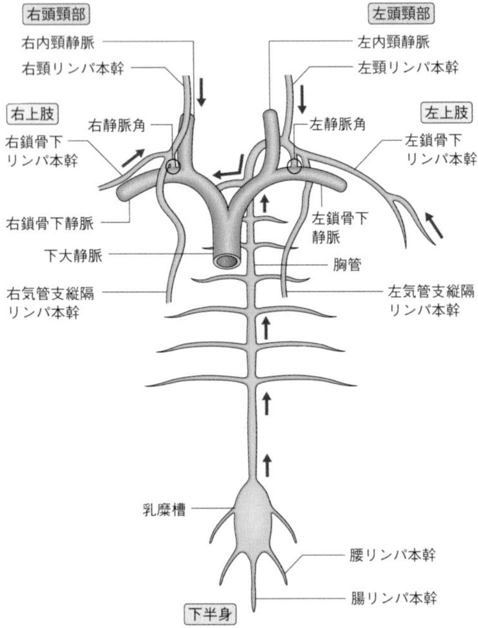

（文献1，p.11）

Memo

■刺激伝導系

①〜⑥の順に興奮が伝わる

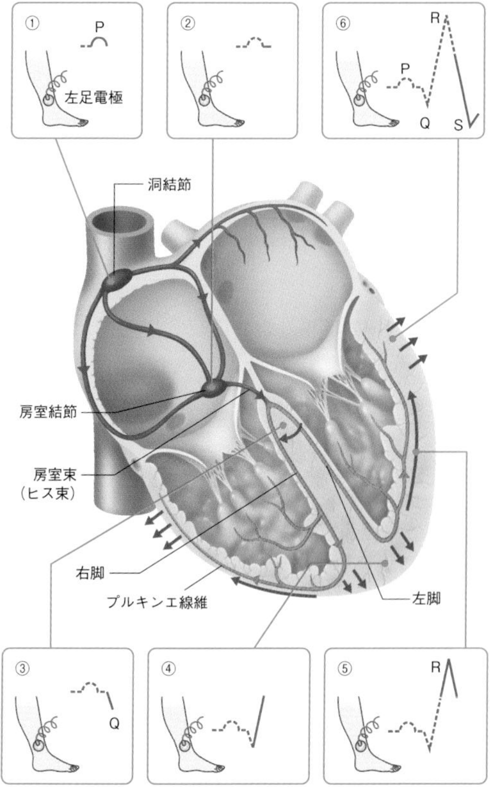

（文献1，p.12）

Memo

第2章

循環器系のフィジカルアセスメント

①視診

②触診

③打診

④聴診

1 視診

■視診のポイント

頸静脈怒張の有無	・急激に出現：肺塞栓・緊張性気胸・心タンポナーデなどの疑い
前胸部全体と心尖部	・心臓部分・心臓周囲：局所的な隆起や膨隆，陥没，拍動の観察 ・仰臥位で前胸部の心尖拍動が観察される場合：心肥大（左室肥大）の疑い ・楯状胸，漏斗胸などの胸郭変形：マルファン症候群が関連している可能性 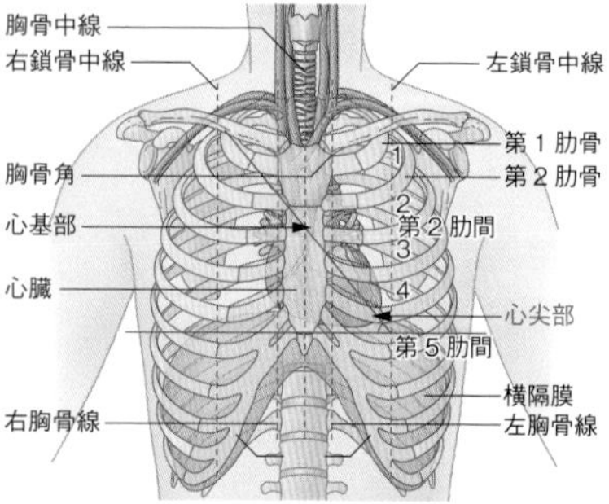
浮腫の有無	・浮腫がある場合：①浮腫の原因，②全身性か局所性か，③皮膚の状態の確認
酸素化の評価	・チアノーゼ，冷汗，努力呼吸の有無の観察
皮膚の観察	・感染性心内膜炎の特徴的所見：爪下の線状出血，Janeway発疹*，Osler結節**

＊手掌や足底に現れる数ミリ大の無痛性紅斑
＊＊手指の腹側，四肢の皮膚に現れる赤～紫色の有痛性結節．数日で消失

（文献3，p.14-19をもとに作成）

■頸動静脈の走行部位

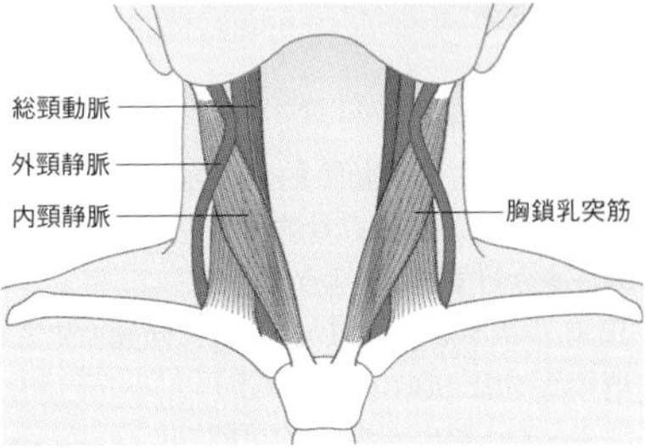

（文献4，p.34）

■頸静脈

観察ポイント：
右頸静脈の怒張

評価：
〈45° のファウラー位／坐位〉
- 怒張なし→正常
- 頸静脈怒張→静脈圧上昇（右心不全による）

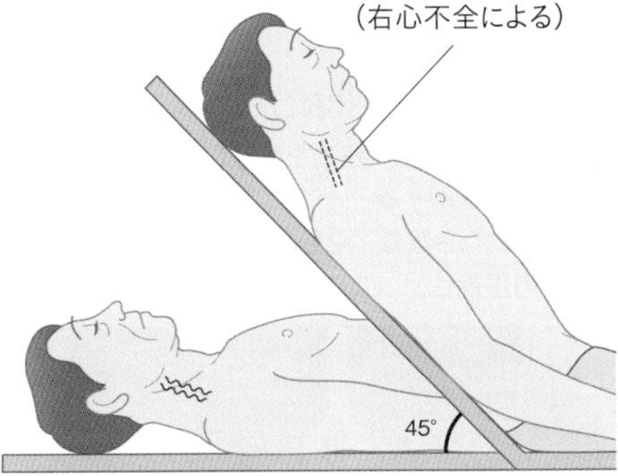

評価：
- 〈臥位〉頸静脈怒張→正常
- 怒張なし→静脈圧低下

（文献4，p.34）

2 触診

■頸動脈拍動

観察ポイント：左右の頸動脈拍動の強さ，リズム

手順：仰臥位で，1分間，片方ずつ左右で行う
※圧をかけすぎないように注意

評価：正常→大きい拍動で収縮期に同調（推定血圧：収縮期血圧60mmHg以上）
リズムの不整→不整脈の可能性

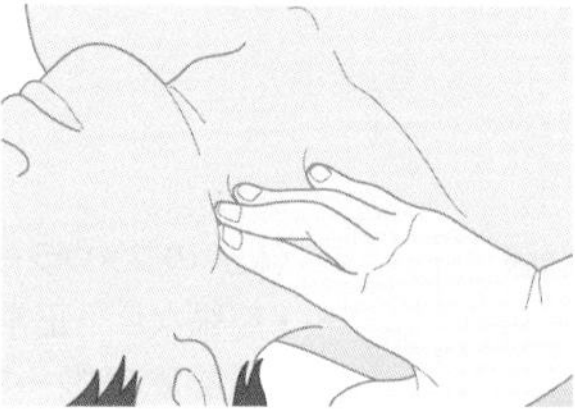

（文献4，p.35）

■毛細血管再充満時間（CRT）

手順：爪を10秒圧迫し，圧迫を解除して赤みが戻るまでの時間を計測する

評価：2秒以内なら陰性，2秒以上なら陽性（心拍出量低下の可能性）

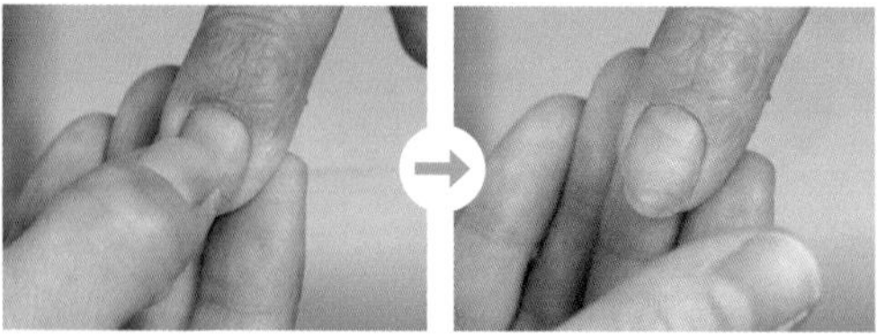

（文献3，p.19）

■前胸部

観察ポイント：4つの弁の領域を中心に，隆起・膨隆・陥没の有無，振戦（スリル）の有無と振幅，大きさ，位置，範囲，強さ，持続時間

手順：母指の付け根，手掌で前胸部全体を触診

評価：胸骨左縁に隆起や膨隆→右心室の過重な負荷
心尖部の陥没→心膜疾患

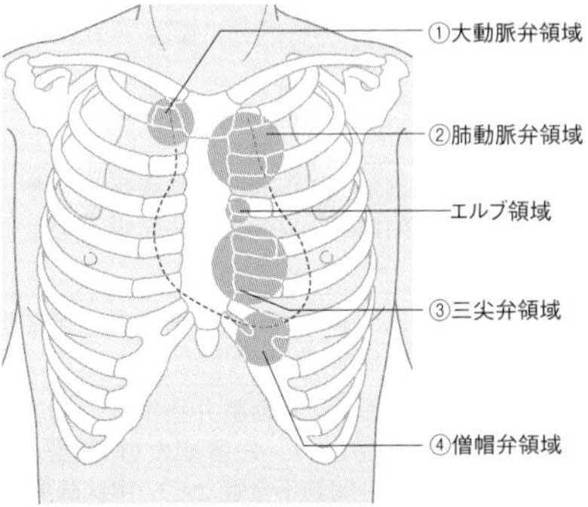

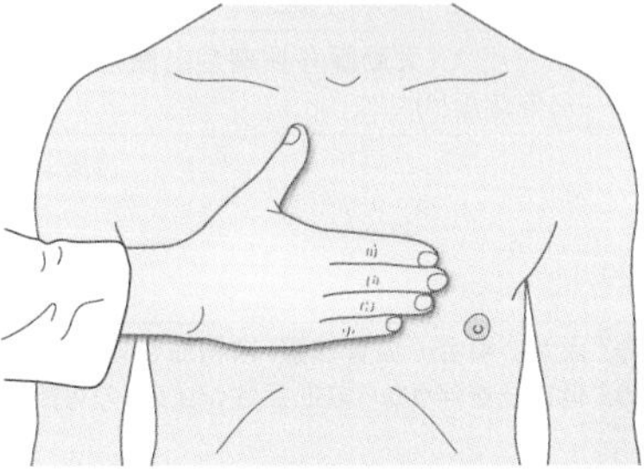

前胸壁拍動の触診例

（文献4，p.35）

■心尖拍動

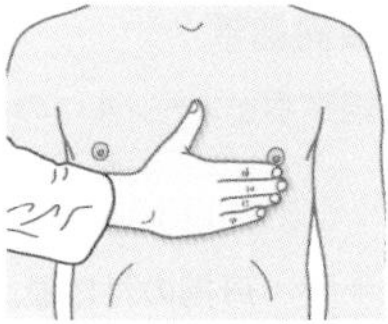

（文献4，p.36）

観察ポイント：
拍動の振幅，強さ，持続時間
手順：
4本の指で心臓の位置を確認，
示指および中指の先端で調べる

心尖拍動の異常所見

異常所見	原因
減弱または消失	肥満，肺気腫，低心拍出状態，心タンポナーデなど
正中より10cm以上左方に触知	左室拡大（心不全，拡張型心筋症，大動脈弁閉鎖不全症，僧帽弁閉鎖不全症など）
拍動の遅延・二峰性	左室肥大（大動脈弁狭窄症，閉塞性肥大型心筋症など）
拍動の増強	左室肥大（大動脈弁狭窄症，閉塞性肥大型心筋症など），左室拡大（拡張型心筋症，大動脈弁閉鎖不全症など），甲状腺機能亢進症，高度貧血，脚気心など
拍動が長い	左室肥大（大動脈弁狭窄症，閉塞性肥大型心筋症など）

（文献4，p.36）

■皮膚所見

四肢末梢の皮膚表面の体感温度	温かい場合→血管拡張，末梢血管抵抗の低下，低血圧を伴うなら敗血症性ショックの可能性
末梢冷感	血管収縮，末梢血管抵抗の増加，低血圧を伴う→全身の循環障害（心不全では低心拍出量症候群）の可能性
皮膚湿潤	血管収縮，末梢血管抵抗の増加

3 打診

■前胸部

観察ポイント：濁音（心臓部位）と清音（肺野）で心臓の外郭を推測

手順：①左腋窩線上から胸骨に向かい，第5肋間部を打診

②片方の中指を伸ばし身体に軽く置き，もう片方の中指で，第1～2関節の間を叩く

評価：心臓の外郭が胸骨中央線上から10cm以上→左室肥大の可能性

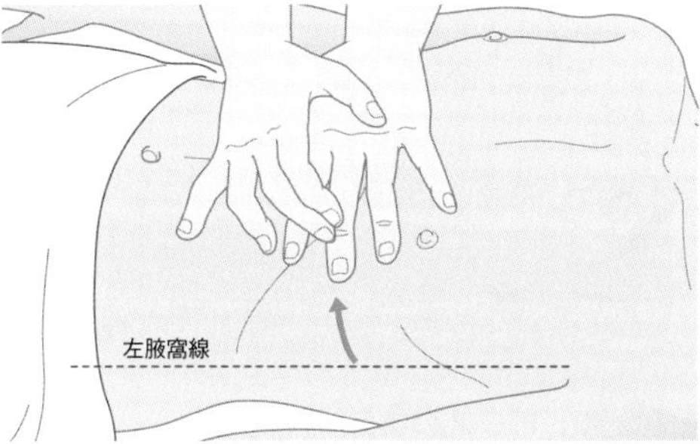

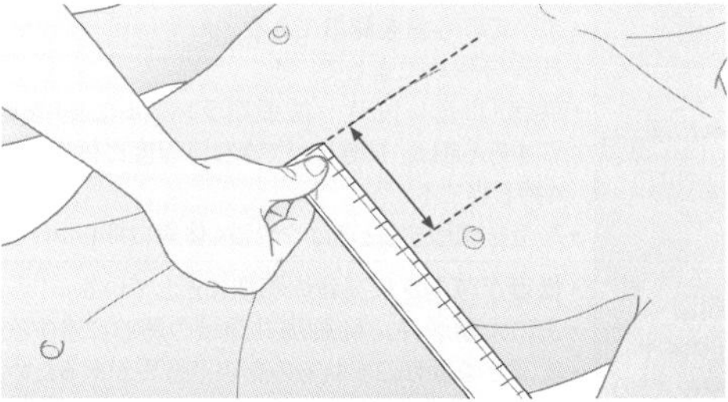

（文献4，p.37）

4 聴診

■頸動脈

観察ポイント：血管雑音の有無

手順：下顎角直下2cmの左右の頸動脈とその下方を聴診

評価：雑音なし→正常
低調の連続性のbruit（ブルイ：血管雑音）［フュイフュイ・ビュイビュイという音］→動脈硬化などによる血管狭窄

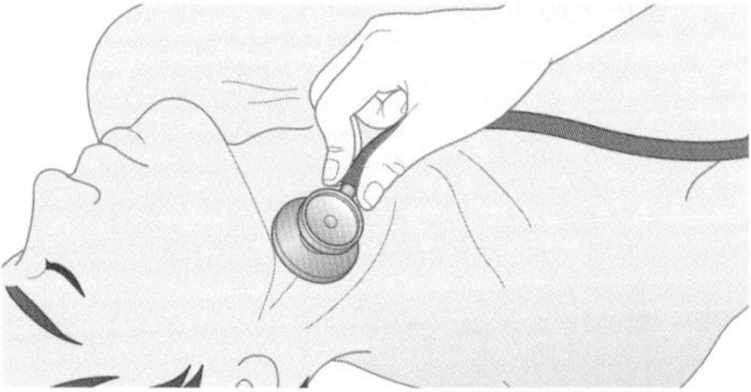

（文献4，p.38）

■チェストピースの特徴

ベル面	•すべての心音を聴取できる •低音の聴取に適している •低音（Ⅲ音，Ⅳ音，拡張期ランブルなど）を聴取するときは，すきまができない程度に体表に軽く押し当てる •高音を聴取するときはやや強く体表に押しつける
膜面（ダイヤフラム面）	•低音が減弱され高音の聴取に適している •主に大動脈弁，肺動脈弁領域の聴診に適する •皮膚と膜面がこすれるのを防ぐ必要があるため，胸壁に強く押しつける

■心音の聴取

観察ポイント：正常心音（Ⅰ音・Ⅱ音）の減弱，亢進，過剰心音の有無，心雑音（心音と心音の間に聴こえる音）の有無（坐位または仰臥位）

手順：以下の順番で聴診

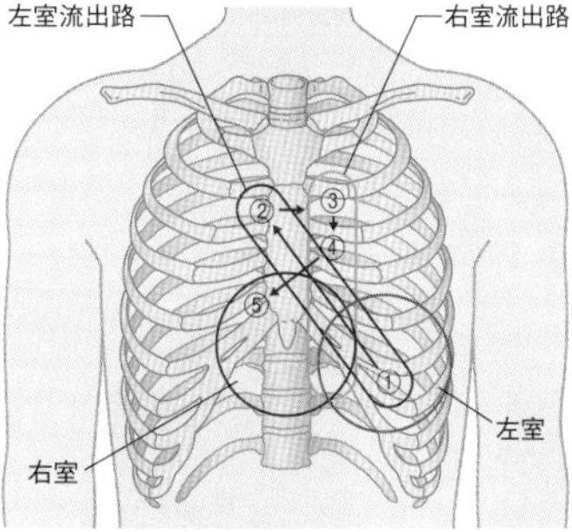

心音の聴取は一般的には①～⑤の順で行うが逆でも良い．
囲みは音の放散範囲

（文献1，p.25）

①-1：心尖部の聴診（ベル面）
①-2：心尖部の聴診（膜面）
②：大動脈弁領域の聴診：第2肋間胸骨右縁
③：肺動脈弁領域の聴診：第2肋間胸骨左縁
④：エルブ領域の聴診：第3肋間胸骨左縁
⑤：三尖弁領域の聴診：第4肋間胸骨右縁～左縁

- 体位：坐位または仰臥位，側臥位など．体位により聴診しやすい心音が異なる．
  僧帽弁雑音（僧帽弁狭窄音の心尖部拡張期雑音，Ⅲ音，Ⅳ音など）→左側臥位
  大動脈弁雑音やⅡ音分裂音→坐位前傾

■部位による心音の大きさ

僧帽弁領域・三尖弁領域	Ⅰ音＞Ⅱ音
エルブ領域	Ⅰ音＝Ⅱ音
肺動脈弁領域・大動脈弁領域	Ⅰ音＜Ⅱ音

■心音（Ⅰ音・Ⅱ音）

Ⅰ　音：房室弁（僧帽弁）の閉鎖音
II_A音：大動脈弁の閉鎖音
II_P音：肺動脈弁の閉鎖音

※頸動脈の触診ではⅠ音とともに拍動が発生，拍動の終わりに聴取されるのがⅡ音

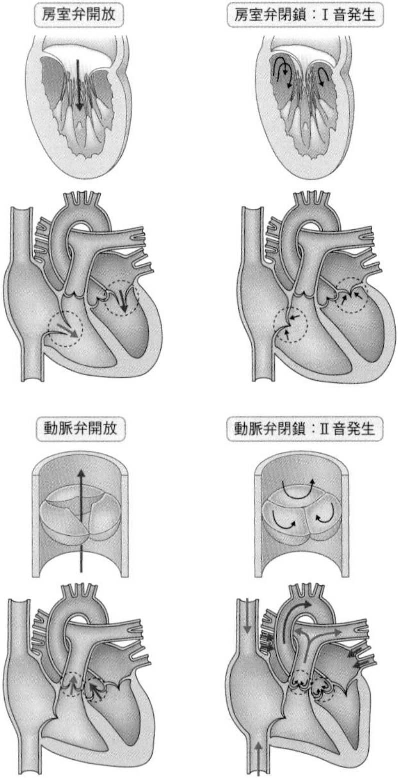

（文献1，p.26）

■心音のタイミング（正常）

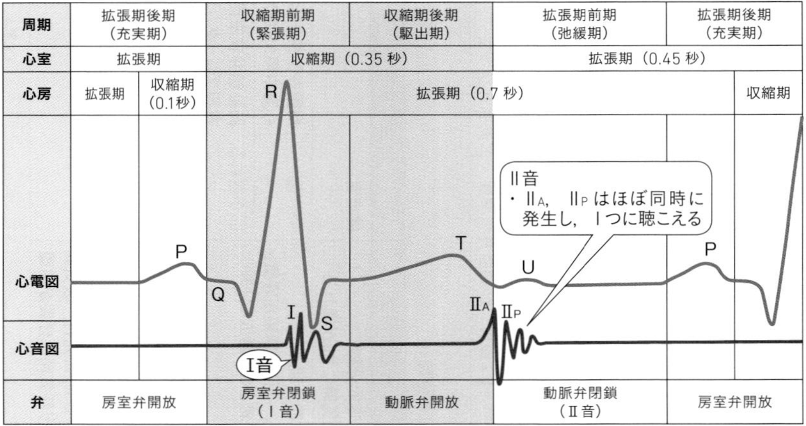

周期
拡張期後期（充実期）
収縮期前期（緊張期）
収縮期後期（駆出期）
拡張期前期（弛緩期）
拡張期後期（充実期）
心室
拡張期
収縮期（0.35 秒）
拡張期（0.45 秒）
心房
拡張期
収縮期（0.1秒）
拡張期（0.7 秒）
収縮期
心電図
P
Q
R
S
T
U
P
心音図
I
I音
ⅡA
ⅡP
II音
・IIA，IIP はほぼ同時に発生し，1つに聴こえる
弁
房室弁開放
房室弁閉鎖（I音）
動脈弁開放
動脈弁閉鎖（II音）
房室弁開放

（文献4，p.40）

■異常心音

I音とII音の亢進と減弱

異常所見		原因
I音亢進		僧帽弁狭窄症・三尖弁狭窄症，PQ時間短縮（WPW症候群，LGL症候群），高心拍出状態（高度貧血，甲状腺機能亢進症，脚気心など）
I音減弱		僧帽弁閉鎖不全症，PQ時間延長，心囊液貯留，低心拍出状態（拡張型心筋症など）
II音亢進	**$\mathrm{II_A}$亢進**	大動脈弁閉鎖不全症 高血圧症
	$\mathrm{II_P}$亢進	肺高血圧症 僧帽弁狭窄症 心房中隔欠損症 肺動脈弁閉鎖不全症
II音減弱	**$\mathrm{II_A}$減弱**	大動脈弁狭窄症，低血圧症
	$\mathrm{II_P}$減弱	肺動脈弁狭窄症，大動脈弁狭窄症

II音の分裂

分裂の特徴	主な疾患	
生理的分裂： 吸気時に$\mathrm{II_P}$が遅れる	健常者	
病的分裂： $\mathrm{II_A}$～$\mathrm{II_P}$の間隔が呼気・吸気ともに幅広く分裂	$\mathrm{II_A}$が速い	**僧帽弁閉鎖不全症，心室中隔欠損症**
	$\mathrm{II_P}$が遅れる	**肺動脈弁狭窄症，右脚ブロック**
固定性分裂： $\mathrm{II_A}$～$\mathrm{II_P}$の間隔が呼気・吸気によらず一定	心房中隔欠損症	
奇異性分裂： $\mathrm{II_P}$が$\mathrm{II_A}$に先行．吸気時より呼気時に分裂が明瞭	大動脈弁狭窄症，左脚ブロック	

（文献4，p.41）

■過剰心音（Ⅰ音・Ⅱ音以外）

名称	聴診部位	特徴	主な疾患
Ⅲ音（心室充満音）	心尖部（左臥位で増強）	Ⅱ音より0.12～0.18秒遅れる低調性音．若年者では生理的，40歳以上では病的	頻脈，貧血，心不全，甲状腺機能亢進症，心室中隔欠損症，動脈管開存症，僧帽弁閉鎖不全症，大動脈弁閉鎖不全症
Ⅳ音（心房音）	心尖部（左臥位で増強）	Ⅲ音より遅れる，Ⅲ音よりさらに低調音．健常者では小児以外ほとんど聴かれない	心不全 高血圧性心疾患 肥大型心筋症 重症大動脈弁狭窄症
収縮期クリック	心尖部	収縮中期から後期に聴かれる高調音	僧帽弁逸脱症

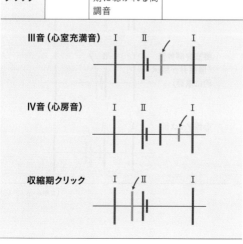

Ⅲ音（心室充満音）

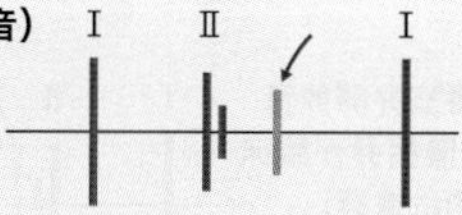

Ⅳ音（心房音）

収縮期クリック

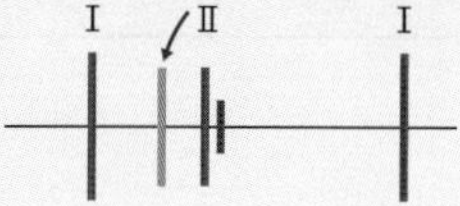

（■過剰心音（Ⅰ音・Ⅱ音以外）つづき）

名称	聴診部位	特徴	主な疾患
収縮期駆出音	第2肋間胸骨右縁	Ⅰ音の直後に聴かれる高調な短音	大動脈弁狭窄症 肺動脈弁狭窄症
房室弁開放音（僧帽弁が臨床的に重要）	心尖部	Ⅱ音のあとに聴かれる高調音	僧帽弁狭窄症
心膜ノック音	心尖部	$Ⅱ_A$よりやや遅れ，Ⅲ音より早期に聴かれるⅢ音よりやや高調音	収縮性心膜炎

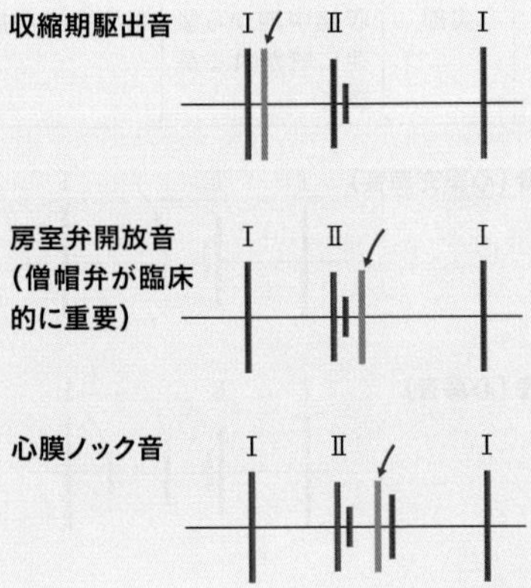

（文献4，p.42-43）

■心雑音の特徴

- 心音（Ⅰ音とⅡ音）の間で聴かれる音
- 心音よりも持続時間が長い
- 音程（ピッチ）が高いほど病的
- 心雑音の大きさは「レバインの分類」で分類される
- Ⅰ音とⅡ音を識別し，心雑音が収縮期か拡張期かを同定する
- 重症例は聴診所見だけではなく振戦（スリル）が触れるかという触診所見も重要
- 異常心音を伴うこともある
- 異常がなくても聴取される場合がある（無害性心雑音）

■心雑音の分類（レバインの分類）

Ⅰ度	きわめて微弱．注意深い聴診で聴き取れる雑音
Ⅱ度	弱い雑音だが，容易に聴取される
Ⅲ度	振戦（スリル）を伴わない高度の雑音
Ⅳ度	振戦（スリル）を伴う高度の雑音
Ⅴ度	聴診器を胸壁に当てただけで聴取される
Ⅵ度	聴診器を胸壁に近づけただけで聴取される

■無害性心雑音の種類

- 無害性心雑音とは，器質的異常のない心臓で聴かれる，胸壁の薄い若者で聴取されやすい

静脈コマ音	頸静脈で聴取される低くうなるように聴こえるコマのような連続性雑音
スティール（Still）雑音	小児に多く聴かれる．第4肋間胸骨左縁から心尖部の収縮期に聴かれるブーンとうなるような雑音

■心雑音の種類（収縮期・拡張期）

Ⅰ音とⅡ音の間に聴取：収縮期雑音
Ⅱ音とⅠ音の間に聴取：拡張期雑音

	分類・機序	主な疾患
収縮期雑音	**駆出性雑音** **（例：大動脈弁狭窄症）** 収縮期に動脈弁を通して血液が駆出されるときに生じる 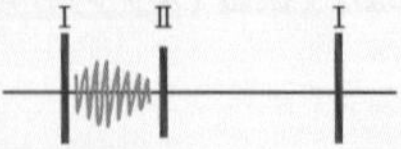	大動脈弁狭窄症，肺動脈弁狭窄症，心房中隔欠損症，心内膜床欠損症，肥大型心筋症
	逆流性雑音 高圧系から低圧系へ向かう異常血流により生じる 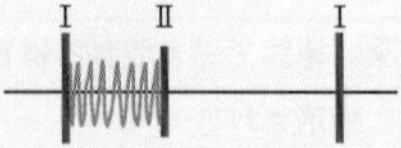	僧帽弁閉鎖不全症，三尖弁閉鎖不全症，心室中隔欠損症
拡張期雑音	**房室弁雑音** **（例：僧帽弁狭窄症）** 心室急速充満あるいは心房収縮により生じる 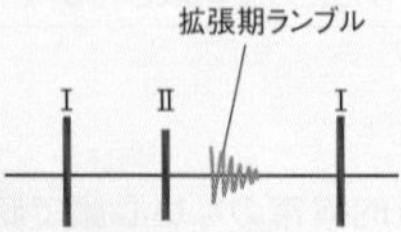	僧帽弁狭窄症（拡張期ランブル），三尖弁狭窄症，僧帽弁閉鎖不全症，動脈管開存症などによる相対的僧帽弁狭窄（カーリー・クームス雑音），大動脈弁閉鎖不全時に生ずる機能的僧帽弁狭窄（オースチン・フリント雑音）
	逆流性雑音 **（例：大動脈弁閉鎖不全症）** 大血管から心室内へ，半月弁を血液が逆流する際に生じる 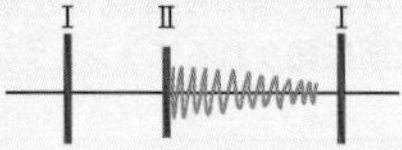	肺動脈弁閉鎖不全症，大動脈弁閉鎖不全症（灌水様雑音），肺高血圧による肺動脈弁閉鎖不全（グラハム・スティール雑音）

（文献4，p.45）

第3章

患者の主要徴候

1 胸痛，胸部不快感

- 胸痛を起こす緊急度の高い循環器疾患は急性心筋梗塞，大動脈解離，肺塞栓症，気胸などがある．

■胸痛をもたらす疾患の頻度と重大性

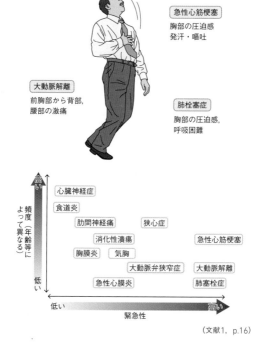

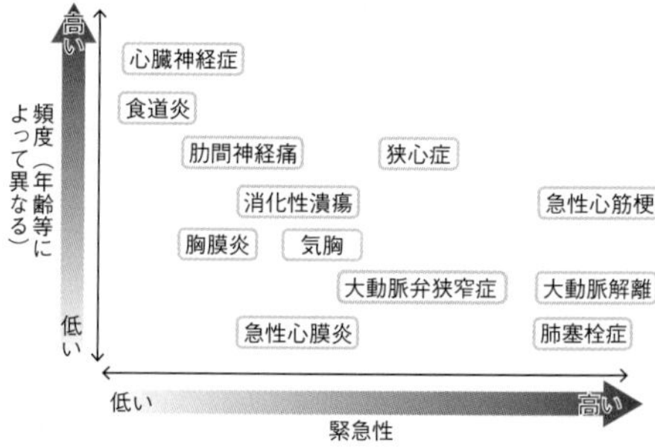

（文献1，p.16）

■胸痛を起こす疾患と症状の特徴

	疾患	症状の特徴
循環器系疾患	急性心筋梗塞	•胸部の圧迫感，絞扼感（重篤感がある） •ときに上肢の放散痛，冷汗，嘔吐，徐脈 【持続時間】30分以上
	大動脈解離	•引き裂かれるような激痛，背部痛 •痛みが移動することがある •血圧左右差を認めることがある 【持続時間】30分以上
	肺塞栓症	•胸部の圧迫感，絞扼感 •ときに呼吸困難（SpO_2低下） •下肢深部静脈血栓症や長期臥床が原因となることが多い 【持続時間】30分以上
	狭心症	•胸部の圧迫感，絞扼感 •ときに左肩から左上肢，首から顎に放散痛 【持続時間】5～10分程度
	大動脈弁狭窄症	•胸部の圧迫感，絞扼感 •労作時に出現し，安静で改善 【持続時間】15分以下
	急性心膜炎	•胸部の鋭い痛み •喉の痛みや咳，発熱，下痢，嘔吐などの風邪に似た症状が出現 【持続時間】30分以上
非循環器系疾患	消化性潰瘍	•胸が焼け付くような痛み •食事の後に出現
	食道炎	•胸のあたりが焼けるような不快な痛み •早朝や臥位により増悪
	肋間神経痛	•肋骨に沿って起こる比較的鋭い痛み •呼吸や体を動かした瞬間に出現
	気胸	•呼吸困難を伴う胸部の片側性の痛み •若い背の高い痩せ型の男性に多い
	胸膜炎	•深く息を吸ったときや咳で増強する鋭い胸痛 •胸膜摩擦音が聴取される

■問診による痛みのOPQRST

O	Onset（発症様式）	急激か，緩徐か，労作との関係（腕を動かしたときに痛むなど）
P	Provocative/Palliative（増悪・緩和因子）	症状を軽減，または悪化させる要因（安静，圧迫，体位，呼吸など）
Q	Quality（性質）	どのような痛みか（圧迫感，鋭い痛み，圧痛）
R	Region/Radiation（部位・放散痛）	痛む部位はどこか，上肢，顎などの放散痛，痛む部位の移動
S	Severity（重症度）	数値的評価スケール（p.95）など
T	Time course（時間経過）	持続時間，時間経過による変化，過去に生じたことがあるか

Memo

2 動悸

- 動悸とは，心臓の拍動や鼓動が通常とは異なることを自覚することである．
- 動悸の感じ方には個人差がある．

■聴取のポイント

①動悸の性状（生じる時間帯や持続時間，開始と終了のしかた，頻度など）
②動悸が生じたときの脈の状態（早まっているか，規則性・不規則性か，脈が飛ぶか）
③随伴する症状や関連事項（発汗，眩暈，呼吸困難感，既往歴や服薬状況，生活環境の変化の有無，嗜好など）

■動悸をきたす疾患

循環器疾患	•頻脈性不整脈：発作性上室性頻拍，心房細動，心房粗動，心室性頻拍 •徐脈性不整脈：洞不全症候群，房室ブロック，徐脈性心房細動 •期外収縮 •心不全
非循環器疾患	•発熱，感染，貧血などに伴う高心拍出状態 •甲状腺機能亢進症や低血糖などの内分泌疾患 •更年期障害，自律神経失調症 •心臓神経症 •不安やストレス
生理的原因	•運動や興奮

■動悸の性状から疑うべき疾患

瞬間的にドキンとしたり脈が飛んだりする	単発性の上室性期外収縮，心室性期外収縮など
いきなりドキドキが始まり，時間がたつと急に治まる	期外収縮の二段脈，発作性上室性頻拍，心房細動，心房粗動，心室性頻拍など
軽い労作で起こる	心不全，甲状腺機能亢進症，貧血など
不安，四肢の先端のしびれ，呼吸困難がある	心臓神経症など

■動悸の観察と対応

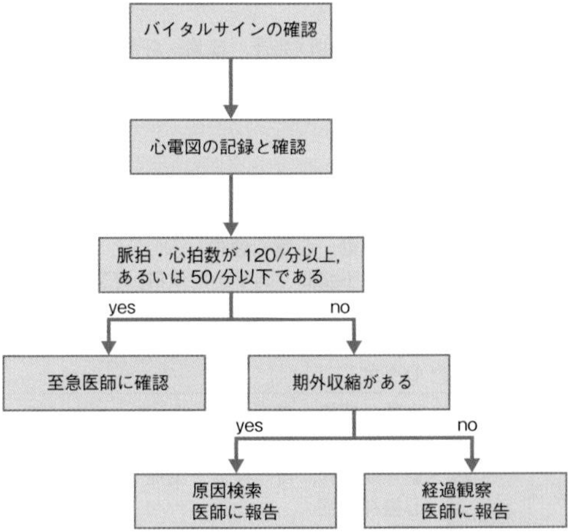

（文献3，p.35より抜粋）

3 失神発作

- 失神とは，脳全体が一過性の低灌流状態に陥ることで意識を消失して転倒し，比較的短時間のうちに意識が完全に回復する病態のことである．

■失神の分類

1. 起立性低血圧による失神

①薬剤性（起立性低血圧の原因として最多）
血管拡張薬，利尿薬，フェノチアジン系抗精神病薬，抗うつ薬
②循環血液量減少
出血，下痢，嘔吐等
③原発性自律神経障害（神経原性起立性低血圧）
純型自律神経失調症，多系統萎縮症，Parkinson病，レビー小体型認知症
④続発性自律神経障害（神経原性起立性低血圧）
糖尿病，アミロイドーシス，尿毒症，脊髄損傷，自己免疫性自律神経障害，傍腫瘍性自律神経障害，腎不全

2. 反射性（神経調節性）失神

①血管迷走神経性失神
(1) 感情性〔恐怖，疼痛（体性痛，内臓痛），侵襲的器具の使用，採血等〕
(2) 起立性血管迷走神経性失神
②状況失神
(1) 咳嗽，くしゃみ
(2) 消化器系（嚥下，排便）
(3) 排尿
(4) 運動後
(5) その他（笑う，金管楽器吹奏）
③頸動脈洞症候群
④非定型（明瞭な問題・誘因がない / 発症が非定型）

（■失神の分類 つづき）

3. 心原性失神

①不整脈（一次的要因として）

（1）徐脈性：洞機能不全（徐脈頻脈症候群を含む），房室伝導障害

（2）頻脈性：上室性，心室性

②器質的心疾患

大動脈弁狭窄症，急性心筋梗塞／虚血，肥大型心筋症，心臓腫瘤（心房粘液腫，腫瘍等），心膜疾患（タンポナーデ），先天的冠動脈異常

③心肺および大血管疾患

肺塞栓症，急性大動脈解離，肺高血圧

（The Task Force for the diagnosis and management of syncope of the European Society of Cardiology (ESC)：2018 ESC Guidelines for the diagnosis and management of syncope. Eur Heart J 39(21)：1883-1948, 2018より翻訳して引用）

■失神鑑別フローチャート

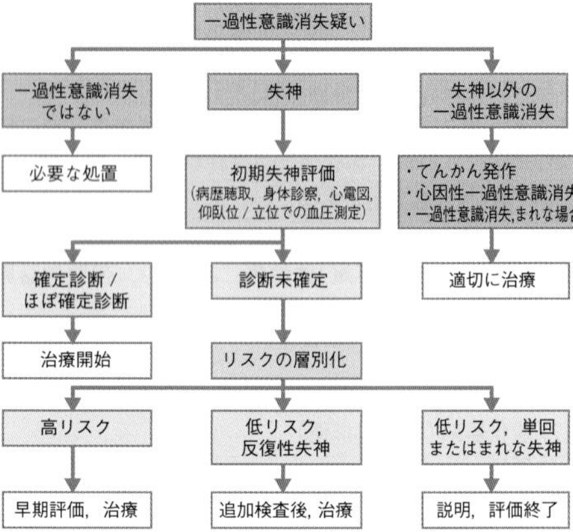

（The Task Force for the diagnosis and management of syncope of the European Society of Cardiology (ESC)：2018 ESC Guidelines for the diagnosis and management of syncope. Eur Heart J 39(21)：1883-1948, 2018より翻訳して改変引用）

4 呼吸困難，息切れ

- 「息苦しい」という主観的症状で，呼吸時に不快な感覚を伴い努力呼吸が必要となるような自覚症状.

■呼吸困難の原因疾患

呼吸器疾患	上気道閉塞（気道内異物，咽頭浮腫），気管支喘息，肺炎，慢性閉塞性肺疾患，急性呼吸窮迫症候群，肺線維症，間質性肺疾患，気管支拡張症，肺高血圧症，気胸，胸水，悪性腫瘍など
循環器疾患	うっ血性心不全，急性冠症候群，不整脈（頻脈，徐脈），心膜疾患，心臓弁膜症，心筋症，肺血栓塞栓症，心タンポナーデなど
その他	胸郭変形，貧血，高度の肥満，代謝性疾患（アシドーシス，糖尿病，尿毒症），神経筋疾患（重症筋無力症，筋萎縮性側索硬化症），パニック障害，過換気症候群など

■呼吸困難・息切れの重症度評価

- 循環器疾患：NYHA（ニューヨーク心臓協会）心機能分類（p.128）
- 呼吸器疾患：ヒュー・ジョーンズ分類（次ページ）
- 身体活動能力指数（SAS）
  NYHA心機能分類Ⅰ～Ⅳ度と対応する

  Ⅰ度：6METs以上の運動ができる
  Ⅱ度：3.5～5.9METsの運動ができる
  Ⅲ度：2～3.4METsの運動ができる
  Ⅳ度：1～1.9 METsの運動ができる

■呼吸困難の診断（呼吸器疾患）
—ヒュー・ジョーンズ分類

Ⅰ度	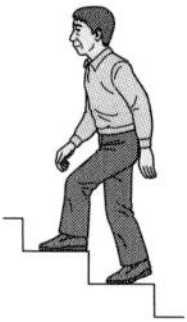	同年代の健常者と同様の生活，仕事ができ，階段も健常者並みに上れる
Ⅱ度	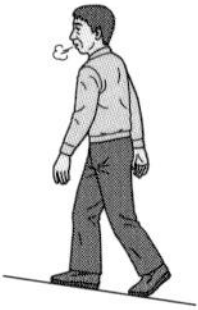	歩行は同年代の健常者なみにできるが，階段の上り下りは健常者並みにできない
Ⅲ度	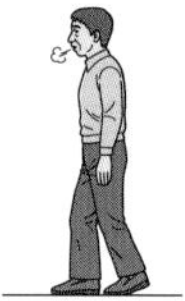	健常者並みに歩けないが，自分のペースで1.6km程度の歩行が可能
Ⅳ度	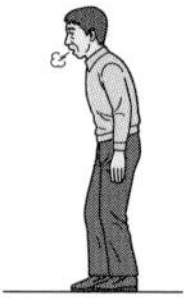	休みながらでなければ50m以上の歩行が不可能
Ⅴ度	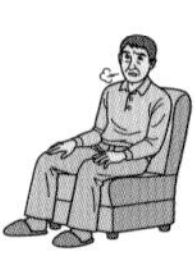	会話や着物の着脱で息が切れ，外出ができない

（文献1，p.17）

5 浮腫

- 浮腫とは，細胞間液（間質液）の異常な増加により軟部組織に腫脹（むくみ）が生じた状態である．
- 局所性浮腫と全身性浮腫がある．
- 指で数秒間圧迫を加えた後に痕が残る圧痕性浮腫（ネフローゼ症候群，肝硬変，心不全など）と痕が残らない非圧痕性浮腫（リンパ浮腫，甲状腺機能低下症など）がある．

■浮腫の原因疾患

全身性浮腫
限局した部位に左右非対称に出現
•腎性浮腫：ネフローゼ症候群，急性糸球体腎炎など •心性浮腫：うっ血性心不全など •肝性浮腫：肝硬変，門脈圧亢進症など •内分泌性浮腫：甲状腺機能低下症，クッシング症候群など •栄養障害性浮腫：タンパク漏出性胃腸症，吸収不良症候群など •薬剤性浮腫：副腎皮質ステロイド，非ステロイド性抗炎症薬，降圧薬（Ca拮抗薬）など •特発性浮腫
局所性浮腫
全身性に左右対称に出現（病初期は顔面・下肢に部分的に出現）．重力の影響を受けて，歩行可能な場合は下肢，臥床している場合は後頭部や背部に強く現れる
•静脈性浮腫：上・下大静脈症候群，深部静脈血栓症，静脈瘤など •リンパ性浮腫：リンパ管閉塞（がん転移，術後），フィラリア症など •炎症性浮腫：血管炎，アレルギーなど

■浮腫の出やすい部位

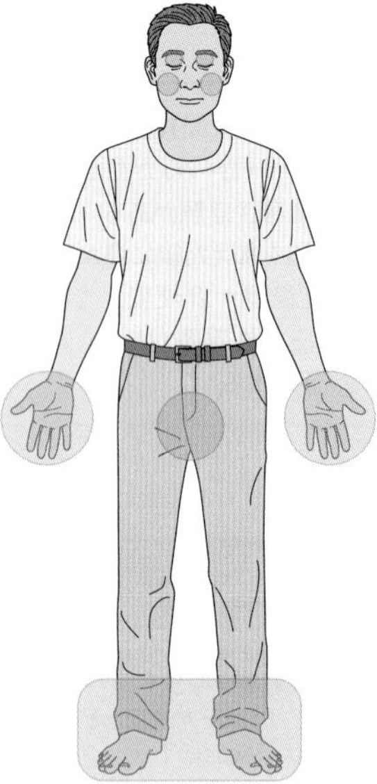

（文献1，p.18）

■圧痕性浮腫（pitting edema）

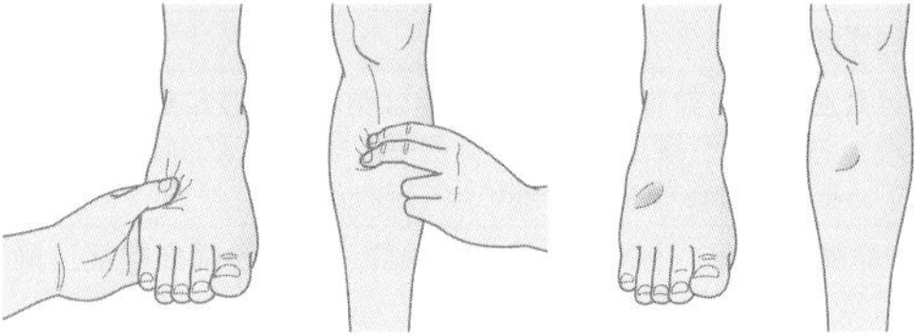

両側の足背，脛を10秒以上指で圧迫して，表面がくぼんでいるようであれば，浮腫を考える

（文献1，p.18）

6 チアノーゼ

- チアノーゼとは，皮膚・粘膜が青紫～暗赤色を呈した状態をいい，毛細血管内血液の還元型ヘモグロビン濃度が5g/dL以上になると，口唇，耳朶，鼻尖，頬部，指先，爪床など毛細血管が豊富な部位に出現する．
- 貧血では出現しにくく，多血症では出現しやすい．

■チアノーゼの出やすい部位

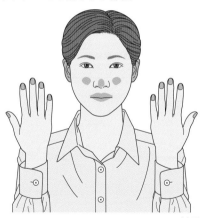

（文献1，p.19）

■チアノーゼの原因疾患と出現部位

分類	原因疾患	出現部位
中枢性チアノーゼ	病態：動脈血酸素濃度の低下 ①心疾患（ファロー四徴症などの先天性心疾患による右→左シャントや心不全による低酸素血症など） ②肺疾患（肺水腫，喘息，肺気腫，肺線維症など） ③肺動静脈瘻 ④ヘモグロビン異常（メトヘモグロビン血症など）	口腔粘膜，眼瞼結膜，爪床
末梢性チアノーゼ	病態：組織の酸素利用の相対的な亢進，動脈血酸素濃度はほぼ正常 ①心拍出量低下（心不全，ショックなど） ②末梢動脈血流障害（動脈硬化症など） ③末梢静脈血流障害（静脈塞栓，静脈瘤など） ④寒冷曝露による血管攣縮（レイノー現象など）	四肢末端，顔面(耳朶，鼻尖，頬部)；ばち状指（下図）を伴うことがある

■ばち状指

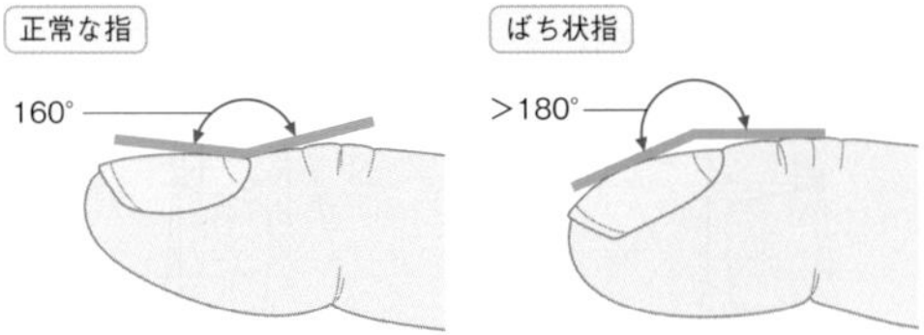

低酸素状態が数か月以上続くと，手指や足趾末端の組織の増生により，爪甲の角度が指に対して180°以上となり，丸みをおびて指末端がばちのように太くなってくる

（文献1，p.66）

7 四肢痛

- 四肢痛とは，局所性または全身性疾患により手や足に出現する痛みで，顎・頸部・肩から上肢にかけて拡散する痛み（上肢放散痛）や腰・殿部から下肢にかけて拡散する痛み（下肢放散痛）も含む．
- 原因疾患に応じて，急性／慢性，持続性／間欠性，鋭い／鈍い痛み，疼痛，電気が流れるような痛み，灼けるような痛み，しびれやだるさを伴う痛みなど，性状や程度は多岐にわたり，感じ方には個人差がある．

■臨床上注意が必要な四肢痛を伴う病態の例

分類	原因	病態の例
局所性疼痛	筋骨格，軟部組織の障害	•オスラー結節（四肢末端の圧痛を伴う結節性紅斑；感染性心内膜炎の重要所見） •コレステロール結晶塞栓症（多くは下肢の激しい疼痛） •横紋筋融解症（四肢の筋肉痛・脱力感・麻痺） •痛風（拇趾の付け根の疼痛） •偽痛風性関節炎（痛風に似た膝関節の激しい疼痛） •電解質異常（下肢の筋の激痛を伴う急激な痙攣）

(■臨床上注意が必要な四肢痛を伴う病態の例 つづき)

神経障害性疼痛	神経，脊髄，脊椎の障害	•正中神経損傷（穿刺時の正中神経損傷による疼痛） •手根管症候群（小指以外の指のしびれを伴う疼痛；透析患者に多い） •帯状疱疹後神経痛（灼熱痛・電撃痛・穿刺痛と称される四肢の激痛） •糖尿病性神経障害（四肢の左右対称性の灼熱痛・電撃痛，靴下や手袋で覆われる部分のジンジン・ピリピリする感じや冷感） •視床痛（四肢や顔面の灼熱痛，しびれを伴うピリピリ・チクチクする疼痛） •幻肢痛（切断後の四肢の疼痛）
血行障害性疼痛	血流の停滞，リンパ液のうっ滞	•急性下肢動脈閉塞（心房細動の場合には要注意） •末梢動脈疾患（歩行時の腓腹部の疼痛，悪化により安静時疼痛） •大動脈解離（重要所見：四肢血圧左右差，四肢動脈拍動の消失） •血栓性静脈炎（長期臥床，カテーテル留置が原因となることあり） •深部静脈血栓症（患肢の腫脹，疼痛，暗赤色の皮膚，熱感；長期臥床が誘因）
関連痛（放散痛）	全身性疾患の症候の1つ	•狭心症，心筋梗塞（胸部，背部の関連痛および左肩から左上肢に拡散する放散痛）

(文献3，p.52-53をもとに作成)

8 ショック

- ショックとは，「生体に対する侵襲または侵襲に対する生体反応の結果，重要臓器の血流が維持できなくなり，細胞の代謝障害や臓器障害が起こり，生命の危機にいたる急性の症候群」と定義される（日本救急医学会）.

■ショックの主要症状

ショックの5大症状（ショックの5P）

1. (P)allor　顔面蒼白
2. (P)erspiration　冷汗
3. (P)rostration　虚脱
4. (P)ulselessness　脈拍触知不可
5. (P)ulmonary insufficiency　呼吸不全

■ショックの分類

分類	原因
循環血液量減少性ショック	大量出血（消化管出血，大動脈破裂など），脱水（嘔吐，下痢，熱中症など），血液透過性亢進（熱傷，炎症など）
心原性ショック	急性心筋梗塞，拡張型心筋症，心筋炎，弁膜症，洞不全症候群，房室ブロック，心室頻拍など
心外閉塞・拘束性ショック	緊張性気胸，肺血栓塞栓症，心タンポナーデ，収縮性心膜炎，大動脈解離など
血液分布異常性ショック	感染性ショック（敗血症など），アナフィラキシーショック（薬剤，食物，ハチ毒など），神経原性ショック（脊髄損傷など）

（文献1，p.20）

■ショックの診断基準（日本救急医学会）

①血圧低下（a～cのどれかに該当する）

a. 収縮期血圧90mmHg以下
b. 平時の血圧150mmHg以上の場合，平時より60mmHg以上の下降
c. 平時の血圧110mmHg以下の場合，平時より20mmHg以上の下降

＋

②小項目（1～6の3項目以上に該当する）

1. 心拍数100回/分以上
2. 微弱な脈拍
3. 爪床毛細血管のrefilling遷延（圧迫解除後2秒以上）
4. 意識障害（JCS 2桁以上またはGCS10点以下），または不穏，興奮状態
5. 乏尿，無尿（0.5mL/kg/時以下）
6. 皮膚蒼白と冷汗，または39℃以上の発熱（感染性ショックの場合）

■心原性ショックの診断基準（MIRU）

〈血圧〉	収縮期血圧90mmHg以下，または 通常の血圧より30mmHg以上の低下
〈臓器循環障害〉	1）尿量30mL/時以下 2）意識障害 3）末梢血管収縮（冷たい湿潤な皮膚など）

（文献1，p.20）

■触知できる血管とその血圧の目安

橈骨動脈	80mmHg以上
大腿動脈	70mmHg以上
頸動脈	60mmHg以上
頸動脈が触れない	60mmHg以下，心肺停止の可能性

（文献3，p.58）

第4章

循環器でよく行われる検査

1 血圧測定

■血圧測定法の種類

観血的測定法		動脈を直接穿刺してカテーテルを留置し連続的に血管内圧をモニタリングできる
非観血的測定法	触診法	一般的には収縮期血圧を測定する方法 測定値は聴診法よりも5mmHg程度低い
	オシロメトリック法	動脈壁の振動をセンサーで感知し，血圧を測定する
	聴診法（コロトコフ法）	一般診療において主流の血圧測定法．聴診器でコロトコフ（血流音）を聴きながら血圧を測定する

■コロトコフ音の聴取

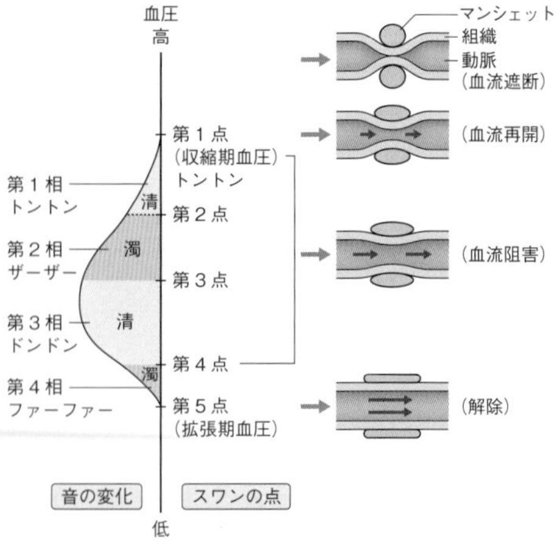

コロトコフ音の変化と血流の状態

（文献1，p.31）

■成人における血圧値の分類

分類	診察室血圧（mmHg）			家庭血圧（mmHg）		
	収縮期血圧		拡張期血圧	収縮期血圧		拡張期血圧
正常血圧	＜120	かつ	＜80	＜115	かつ	＜75
正常高値血圧	120-129	かつ	＜80	115-124	かつ	＜75
高値血圧	130-139	かつ／または	80-89	125-134	かつ／または	75-84
Ⅰ度高血圧	140-159	かつ／または	90-99	135-144	かつ／または	85-89
Ⅱ度高血圧	160-179	かつ／または	100-109	145-159	かつ／または	90-99
Ⅲ度高血圧	≧180	かつ／または	≧110	≧160	かつ／または	≧100
（孤立性）収縮期高血圧	≧140	かつ	＜90	≧135	かつ	＜85

（日本高血圧学会高血圧治療ガイドライン作成委員会編：高血圧治療ガイドライン2019．p.18，表2-5．日本高血圧学会，2019）

Memo

循環器でよく行われる検査

2 血液ガス分析, バイオマーカー

血液ガス分析

● 動脈血から**酸塩基平衡**や**呼吸状態(ガス交換)**を評価.

■血液ガス分析の評価項目と基準値

評価項目		基準値
酸塩基平衡	水素イオン指数(pH)	7.35〜7.45
	動脈血二酸化炭素分圧($PaCO_2$)	35〜45mmHg
	重炭酸イオン(HCO_3^-)	22〜26mEq/L
	塩基過剰(BE)	−2〜+2mEq/L*
ガス交換	動脈血酸素分圧(PaO_2)	80〜100mmHg
	動脈血酸素飽和度(SaO_2)	95%以上

*−2mEq未満：代謝性アシドーシス, +2mEq超：代謝性アルカローシス

pH＝HCO_3^-(代謝性因子)/$PaCO_2$(呼吸性因子)

■酸塩基平衡異常

分類		原因	代償性変化	主な原因疾患
アシドーシス(pH 7.35未満) アシデミア(酸血症)	呼吸性	$PaCO_2$ ↑↑	HCO_3^- ↑	呼吸不全, 慢性閉塞性肺疾患など
	代謝性	HCO_3^- ↓↓	$PaCO_2$ ↓	ショック, 低血圧, 腎不全, 下痢, 薬物(アセタゾラミド)など
アルカローシス(pH 7.45超) アルカレミア(アルカリ血症)	呼吸性	$PaCO_2$ ↓↓	HCO_3^- ↓	過換気症候群, 肺塞栓症, 妊娠など
	代謝性	HCO_3^- ↑↑	$PaCO_2$ ↑	脱水, 嘔吐, 心不全, 利尿薬など

ガス交換

- 動脈血酸素分圧（PaO_2）は加齢に伴い低下するため，年齢を考慮した目標値を**PaO_2＝109－0.43×年齢**で算出する．
- **PaO_2≦60mmHg，SaO_2≦90％**となった状態を**呼吸不全**と定義し，**酸素療法**の適応となる．
- 動脈血二酸化炭素分圧（$PaCO_2$）が**高い場合（≧45mmHg）**には**肺胞低換気**状態，**低い場合（≦35mmHg）**には**過換気**状態であることを示す．

バイオマーカー（生物学的指標）

- タンパク質や遺伝子などの生体内の物質で，ある疾病の重症度評価や治療効果判定の指標となるもの．

■循環器疾患において重要なバイオマーカー

評価病態	バイオマーカー	診断基準値	備考
心不全	BNP（脳性ナトリウム利尿ペプチド）	＞100 pg/mL	自覚症状が現れる前から血中濃度が上昇するため心不全の早期発見に有用
心不全	NT-proBNP（N末端プロ脳性ナトリウム利尿ペプチド）	＞400 pg/mL	自覚症状が現れる前から血中濃度が上昇するため心不全の早期発見に有用
急性冠症候群	トロポニンT	＞0.1 ng/mL	心筋梗塞発症後3～4時間後に上昇し始めるため，発症2時間以内の超急性期の診断感度は低い

3 心電図検査

- 心臓を有効に拍動させるための電気的興奮の流れを**刺激伝導路**といい，**心電図**は刺激伝導路を介して心房や心筋に伝えられた電気信号を検知して波形として書き出したものである．

■刺激伝導路と心電図

- 洞結節で発生した電気的興奮が，洞結節→房室結節→ヒス束→左脚・右脚→プルキンエ線維→心筋の順に伝わる．

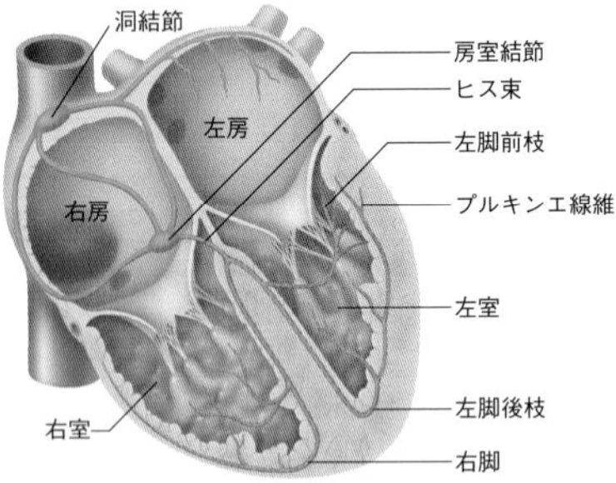

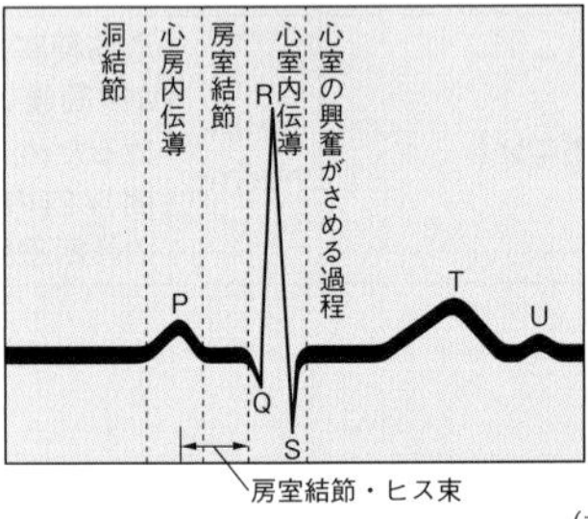

（文献1，p.36）

■心電図の基本波形

P波	心房内の興奮伝導時間
PQ間隔	心房の興奮の開始～心室の興奮の開始までの時間（房室伝導時間；Q波がない場合はPR間隔）
QRS波	心室中隔の興奮の開始～両心室の興奮の終了までの時間
QT間隔	心室の興奮の開始～心室の回復（再分極）の終了までの時間
ST部分	RS波の終了～T波の開始（電位変化がない平坦部分，基線と一致）
T波	ST部分の次に出現する山型の起伏（心室筋が興奮からさめて再分極する過程）
U波	T波に続いて出現するゆるやかな波形

■記録紙

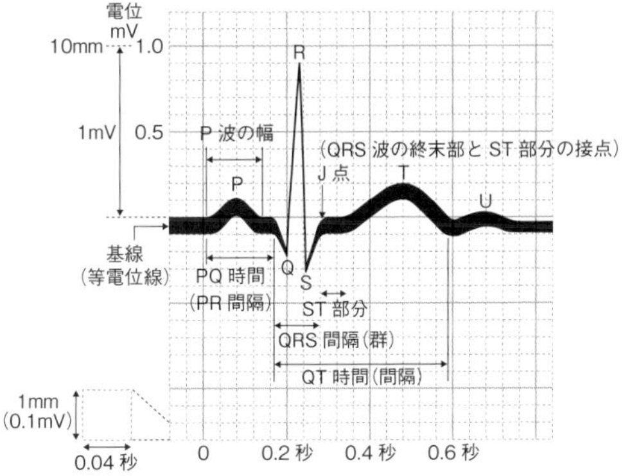

- 陽極に近づく電流：上向き（陽性，＋）の波形，陽極から遠ざかる電流：下向き（陰性，－）の波形
- 記録紙の紙送りの速度：毎秒25mm

■心電図による心拍数の測定

①実測法

心拍数(回/分)=60(秒)÷(RR間隔[mm]×0.04[秒]) =1,500÷RR間隔(mm)

- RR間隔(またはPP間隔)が1心拍を示す.
- 1目盛(1mm)=0.04秒なのでRR間隔(mm)に乗ずると1心拍の時間(秒)が求められる.
- 1分間(60秒)を1心拍の時間(秒)で割ることで心拍数が求められる.

【例】RR間隔25mm:1500÷25=60回/分
　　　RR間隔15mm:1500÷15=100回/分

②簡易法

心拍数(回/分)=60(秒)÷(マス目の数×0.2[秒]) =300÷マス目の数

- R波の頂点がマス目(小さな目盛り5個分)の太い縦線に重なっている部分を起点として次のR波の頂点が現れるまで(RR間隔)のマス目の数から心拍数を求める.
- 1個のマス目は5mm×0.04秒=0.2秒なのでマス目の数に乗ずることで1心拍の時間(秒)が求められる.
- 1分間(60秒)を1心拍の時間(秒)で割ることで心拍数が求められる.

【例】RR間隔マス目の数5個:300÷5=60回/分
　　　RR間隔マス目の数3個:300÷3=100回/分

Memo

■12誘導心電図

双極肢誘導	第Ⅰ誘導：左手首（LA；黄）と右手首（RA；赤）の電位差（左室の側壁をみる） 第Ⅱ誘導：右手首（RA；赤）と左足首（LF；緑）の電位差（心尖部から心臓をみる） 第Ⅲ誘導：左手首（LA；黄）と左足首（LF；緑）の電位差（右室側壁と左室下壁をみる） ＊右足首：黒（アース）
単極肢誘導	aV_R：右手首（RA）と中心電極＊の電位差（右肩から心臓をみる） aV_L：左手首（LA）と中心電極の電位差（左肩から心臓をみる） aV_F：左足首（LF）と中心電極の電位差（真下から心臓をみる）
胸部誘導	中心電極と胸壁につけた電極の電位差 V_1（赤）：胸骨右縁の第4肋間（右室側から心臓をみる） V_2（黄）：胸骨左縁の第4肋間（右室と左室前壁から心臓をみる） V_3（緑）：V_2とV_4の中点（心室中隔と左室前壁から心臓をみる） V_4（茶）：左鎖骨中線上で第5肋間（心室中隔と左室前壁方向をみる） V_5（黒）：V_4の高さの左前腋窩線上（左室前壁と側壁をみる） V_6（紫）：V_4の高さの左中腋窩線上（左室側壁をみる）

＊中心電極：LA，RA，LFを5kΩ以上の抵抗を介して1点に結合したもの．結合点での電位は0Vに近い．単極肢誘導はある基準点（0V）と身体表面の1点間の電位差を測定する方法だが，0Vを示す点が身体のどこにもないため，中心電極を便宜的に基準点とする．

Memo

■電極の装着順

①胸部誘導	赤（あ）→黄（き）→緑（み）→茶（ちゃん）→黒（こく）→紫（し）の順番（「あきみちゃん国試」と覚える）
②四肢誘導	右手（赤）→左手（黄）→右足（黒）→左足（緑）の順番（右から「あきくみ」と覚える）

■胸部誘導（12誘導）

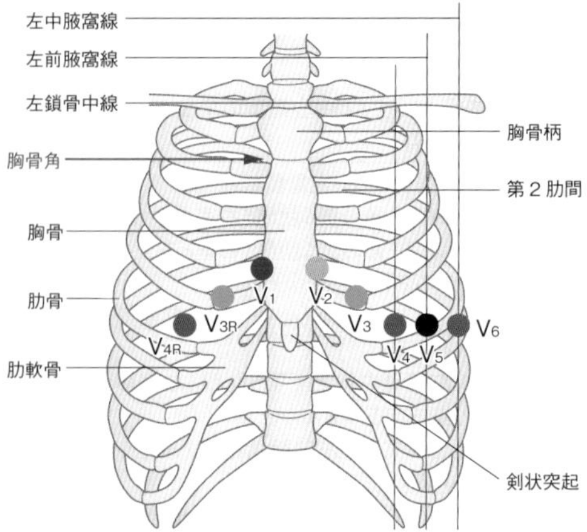

V_1誘導：胸骨右縁の第4肋間
V_2誘導：胸骨左縁の第4肋間
V_3誘導：V_2とV_4の中間点
V_{3R}：V_3誘導と左右対称の位置
V_4誘導：左鎖骨中線上で第5肋間
V_{4R}：V_4誘導と左右対称の位置
V_5誘導：V_4の高さの左前腋窩線上
V_6誘導：V_4の高さの左中腋窩線上

（文献1，p.40）

■胸部誘導の心臓を眺める方向と心電図

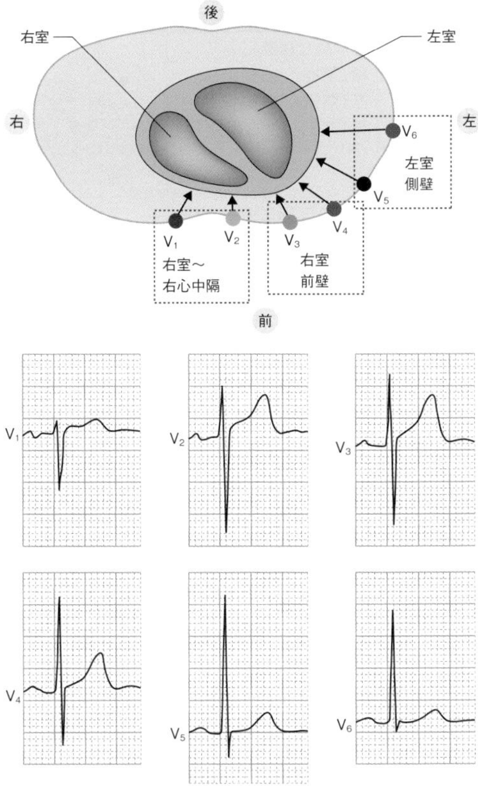

（文献1，p.40）

■モニター心電図の主な誘導法（3点誘導）

種類	特徴・装着部位	
II誘導	基本的な誘導 緑（陽極）：左側腹部, 赤（陰極）：右鎖骨下, 黄（アース）：左鎖骨下	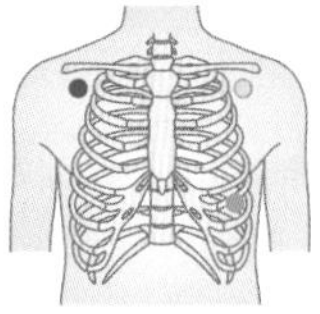
NASA誘導	P波の確認に適する（V_2の波形に類似） 緑（陽極）：剣状突起, 赤（陰極）：胸骨柄, 黄（アース）：左鎖骨下	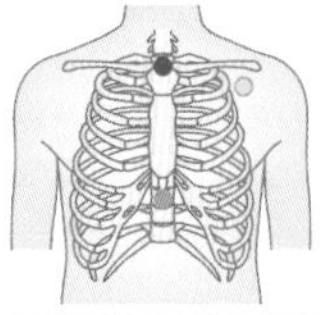
MCL_1誘導	P波の確認に適する（V_1の波形に類似） 緑（陽極）：胸骨右縁（V_1）, 赤（陰極）：左鎖骨下, 黄（アース）：右鎖骨下	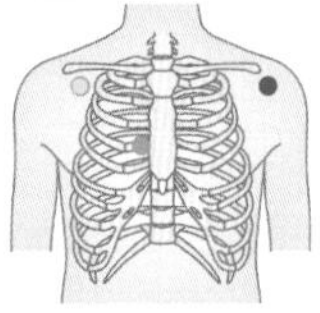
CM_5誘導	ST部分やT波の確認に適する（V_5の波形に類似） 緑（陽極）：V_5の位置, 赤（陰極）：胸骨柄, 黄（アース）：左鎖骨下	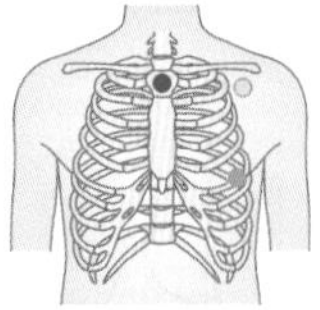

■ホルター心電図の主な誘導法

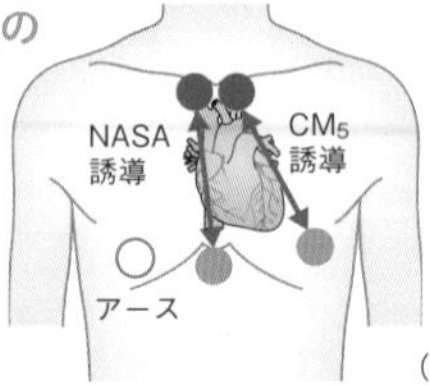

（文献1，p.41）

■左軸偏位・右軸偏位をきたす主な疾患

左軸偏位	左脚前枝ブロック，左室肥大，横位心（妊娠，肥満），下壁梗塞，左脚前肢ブロック＋右脚ブロック，WPW症候群（B型）など
右軸偏位	左脚後枝ブロック，右室肥大，肺性心，左脚後肢ブロック＋右脚ブロック，A型WPW症候群など

■異常波形―P波

- P波はⅠ，Ⅱ，aV_F，V_3～V_6で陽性（＋），aV_Rで陰性（－）となり，Ⅱ誘導とV_1誘導で変化をとらえやすい．心房細動や心房粗動で消失する．
- 正常値：幅0.08～0.11秒，高さ0.25mV未満

<table>
<tr><td>右房負荷</td><td>
・P波がⅡ，Ⅲ，aVF誘導で0.25mV以上，V1，V2で0.20mV以上の増高，尖鋭化
・慢性閉塞性肺疾患，肺高血圧症，先天性心疾患（心房中隔欠損症，ファロー四徴症など），肺血栓塞栓症など
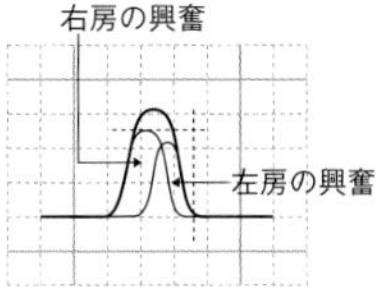

Ⅱ誘導（肺性P波）
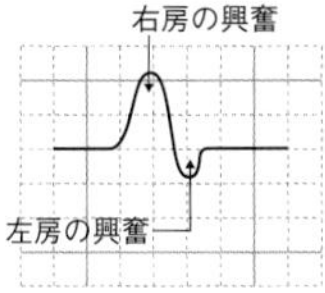

V1誘導（2相性P波）
</td></tr>
<tr><td>左房負荷</td><td>
・Ⅱ誘導で0.12秒の二峰性P波，V1誘導で前半が陽性，後半が陰性の2相性P波（陰性波は0.04秒以上）
・僧帽弁狭窄症，僧帽弁閉鎖不全症，左室肥大，心筋症など
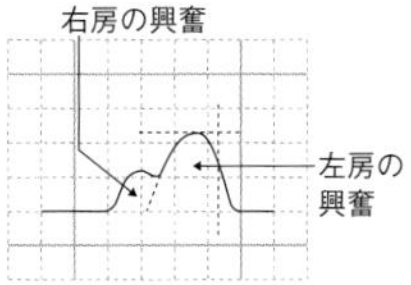

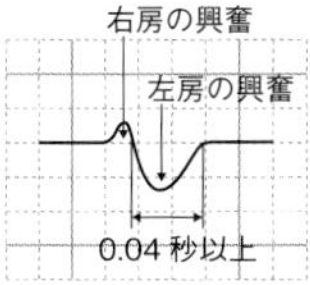

</td></tr>
</table>

（■異常波形―P波 つづき）

<table>
<tr>
<td>異所性心房調律</td>
<td>
洞結節以外の部位で調律される場合をいう
・冠静脈洞調律：II，III，aV_F誘導で陰性P波
・左房調律：V_6誘導で陰性P波（I誘導も陰性となることがある）

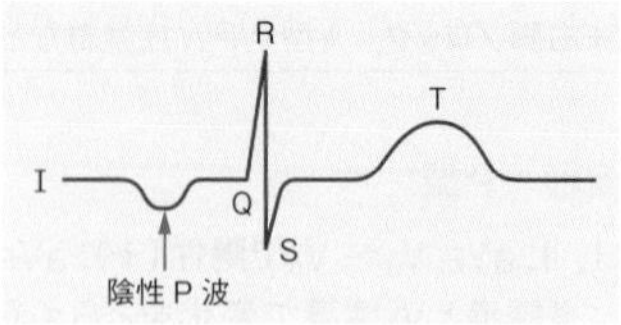

</td>
</tr>
<tr>
<td>移動性ペースメーカ</td>
<td>
・心房内で刺激発生部位が入れ替わることでP波の波形が変化
・病的意義なし

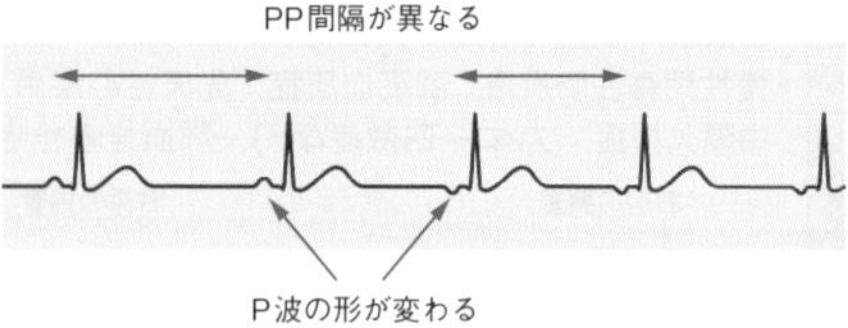

</td>
</tr>
</table>

Memo

■異常波形―QRS波

●正常値：幅0.06～0.08秒（0.1秒未満）

<table>
<tr><td rowspan="2">QRS波の横幅が広い</td><td>①右脚ブロック（0.10～0.12秒：不完全右脚ブロック，0.12秒以上：完全右脚ブロック）
• V_1誘導：rSR′型，陰性T波
• I，aV_L，V_5，V_6誘導：幅広いS波，陽性T波
• 病的意義ほとんどなし
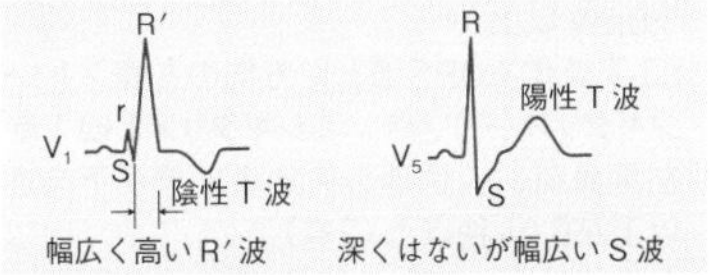
</td></tr>
<tr><td>②左脚ブロック（0.12秒以上：完全左脚ブロック）
• V_1誘導：小さいr波，幅広く深いS波，陽性T波増高
• I，aV_L，V_5，V_6誘導：q波の欠如，幅広く結節や分裂を示すR波
• 虚血性心疾患，高血圧性心疾患，心筋疾患，弁膜症など
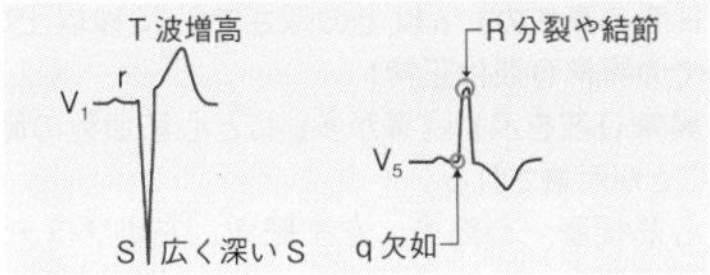
</td></tr>
<tr><td>R波の増高</td><td>①右室肥大
• V_1誘導：0.7mV以上のR波増高，R波の高さ>S波の高さ，心室興奮時間（VAT）0.04秒以上，圧負荷によるものではST低下と陰性T波，容量負荷によるものではrsR′型
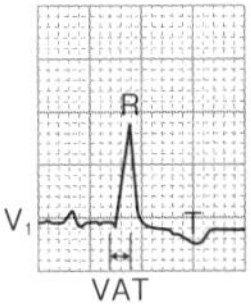

• V_1誘導のR波とV_5（またはV_6）誘導のS波を合わせた高さが1.05mV以上
• 圧負荷：肺動脈弁狭窄症，肺高血圧症など，容量負荷：肺動脈弁閉鎖不全症，三尖弁閉鎖不全症など</td></tr>
</table>

R波の増高

②左室肥大

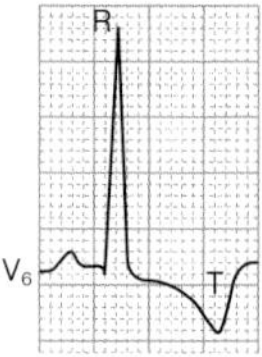

・Romhilt-Estesの左室肥大診断基準

1. 次のうち1つ（3点）：①肢誘導のR波またはS波2.0mV以上，②V_1またはV_2誘導のS波3.0mV以上，③V_5またはV_6誘導のR波3.0mV以上
2. ST-T変化：QRS波と逆方向の左室ストレイン型［①ジギタリス（－）3点，②ジギタリス（＋）1点］
3. 左房負荷：V_1誘導のP波終末部が下向きで0.1mV以上が0.04秒以上（3点）
4. 左軸偏位：－30°以上（2点）
5. QRS波の幅：0.09秒以上（1点）
6. V_5，V_6誘導のVAT：0.05秒以上（1点）

［判定］5点以上：左室肥大，4点：左室肥大の可能性あり

・圧負荷：肺動脈弁狭窄症，肺高血圧症など，容量負荷：肺動脈弁閉鎖不全症，三尖弁閉鎖不全症など

異常Q波

・R波の高さの1/4以上の深さで0.04秒以上の幅（aV_Rでの異常Q波は正常）
・異常Q波を示す誘導が多いほど心筋壊死の範囲が広いことが示唆される
・心筋梗塞，心筋炎，左室肥大，左脚ブロック，WPW症候群など

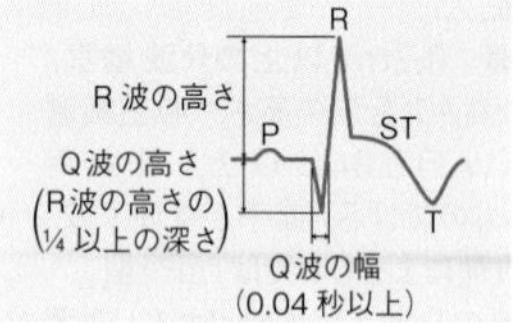

QRS波の振れ幅が小さい	・心室の起電力が低下した状態 ・心筋障害，肥満など

■異常波形—T波

- 正常値：幅が0.2～0.3秒，高さが1.2mV未満かつR波の高さの1/10以上
- aV_R誘導：陰性，aV_L，aV_F，III，V_1誘導：陽性あるいは陰性，I，II，V_2～V_6誘導：陽性

T波の増高	•胸痛あり：①最大のR波の高さの1/2以上→超急性期の心筋梗塞，②ST上昇→急性心筋梗塞，異型狭心症など •尖鋭化したT波（テント状T波）：高カリウム血症など	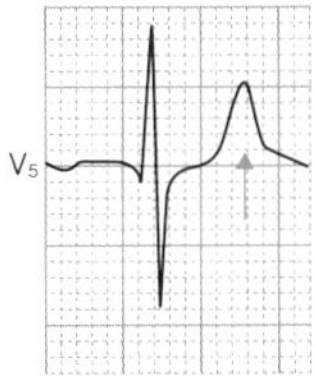
T波の平坦化	•最大のR波の高さの1/20未満：低カリウム血症，心筋症など	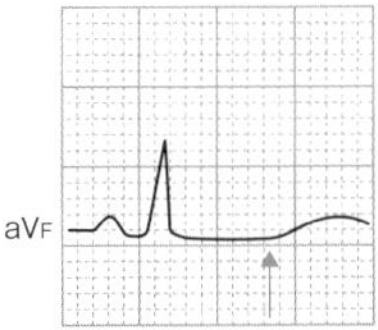
陰性T波	•左右対称陰性T波：①異常Q波→心筋梗塞，②ST下降→心筋虚血など •巨大陰性T波（1mV以上）：心尖部肥大型心筋症，たこつぼ型心筋症，くも膜下出血など •二次性陰性T波：①V_1，V_2誘導→右脚ブロック，②V_5，V_6誘導→左脚ブロックなど	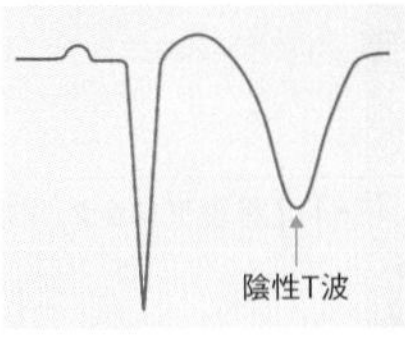

■異常波形—U波

●正常値：高さ0.2mV以下の陽性波

陰性U波	・aVR以外の誘導でみられる陰性U波 ・心筋梗塞，狭心症，高度の左室肥大，高血圧，大動脈弁閉鎖不全症，肺高血圧症など	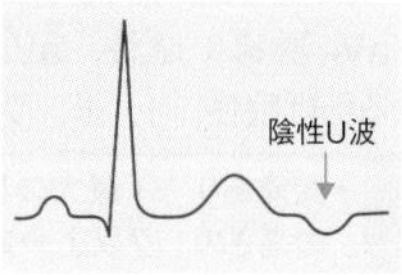

■異常波形—PQ時間

●正常値：幅0.12～0.20秒

PQ時間短縮	・PQ時間短縮，デルタ波，QRS波延長：WPW症候群 ・PQ時間短縮，正常QRS波，頻脈性不整脈：LGL症候群 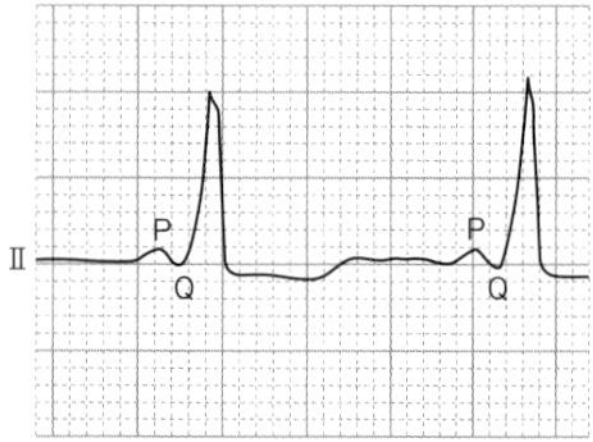
PQ時間延長	・Ⅰ度房室ブロック，Ⅱ度房室ブロック（ウェンケバッハ型） 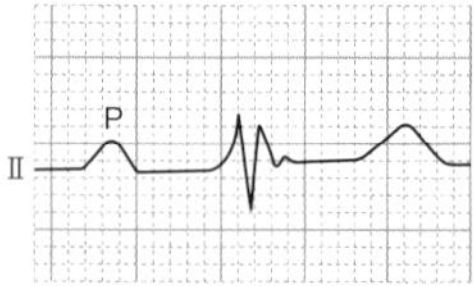

■異常波形─QT時間

●正常値：補正QT時間（QTc）（秒）

$$= \frac{\text{実測QT時間（秒）}}{\sqrt{\text{RR間隔（秒）}}}$$

＝0.36～0.44秒

QT時間短縮	・高カルシウム血症など	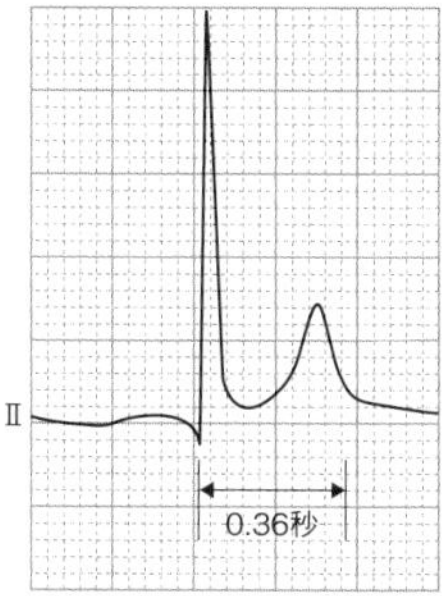
QT時間延長	・低カルシウム血症など	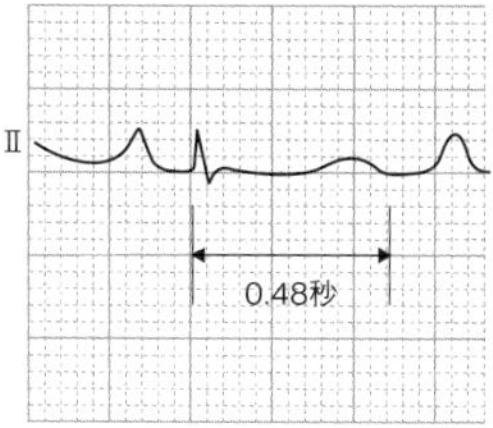

Memo

■異常波形—ST部分

●正常値：基線と一致

ST上昇

- 原則として肢誘導で1mm以上，胸部誘導で2mm以上の上昇
- 肢誘導：0.1mV以上，胸部誘導：0.2mV以上の上昇：①aV_RとV_1誘導を除くほぼすべての誘導で上昇→急性心外膜炎，②特定の誘導で上昇→急性心筋梗塞，異型狭心症など

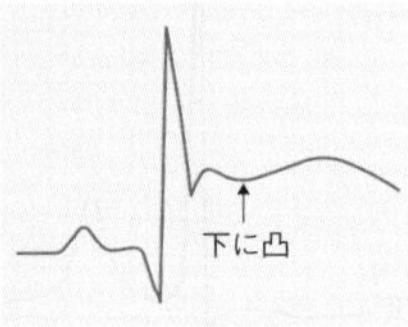

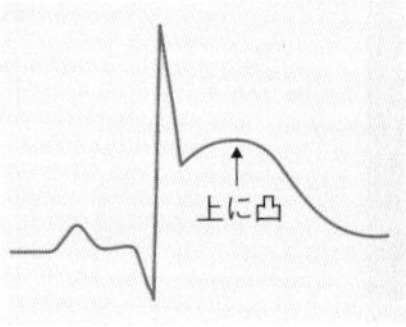

ST低下

- ST低下＋R波増高：①左室肥大（I，aV_L，V_5，V_6誘導），②右室肥大（III，aV_F，V_1，V_2誘導）
- 盆状ST低下：ジギタリス投与時
- ST低下＋U波増高：低カリウム血症，心筋虚血，心筋症など
- 二次性ST低下：脚ブロック，心室ペーシング，WPW症候群など
- 基線より低下：さまざまな疾患，病態で認められる

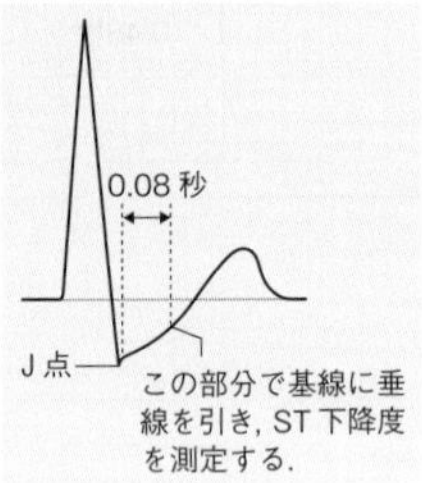

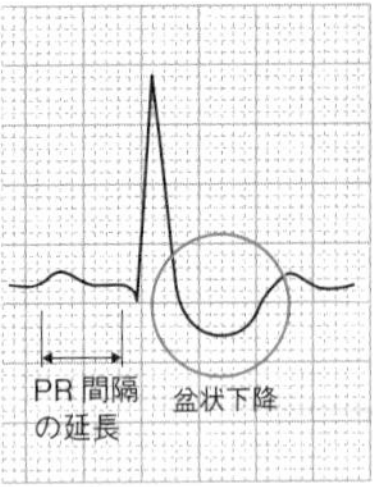

■異常波形—電解質異常

高カリウム血症

【血清カリウム値＞5.5mEq/L】
高度になると心室頻拍，心室細動のおそれ

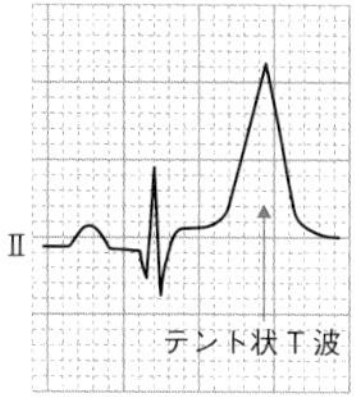

（血清K値6.5mEq/L）

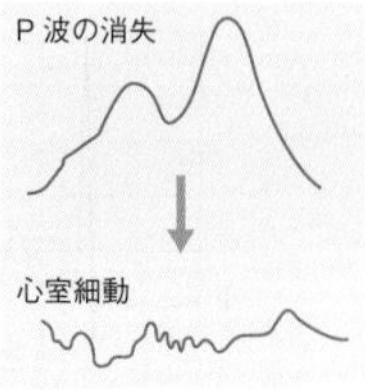

（血清K値9mEq/L以上）

- QRS幅が拡大し，二次的にST上昇，T波の尖鋭化（テント上T波）がみられる
- 血清K値が9mEq/L以上となると，P波が消失する

低カリウム血症

【血清カリウム値＜3.0mEq/L】
高度になると心室性期外収縮，心室頻拍のおそれ

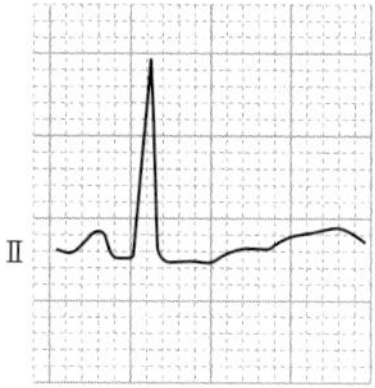

（血清K値2.3mEq/L）

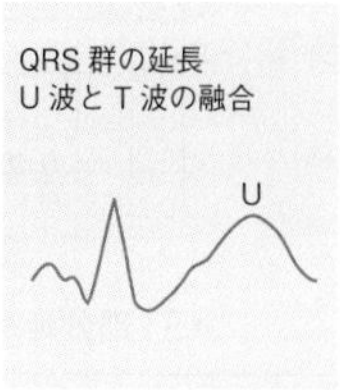

（血清K値1.5mEq/L以下）

- ST下降，U波の増高，T波の平坦化が生じる
- 血清K値が低下すると，P波の増高，QRS幅の増大，T波とU波の融合で，QT時間の延長のようにみえる

高カルシウム血症

【血清カルシウム値＞12mg/dL】
副甲状腺機能亢進症，サルコイドーシス，悪性腫瘍などが原因

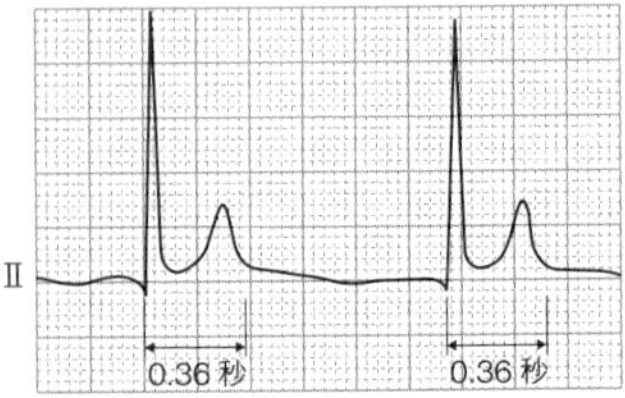

（血清Ca値12mg/dL以上）

- ST部分短縮とQT時間短縮が現れる

低カルシウム血症

【血清カルシウム値＜6mg/dL】
副甲状腺機能低下症，慢性腎不全，ビタミンB不足などが原因

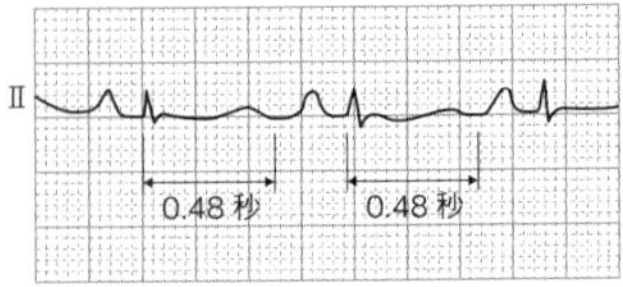

（血清Ca値6mg/dL以下）

- ST部分延長とQT時間延長が現れる

Memo

4 胸部X線検査

■検査の目的

- 心拡大，肺うっ血，胸水などの所見による病変の検出
- 血行動態のおおよその評価
- 疾患のフォローアップ
- 合併症や併存疾患の診断
- 類似する症状・所見を示す疾患との鑑別
- 留置したデバイスの位置確認　など

■胸部単純X線像

正面構造

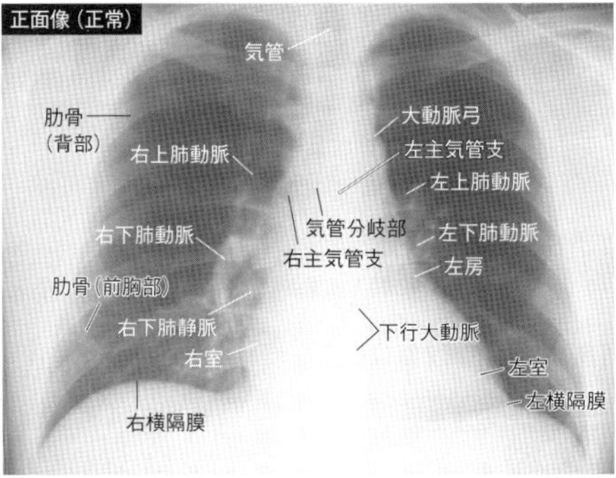

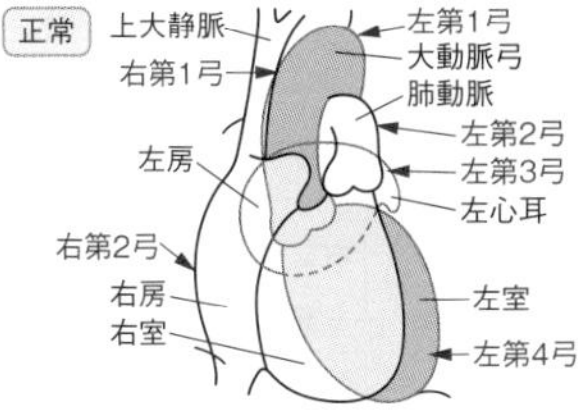

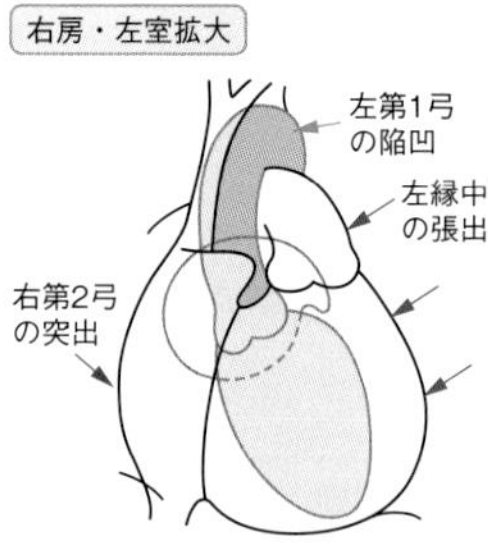

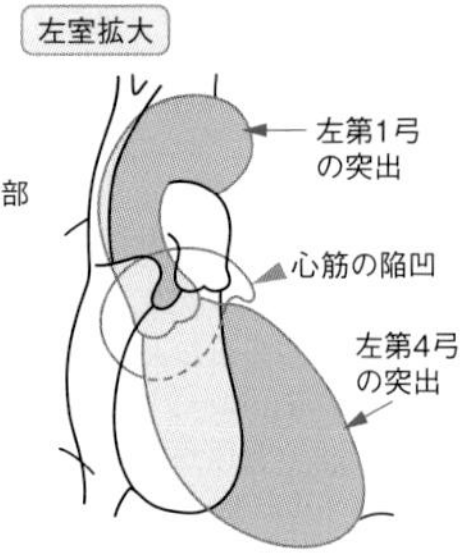

（文献5，p.246）

側面構造

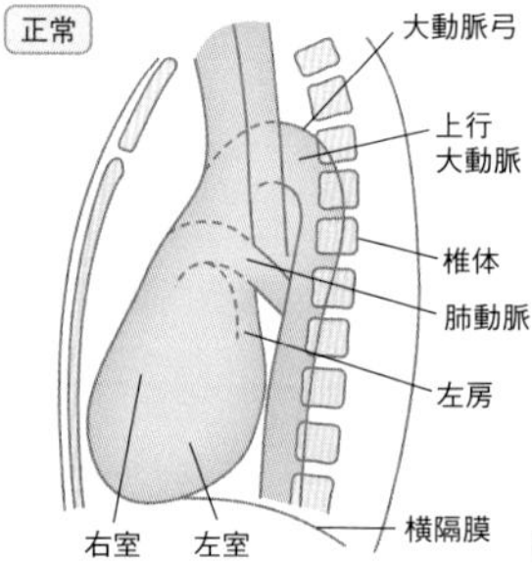

（文献1，p.33）

第1斜位および第2斜位構造

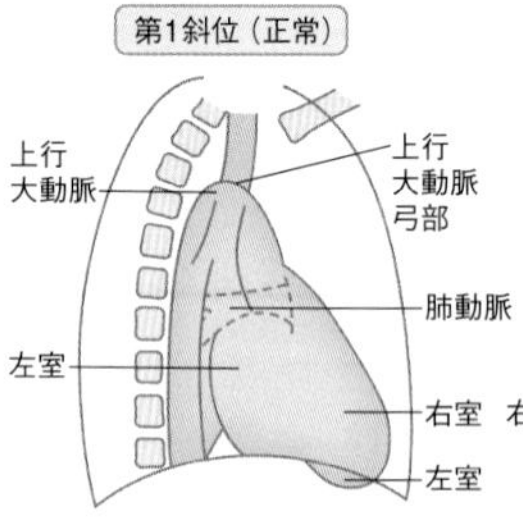

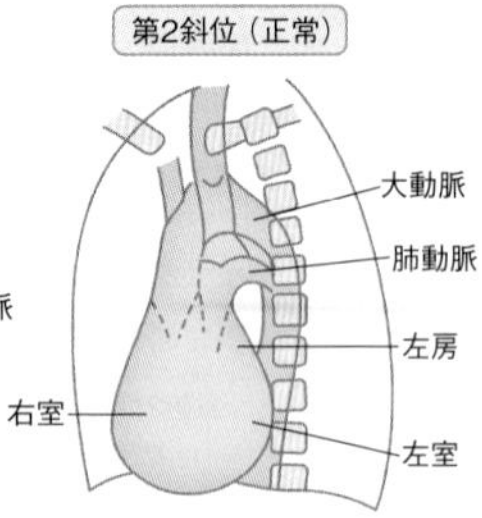

（文献1，p.33）

■心不全の所見

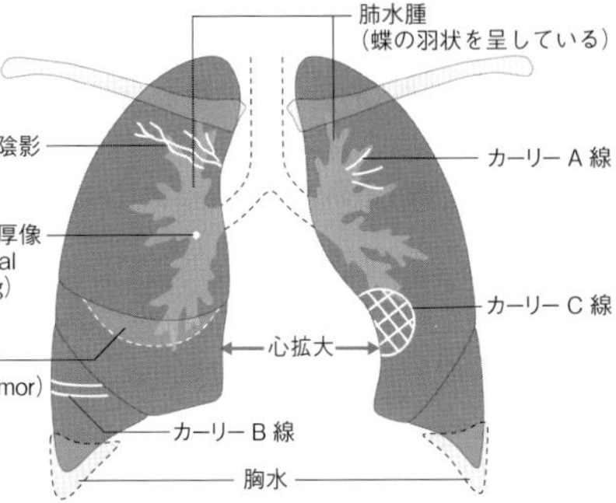

（文献1，p.164）

■心胸郭比（CTR）

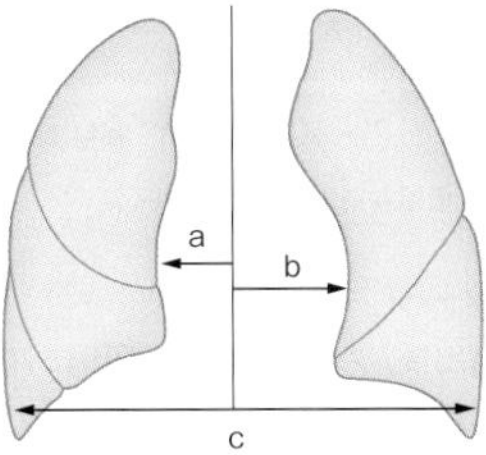

- 心不全の典型的な所見の1つである心肥大の程度を心胸郭比から判断する.
- 心胸郭比（CTR）＝（a＋b）/c×100（%）
  - a：胸椎中線から心右縁までの最大横径
  - b：胸椎中線から心左縁までの最大横径
  - c：胸郭内部の最大横径
- 正常：［立位PA像（背面から撮影）］CTR 50%未満，［仰臥位または座位AP像（前面から撮影）］55%未満（陰影が10%程度拡大されるため）

（文献1，p.33）

5 心エコー検査

●心エコー検査（心臓超音波検査）は超音波の性質を利用して，心臓の構造や動き，血行動態を非侵襲かつ短時間で把握することができる検査法である.

■断層心エコー（Bモード）検査

長軸断層像イメージ

•大動脈弁・僧帽弁の形態評価，左室中隔・後壁の壁運動の観察にすぐれる.

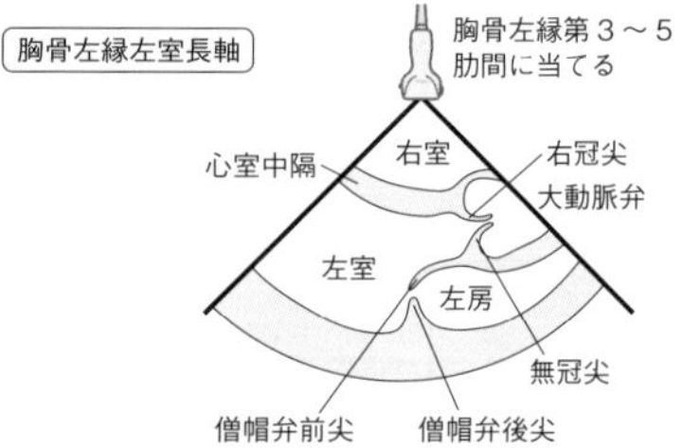

短軸断層像イメージ

•長軸断層像描出後，プローブを時計回りに90°回転して描出.

①大動脈弁レベル

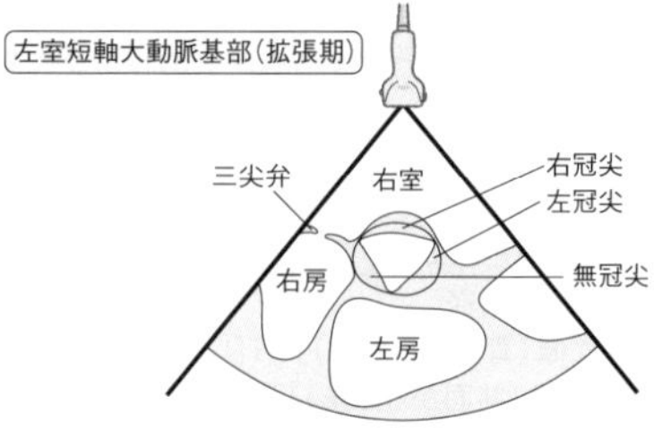

②僧帽弁レベル

左室短軸僧帽弁

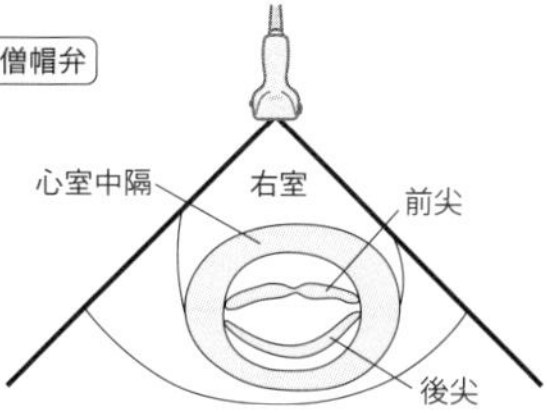

③腱索および乳頭筋レベル

左室短軸腱索乳頭筋

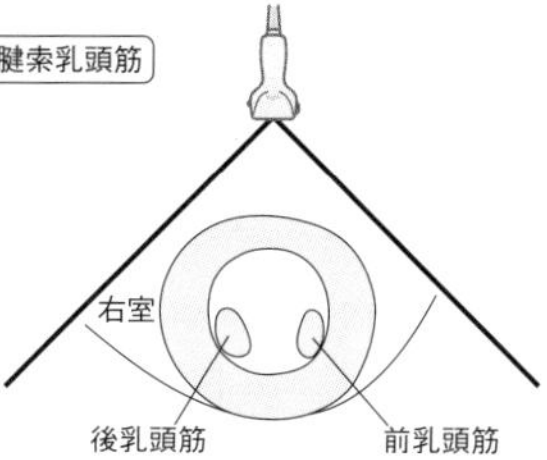

心尖部四腔断面イメージ

- 心尖部アプローチにより右房，右室，左房，左室を同時に描出でき，僧帽弁，三尖弁，心房・心室中隔の観察に優れる．

心尖部四腔断面図

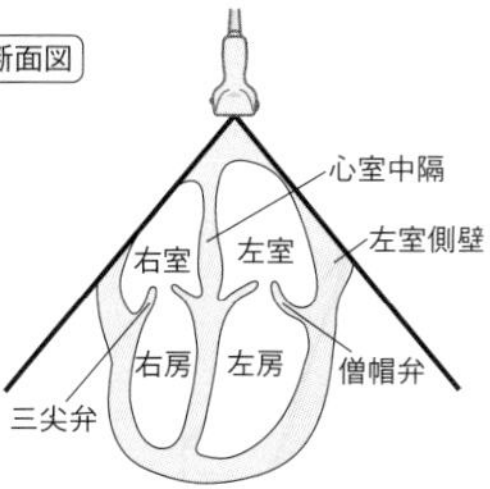

■Mモード心エコー検査

- 心臓の動きや血行動態を時間の変化として横軸に描出する解析手法で，時間分解能に優れる．内径，壁厚，駆出率の計測，僧帽弁や大動脈弁の評価に有用．

①左室レベルイメージ

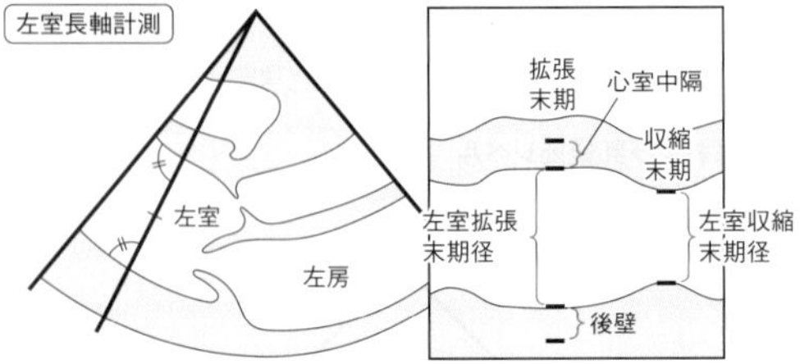

②僧帽弁レベルイメージ

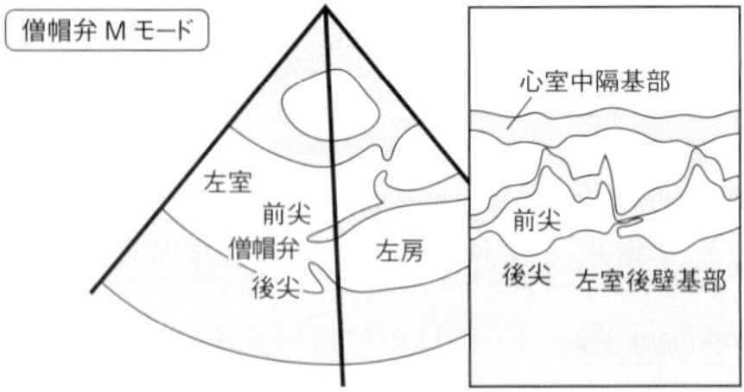

③大動脈弁レベルイメージ

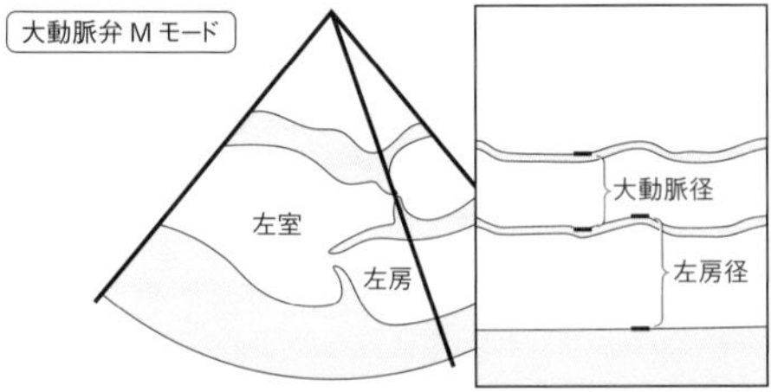

■MモードとBモード

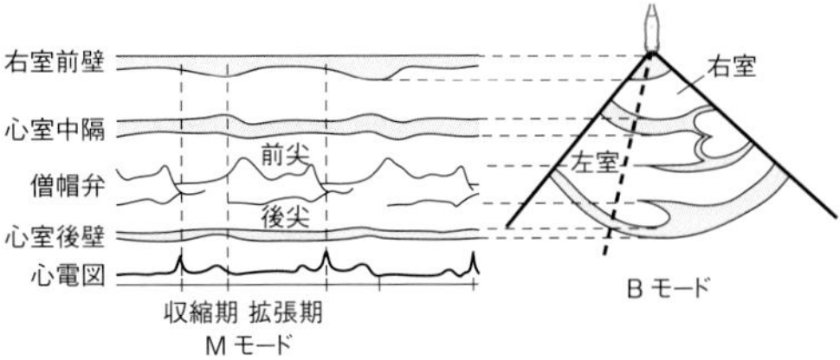

■カラードプラ心エコー検査

- 心臓内を流れる血流に色を付けて表示．弁狭窄症，弁閉鎖不全症の診断に有用
- プローブに向かう血流：赤色
- プローブから遠ざかる血流：青色
- 異常血流（逆流，短絡血流，狭窄部血流など）：黄色や緑色が混在したモザイクパターン

■経食道心エコー検査

- 食道内に直径約1cmの超音波内視鏡を挿入し食道から心臓を観察する検査．より鮮明で詳細な観察が可能．弁膜症，血栓の有無の評価などに有用．

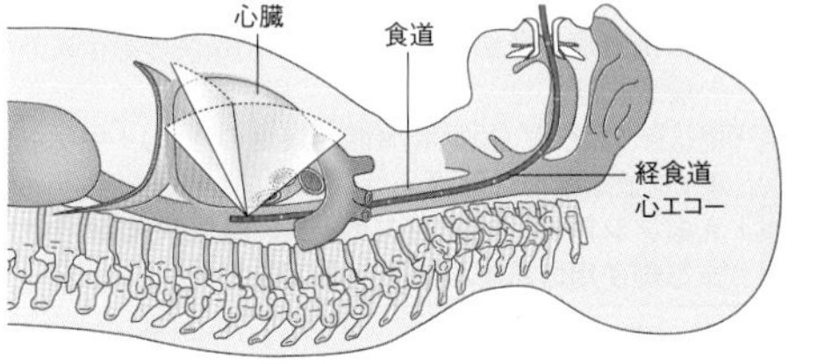

（図：文献1，p.54）

6 CT検査

- 大動脈や冠動脈の病変［解離，起始・走行異常，石灰化（プラーク）など］の評価に有用.

■CT検査の注意点

前投薬	**β遮断薬** ・検査1時間前：メトプロロール酒石酸塩20～100mg（内服） ・検査直前：ランジオロール塩酸塩（静注）	・注意が必要な患者：喘息・徐脈・心不全・大動脈弁狭窄症
	亜硝酸薬 ・ニトログリセリン舌下錠の内服，または舌下噴霧剤	・禁忌：低血圧，重症大動脈弁狭窄症，閉塞隅角緑内障，シルデナフィルクエン酸塩などのPDE阻害薬を服用中
造影剤の副作用	・ハイリスク（アレルギー歴・気管支喘息・造影剤アレルギー歴）患者には，前投薬（ステロイド）の使用を検討 **【主な副作用と対策】** ・アナフィラキシー：発疹や瘙痒感，呼吸困難感や喘鳴，血圧低下や意識障害，嘔吐や腹痛などの症状を確認 ・造影剤腎症：予防法として，造影剤使用の前後に外液の輸液を行う ・甲状腺クリーゼ（甲状腺機能亢進症の患者）：甲状腺ホルモン値を事前に確認 ・乳酸アシドーシス（ビグアナイド系糖尿病薬服用中）：造影剤使用の前後48時間は服用を控える	

（文献6，p.130を参考に作成）

7 MRI検査

● 心臓の動きや心筋の性状，虚血の有無を評価.

■心臓MRI検査の種類

シネMRI	・左室駆出率，左室容積，壁運動などの評価，弁逆流，短絡血流などの診断（造影剤不要） ・血液を高信号に描出することにより，心筋と内腔とのコントラストが得られるため，壁運動や心機能の解析が高精度で実施可能
T2強調画像	・水分が白く高信号となるため浮腫性変化の観察に適する（急性心膜心筋炎やサルコイドーシスなど）（造影剤不要）
冠動脈MRA	・空間分解能は劣るが冠動脈の評価（造影剤不要）．被ばくを避けたい小児，造影剤を使えない腎機能低下症例には有用
パーフュージョンMRI	・ATP負荷による心筋の反応を観察し，虚血の有無を評価（ガドリニウム造影剤使用） ※ガドリニウム造影剤の遅発性副作用として，腎性全身性線維症（NSF）がある
遅延造影MRI	・造影剤静注10～15分後に撮影すると線維化・梗塞部位が白く描出（心筋梗塞，肥大型心筋症，サルコイドーシス，アミロイドーシス，ファブリー病などの鑑別）（ガドリニウム造影剤使用）

■心臓MRIの禁忌

・体内金属の植込みのある患者（ペースメーカ，植え込み型除細動器，人工内耳など）
　※条件付きでMRIに対応している製品がある
・eGFR＜30の患者（透析患者含む）：NSFの危険性
・閉所恐怖症の患者
・臥位を長時間とれない患者（1時間程度要することがあるため）
・安静・息止めを遵守できない患者

8 核医学検査

- 静注した放射性医薬品（核種）から放出される放射線の分布を体外からシンチカメラで断層画像にすることで，心臓の血流，心機能，心筋代謝などの評価が可能．

■心筋血流シンチグラフィー

目的	•虚血性心疾患の有無（梗塞，虚血）および責任冠動脈の推定 •心筋の生存能の評価（壊死心筋の有無・広がり）
使用する核種	心筋血流製剤：タリウム（^{201}Tl-chloride），テトロホスミン（^{99m}Tc-tetrofosmin）
負荷方法	•運動負荷：トレッドミル，エルゴメーター 禁忌：急性心筋梗塞，不安定狭心症，急性心不全，重度の不整脈，重度の大動脈弁狭窄症，肺塞栓，急性心筋炎・心膜炎，急性大動脈解離など •薬剤負荷：アデノシン（上記禁忌に該当，高齢など運動負荷が困難な場合など） 注意：作用が減弱するため検査12時間前からカフェイン摂取制限

■心臓核医学検査で用いられるその他の核種

放射性医薬品	評価項目
^{123}I-BMIPP	心筋の脂肪酸代謝
^{123}I-MIBG	心筋の交感神経支配
^{99m}Tc-PYP	心筋障害
^{99m}Tc-DTPA-HSA	心臓のポンプ機能
^{67}Ga	炎症（サルコイドーシスの診断に有用）
^{18}F-FDG	心筋生存能評価のゴールドスタンダード

9 心臓カテーテル検査

■心臓カテーテル検査の種類

種類	穿刺部位	項目	評価
右心カテーテル検査	内頸静脈 大腿静脈 尺側皮静脈	心内圧，血行動態など	スワン・ガンツカテーテルによる右房圧，右室圧，肺動脈圧，肺動脈楔入圧，心拍出量，心係数，酸素飽和度など
		右房・右室造影	先天性心疾患，三尖弁閉鎖不全などの評価
		肺動脈造影	肺血栓塞栓症，肺動脈分枝狭窄などの評価
		心筋生検	右室心内膜（心室中隔）の心筋細胞の一部を採取し心筋疾患の有無を組織学的に検索
左心カテーテル検査	橈骨動脈 上腕動脈 大腿動脈 遠位橈骨動脈	心内圧，血行動態など	大動脈圧，左房圧，左室圧，左室拡張末期圧，左室駆出率，左室拡張末期容積係数など
		冠動脈造影（CAG）	狭窄の有無，病変の性状の評価
		左室造影（LVG）	僧帽弁閉鎖不全症などの評価，左室駆出率の計測，壁運動の異常の検出
		大動脈造影（AOG）	大動脈弁閉鎖不全症の逆流，上行大動脈の径や走行の評価
		心筋生検	左室心内膜（左室後壁）の心筋細胞の一部を採取し心筋疾患の有無を組織学的に検索

■穿刺部位（各種動脈とタバコ窩）

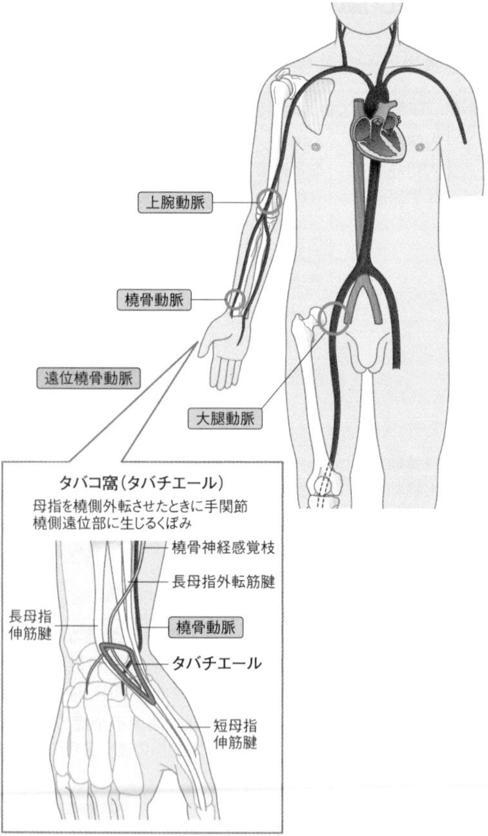

（文献6，p.145）

■スワン・ガンツカテーテルの挿入部位の正常波形と値

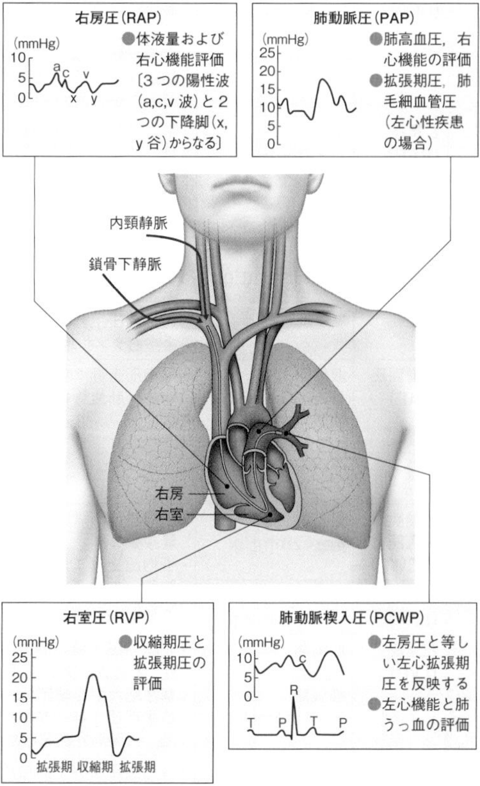

（文献1，p.57）

■心臓カテーテル検査で得られるパラメータ

心内圧	**中心静脈圧（CVP）**	平均： 2～8mmHg	•減少：循環血液量減少，血管拡張 •増加：循環血液量増加，血管収縮 •動脈圧の低下とCVPの増加：うっ血性心不全
	右房圧（RAP）	平均： 1～7mmHg	•平均圧低下：循環血液量の減少など •平均圧上昇：血管内液貯留，右心不全，心タンポナーデなど
	右室圧（RVP）	収縮期： 15～30mmHg 拡張期： 1～7mmHg	•収縮期圧上昇：肺高血圧症，肺動脈狭窄，左心不全進行など •拡張期圧上昇：右心不全，心タンポナーデなど
	肺動脈圧（PAP）	収縮期： 15～30mmHg 拡張期： 5～12mmHg 平均： 9～19mmHg	•平均圧上昇：肺血流量増加，肺血管抵抗上昇など
	肺動脈楔入圧（PCWP）	平均： 4～12mmHg	•平均圧低下：循環血液量減少など •平均圧上昇：血管内液貯留，右心不全，心タンポナーデなど
	左房圧（LAP）	平均： 4～12mmHg	
	左室圧（LVP）	収縮期： 150mmHg以下 拡張期： 5～12mmHg	•収縮期圧上昇：高血圧症，大動脈弁狭窄症，閉塞性肥大型心筋症など •拡張期圧上昇：左心不全，大動脈弁疾患など
	大動脈圧（AOP）	収縮期： 150mmHg以下 拡張期： 60～90mmHg 平均： 70～105mmHg	•収縮期圧上昇：高血圧症，動脈硬化症，大動脈弁閉鎖不全症など •収縮期圧低下：大動脈弁狭窄症，心不全，循環血液量減少

（■心臓カテーテル検査で得られるパラメータ つづき）

血行動態	**心拍出量（CO）**	4～8L/分	体格により増減するため心係数で評価
	心係数（CI）	2.5～4.0L/分/m^2	•心拍出量÷体表面積 •心係数と肺動脈楔入圧による心不全の病態分類（フォレスター分類）
	1回拍出量（SV）	60～130mL	•心拍出量÷心係数
	1回拍出係数（SI）	35～70mL/m^2	•心係数÷心拍数
	左室拡張末期容積（LVEDV）	50～95mL/m^2	
	左室拡張末期圧（LVEDP）	3～12mmHg	
	左室収縮末期容積（LVESV）	20～35mL/m^2	
	左室駆出率（LVEF）	60～75%	•（左室拡張末期容積－左室収縮末期容積）÷左室拡張末期容積 •60%以下：心機能低下
血液酸素飽和度		右房：70～75% 左房：95%以上	•右房内の上昇：バルサルバ洞動脈瘤破裂，心房・心室中隔欠損症など •肺体血流比（Qp/Qs）＝肺血流量/体血流量＝$(SaO_2 - SvO_2)/(SpvO_2 - SpaO_2)$から短絡（シャント）率を算出（左右シャント：Qp/Qs＞1，右左シャント：Qp/Qs＜1）

（文献1，p.56を参考に作成）

10 心肺運動負荷試験

■心肺運動負荷試験（CPX）の目的と方法

目的	①運動耐容能の評価と運動処方の作成 ②息切れの原因と症状の把握 ③心筋虚血が出現する閾値の測定 ④心不全重症度の判定 ⑤治療方針決定 ⑥ペースメーカの適正な設定　など
方法	①エルゴメーター座位にて4分間の安静 ②0～20ワット（W）の定常負荷で3～4分間のウォーミングアップ ③漸増負荷試験（ランプ負荷）：自覚的最大運動強度まで10～20W/分の割合で負荷を増加（約10分間） ④最大負荷量や症例に応じて（0～10W）4～5分間のクールダウン

■心肺運動負荷試験の禁忌

絶対禁忌	1. 2日以内の急性心筋梗塞 2. 内科治療により安定していない不安定狭心症 3. 自覚症状または血行動態異常の原因となるコントロール不良の不整脈 4. 症候性の高度大動脈弁狭窄症 5. コントロール不良の症候性心不全 6. 急性の肺塞栓または肺梗塞 7. 急性の心筋炎または心膜炎 8. 急性大動脈解離 9. 意思疎通の行えない精神疾患

（■心肺運動負荷試験の禁忌 つづき）

相対禁忌	1. 左冠動脈主幹部の狭窄 2. 中等度の狭窄性弁膜症 3. 電解質異常 4. 重症高血圧* 5. 頻脈性不整脈または徐脈性不整脈 6. 肥大型心筋症またはその他の流出路狭窄 7. 運動負荷が十分行えないような精神的または身体的障害 8. 高度房室ブロック

*：原則として収縮期血圧>200mmHg，または拡張期血圧>110mmHg，あるいはその両方とすることが推奨されている

（Fletcher GF, et al.:Exercise standards for testing and training; a statement for healthcare professionals from the American Heart Association. Circulation, 104: 1694-1740, 2001）

■心肺運動負荷試験における主な指標

最高酸素摂取量（peak $\dot{V}O_2$）	•自覚的最大運動強度時の最高酸素摂取量 •身体活動レベルの指標メッツに換算（安静座位の酸素摂取量3.5mL/kg/分＝1METs）
嫌気性代謝閾値（AT） 基準値：最高酸素摂取量の40～60%	•運動の強度が徐々に増加していくとき，筋肉への酸素供給が十分な状態（有酸素運動）から不足が生じている状態（無酸素運動）に切り替わる転換点の運動強度（有酸素運動の上限の運動強度）
$\dot{V}E$ vs $\dot{V}CO_2$ slope 基準値：30以下	•換気血流不均衡や心不全重症度の指標 •重症になるほどslopeは急峻となり予後不良（45以上かつ$\dot{V}O_2$が10mL/kg/分以下）
ガス交換比（$\dot{V}CO_2$/ $\dot{V}O_2$）	•負荷前安静時は0.8～0.9であり，自覚的最大強度時は通常1.1を超える •負荷試験で1.1以下→負荷不十分
運動時周期性呼吸変動（EOV）	•安静時の呼吸変動量の15%以上の変動かつ全運動時間の60%以上の時間で認められる場合をEOVと定義 •心不全の予後予測因子
変時性不全	•運動負荷に対する心拍応答の低下 •心不全患者の多くが合併

Memo

第5章

循環器でよく使う評価

①意識レベル

②瞳孔の所見

③痛みの強さ

④急変時の評価

循環器でよく使う評価

1 意識レベル

■ Japan Coma Scale（JCS）

Ⅰ．刺激しないでも覚醒している状態
（せん妄，錯乱，気を失う：1桁で表現）

| 1点 | だいたい意識清明だが，いまひとつはっきりしない |

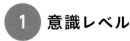

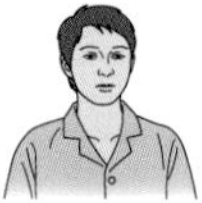

| 2点 | 見当識障害がある |

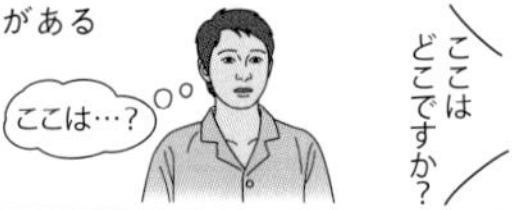

| 3点 | 自分の名前，生年月日がいえない |

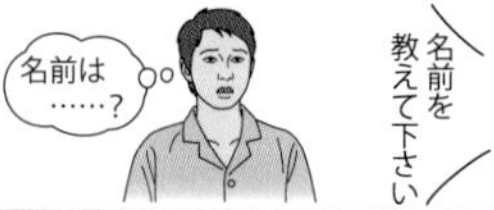

Ⅱ．刺激すると覚醒する状態
（刺激をやめると眠り込む）（昏迷，嗜眠，傾眠：2桁で表現）

| 10点 | 普通の呼びかけで容易に開眼する |

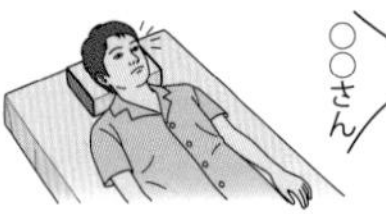

| 20点 | 大きな声または身体を揺さぶることにより開眼する |

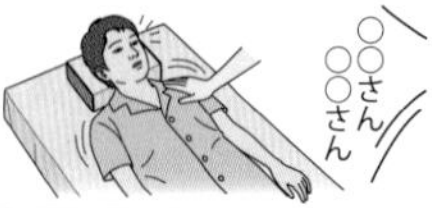

| 30点 | 痛み刺激を加えつつ，呼びかけを繰り返すとかろうじて開眼する |

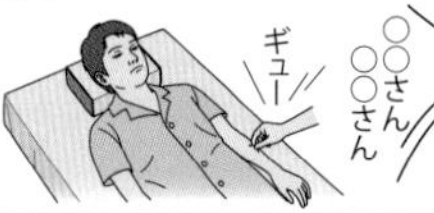

（■ Japan Coma Scale（JCS）つづき）

Ⅲ．刺激をしても覚醒しない状態
（昏睡，半昏睡：3桁で表現）

100点 痛み刺激に対し，払いのけるような動作をする

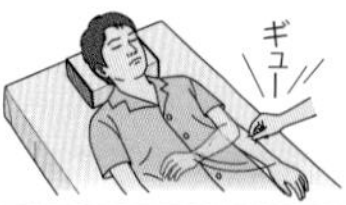

200点 痛み刺激で少し手足を動かしたり，顔をしかめる

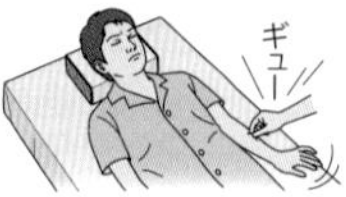

300点 痛み刺激に反応しない

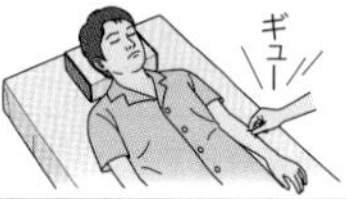

（文献7，p.16-17）

Memo

■ Glasgow Coma Scale (GCS)

1．開眼 (eye opening：E)

4点　自発的に可

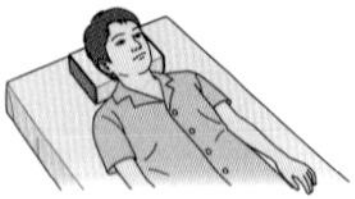

3点　呼びかけに応じて開眼する

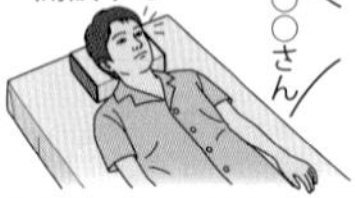

2点　痛み刺激に対して開眼する

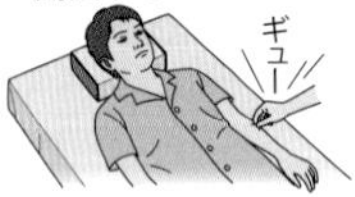

1点　なし

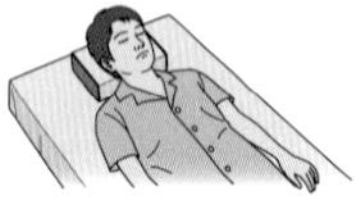

2．言語反応 (verbal response：V)

5点　見当識あり

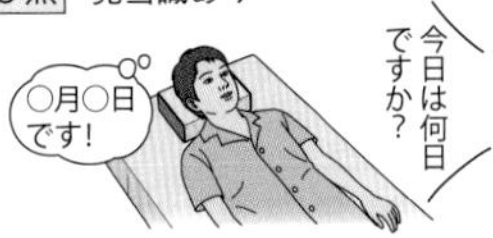

4点　混乱した会話

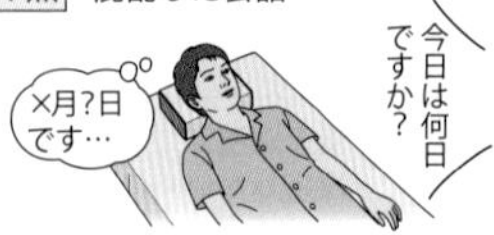

3点　不適当な発語

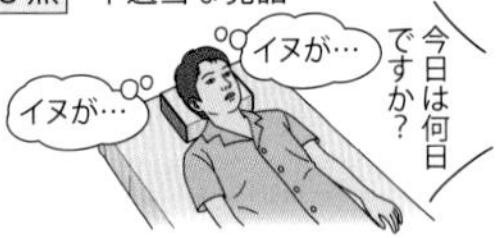

2点　発音のみ

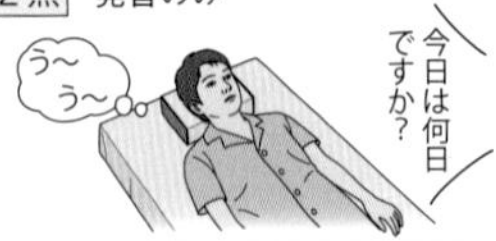

1点　発声なし

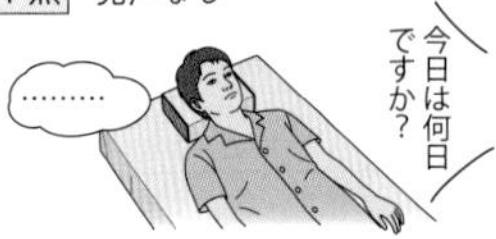

(■ Glasgow Coma Scale (GCS) つづき)

3. 運動反応 (motor responce：M)

6点 命令に応じて可

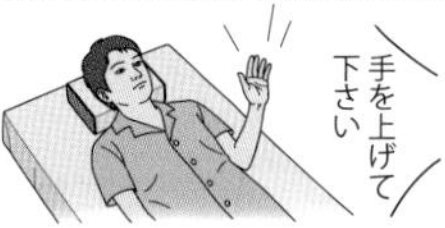

5点 局所的にある

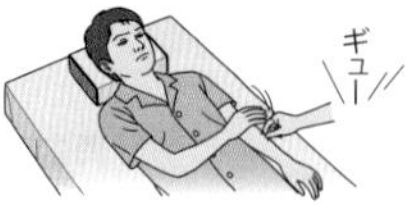

4点 痛み刺激から逃避する

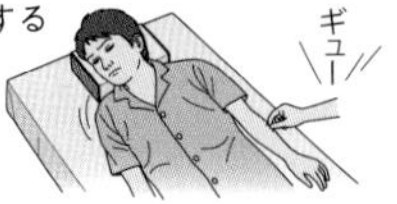

3点 異常な屈曲運動

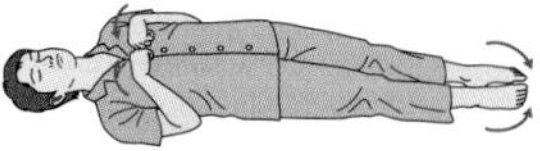

2点 伸展反射

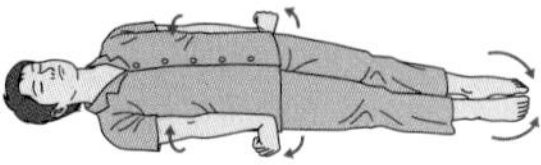

1点 体動なし

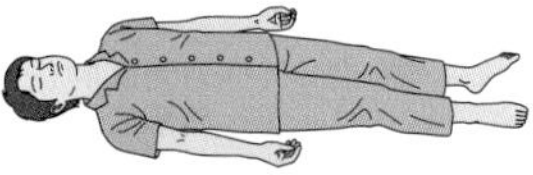

注）E, V, Mの反応の合計点を求め，重症度評価をする
最も重症が3点,
最も軽症が15点
例）E3 V4 M5→合計12点となる

(文献7, p.18-19)

2 瞳孔の所見

■瞳孔の正常・異常と障害部位

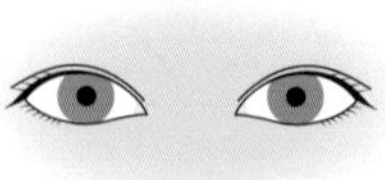

正常
- 3～4mm
- 左右の大きさが同じ

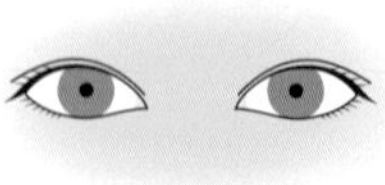

両側縮瞳（軽度）
- 2～3mm
- 対光反射（＋）
- 低血糖などの代謝異常，あるいは間脳障害

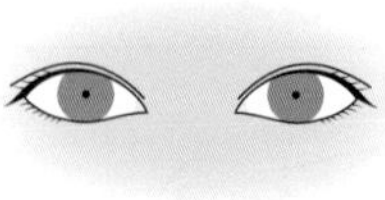

両側縮瞳（重度）
- 2mm以下
- 橋出血，脳幹部梗塞，麻薬などの中毒

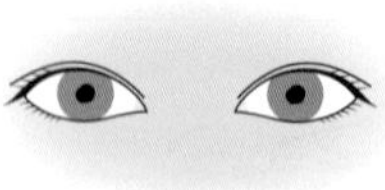

中間位
- 4～5mm
- 形は不正円形
- 対光反射（－）
- 中脳障害

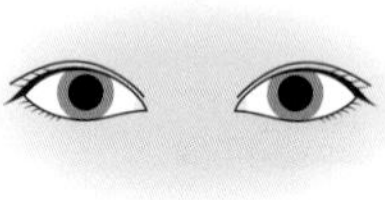

両側散瞳
- 5～6mm
- 対光反射（－）であれば，重度の低酸素状態
- 対光反射（＋）であれば，交感神経作動薬による作用の可能性

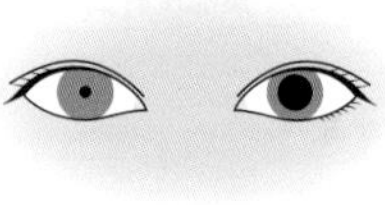

瞳孔不同
- 左右差が0.5mm以上ある
- 動眼神経麻痺

※瞳孔に左右差がある場合やはっきり測定できない場合は，左右ともに測定する

循環器でよく使う評価

3 痛みの強さ

■視覚的アナログスケール（VAS）

- 10cmの線を示し，自分が感じている痛みに合った位置に印を付けてもらう．左端から計測した値を100分の何mmかで評価する．（例68/100）

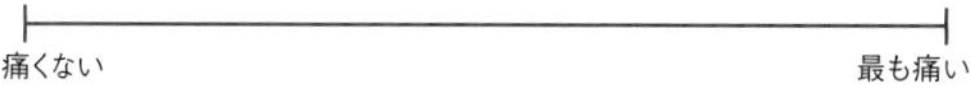

■数値的評価スケール（NRS）

- 11段階に分けた線を示し，自分が感じている痛みに合った目盛りを示してもらう

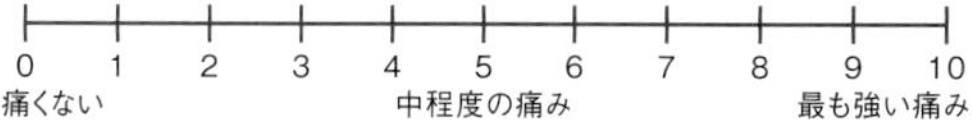

■フェイススケール（FS）

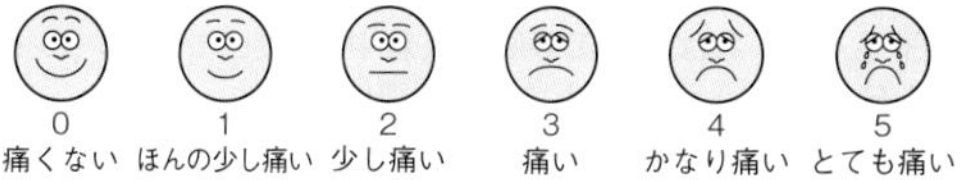

Memo

■behavioral pain scale（BPS）

項目	説明	スコア
表情	穏やかな	1
	一部硬い（例えば，まゆが下がっている）	2
	全く硬い（例えば，まぶたを閉じている）	3
	しかめ面	4
上肢	全く動かない	1
	一部曲げている	2
	指を曲げて完全に曲げている	3
	ずっと引っ込めている	4
人工呼吸器との同調性	同調している	1
	ときに咳嗽	2
	人工呼吸器とファイティング	3
	人工呼吸器の調節がきかない	4

- 表情，上肢の動き，人工呼吸器との同調性という3項目について，それぞれ4点ずつスコアをつけて満点が12点になる．
- BPSを用いれば，人工呼吸器装着中でコミュニケーションを十分にとれない患者でも，疼痛を評価できる．

■critical-care pain observation tool（CPOT）

指標	状態	説明	点
表情	筋の緊張が全くない	リラックスした状態	0
	しかめ面・眉が下がる・眼球の固定，まぶたや口角の筋肉が萎縮する	緊張状態	1
	上記の顔の動きに加え眼をぎゅっと固く閉じる	顔をゆがめている状態	2

（■critical-care pain observation tool（CPOT）つづき）

身体運動	全く動かない（必ずしも無痛を意味していない）	動きの欠如	0
	緩慢かつ慎重な運動・疼痛部位を触ったりさすったりする動作・体動時注意をはらう	保護	1
	チューブを引っ張る・起き上がろうとする・手足を動かす/ばたつく・指示に従わない・医療スタッフをたたく・ベッドから出ようとする	落ち着かない状態	2
筋緊張（上肢の他動的屈曲と伸展による評価）	他動運動に対する抵抗がない	リラックスした状態	0
	他動運動に対する抵抗がある	緊張状態・硬直状態	1
	他動運動に対する強い抵抗があり，最後まで行うことができない	極度の緊張状態または硬直状態	2
人工呼吸器の順応性（挿管患者）	アラームの作動がなく，人工呼吸器と同調した状態	人工呼吸器または運動を許容している	0
	アラームが自然に止まる	咳き込むが許容している	1
	非同調性：人工呼吸の妨げ，頻回にアラームが作動する	人工呼吸器に抵抗している	2
発声（抜管された患者）	普通の調子で話すか，無音	普通の声で話すが，無音	0
	ため息・うめき声	ため息・うめき声	1
	泣き叫ぶ・すすり泣く	泣き叫ぶ・すすり泣く	2

（Gélinas C et al：Pain assessment in the critically ill ventilated adult：validation of the Critical-Care Pain Observation Tool and physiologic indicators. The Clinical Journal of Pain 23（6）：497-505，2007）

4 急変時の評価

■ABCDEアプローチ（迅速評価）

Airway **気道**	•気道は開通しているか？ 発語・発声は大丈夫か？ •奇異性呼吸や陥没呼吸，気管牽引はないか？
Breathing **呼吸**	•頻呼吸はないか？ 徐呼吸はないか？（この時点では回数を正確に数えなくてよい） •不十分な呼吸ではないか？ チアノーゼではないか？ •呼吸補助筋（乳頭鎖骨筋等）を使った努力呼吸ではないか？ •異常な呼吸音（いびき，ゴロゴロ音，ストライダー，ウィーズ）はないか？（この時点では聴診器を使わなくてよい）
Circulation **循環**	•徐脈あるいは頻脈はないか？（この時点では回数を正確に数えない） •橈骨動脈の脈拍は充実しているか？ 微弱でないか？（この時点では血圧を測らない） •中心動脈の脈拍は触れるか？ •皮膚に蒼白，冷感，冷汗，網状皮斑（リベド）はないか？
Disability **意識**	•反応はあるか？ この段階では，ACVPU*程度の簡単な評価法でよい •苦悶，不安，興奮，不穏，朦朧はないか？

即時評価でABCDに生命を脅かしうる異常があると判断すれば，蘇生チームをコールし，次のステップに進む．

*ACVPU〔A：alert（覚醒して見当識あり），C：new confusion（新たな錯乱），V：responds to voice（音声に反応），P：responds to pain（痛みに反応），U：unresponsive（無反応）〕

第6章

循環器でよくみる疾患

①虚血性心疾患

②心臓弁膜症

③心不全

④心筋症

⑤心膜疾患

⑥不整脈

⑦動脈疾患

⑧静脈疾患

⑨先天性疾患

⑩リンパ管疾患

循環器でよくみる疾患

1 虚血性心疾患

急性心筋梗塞(MI)

■疾患の概要

誘因・原因

- 動脈硬化のリスクファクター(高血圧, 脂質異常症, 糖尿病, 喫煙, 抗尿酸血症, メタボリックシンドロームなど)を有し, 発症以前に粥状動脈硬化がある
- 冠動脈内に生じた不安定な粥腫(プラーク)の破綻によって形成された血栓が冠動脈を閉塞することで, 心筋壊死をきたした状態
- プラーク破綻の要因：冠動脈攣縮, 喫煙, ストレス, 労作, 脱水など

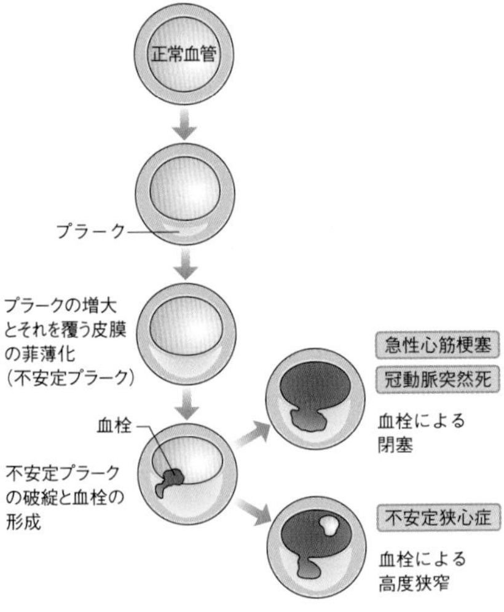

急性心筋梗塞の発症機序

(文献8, p.99)

(■疾患の概要 つづき)

病態	•MIや不安定狭心症など，プラーク破綻に伴う血栓形成により冠動脈内腔が狭窄・閉塞し，心筋壊死に陥る病態を急性冠症候群と呼ぶ •心室細動，心停止，心不全，ショック，心破裂などをきたし，初回発作死亡率は30%と高率
症状・臨床所見	•MIの50～60%で発症1か月以内に前駆症状として不安定狭心症を認める •前胸部に締め付けられるような激痛が30分以上続き，冷汗や嘔気などを伴う •背中，心窩部(みぞおち)，左肩，左腕，左手，顎，奥歯などに痛みが放散することがある
検査・診断・分類	•心電図検査：T波増高，ST上昇，異常Q波，冠性T波(左右対称の陰性T波)(p.102参照) •心エコー検査：左室の壁運動異常 •血液検査：白血球，心筋逸脱酵素(CK，AST，LDH，ミオシン軽鎖I，トロポニンT，トロポニンI，CK-MB，ミオグロビン，H-FABP)のなどの上昇(発症後約3時間以内の超急性期の診断にはミオグロビン，H-FABPが優れる)(p.103参照) •冠動脈造影検査：TIMI分類による狭窄・閉塞部位の評価(p.103参照)
治療	•死亡率と相関する「病院到着から再灌流までの時間(door to balloon time)」を90分以内にすることが推奨される •モルヒネなどによる苦痛の緩和，アスピリン投与，ヘパリン投与，安静，静脈路確保，酸素投与 •再灌流療法：①血栓溶解療法(経静脈的血栓溶解療法，冠動脈内血栓溶解療法)，②経皮的冠動脈形成術，③冠動脈バイパス術 •CCUでの合併症管理，急性期経過後は心臓リハビリテーション開始

■Q波の出現誘導と梗塞部位

	I	II	III	aV_R	aV_L	aV_F	V_1	V_2	V_3	V_4	V_5	V_6
狭義前壁									●	●		
前壁中隔							●	●	●	○		
前壁側壁	●				●				○	●	●	●
広範囲前壁	●				●		●	●	●	●	●	○
側壁	●				●						●	●
下壁側壁	●	●	●		●	●					●	●
下壁		●	●			●						

●：異常Q波が出現，○：ときに異常Q波が出現

（文献1，p.155）

■心筋梗塞の心電図変化

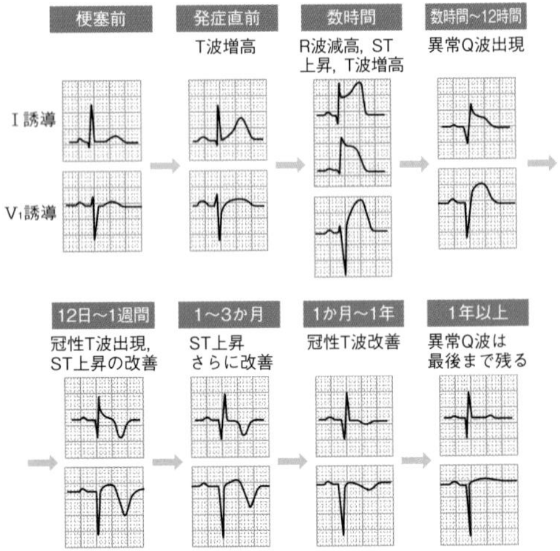

心筋梗塞の典型的な心電図変化

（文献1，p.156）

■急性心筋梗塞における心筋逸脱酵素の経時的変化

	上昇に至る時間	ピークに要する時間	心筋特異性
ミオグロビン	1～4時間	5～10時間	×
H-FABP	1～2時間	5～10時間	○
CK	4～6時間	8～15時間	×
CK-MB	3～12時間	24時間	○
トロポニンI	3～12時間	24時間	○
トロポニンT	3～12時間	12～48時間	○
GOT	4～10時間	12～30時間	×
LDH	6～12時間	30～60時間	×

（文献9，p.56を改変）

■冠動脈閉塞の評価（TIMI分類）

グレード0	完全閉塞（全く造影されない）
グレード1	造影遅延があり，末梢まで造影されない
グレード2	造影遅延があるが，末梢まで造影される
グレード3	末梢まで造影遅延なく造影される

（文献1，p.157）

Memo

労作性狭心症

■疾患の概要

誘因・原因	•動脈硬化に伴う冠動脈の部分的な狭窄による冠血流予備能の低下 •冠危険因子：高血圧，脂質異常症，糖尿病，喫煙（以上，「4大危険因子」），肥満，高尿酸血症，ストレス，A型行動パターン（競争心が極度に強く，攻撃的かつせっかちでイライラしやすい行動特性），家族歴，高齢，男性，閉経後の女性，気候など
病態	•冠動脈内径の50%以上の狭窄で労作時に酸素の供給不足が起こり，心筋虚血となり狭心症発作を引き起こす
症状・臨床所見	•ある労作強度に達すると狭心症発作が生じるが，安静または労作の中止・軽減により3～5分（長くても10分）程度で治まることが多い •放散痛（左肩から左上肢，下顎，奥歯，心窩部などの痛み）を伴うことがある
検査・診断・分類	•心肺運動負荷試験：心電図変化を調べることで診断と重症度判定などを行う．安静時に虚血性心電図変化が認められる場合には実施しない •運動負荷心筋シンチグラフィー：運動負荷試験と併せて実施．虚血→負荷時に集積低下・欠損，安静時に集積改善〔再分布〕，梗塞→ともに欠損 •冠動脈造影検査：狭窄部位の特定やその程度，治療方針の決定など
治療	•薬物療法：①硝酸薬（発作時に使用），②β遮断薬，③Ca拮抗薬 •経皮的冠動脈インターベンション：①バルーン拡張，②ステント留置（バルーンを用いず直接留置することもある），③冠動脈アテローム切除術 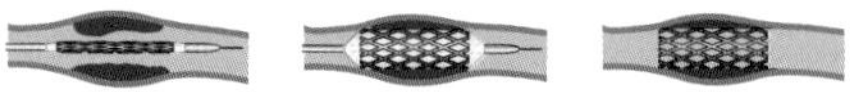 ①バルーン上にある折りたたまれたステント　②病変上でバルーンを膨らませ，ステントが拡張　③カテーテルを抜去してステントを留置する **ステント留置法**　（文献1，p.147）

冠攣縮性狭心症

■疾患の概要

誘因・原因	•冠動脈に器質的な狭窄はないが，血管の筋肉の一過性の攣縮（冠攣縮，スパズム）により過剰な収縮が生じ心筋虚血状態となる（異型狭心症ともいう） •スパズムの危険因子：動脈硬化，喫煙，飲酒，脂質異常症，ストレスなど 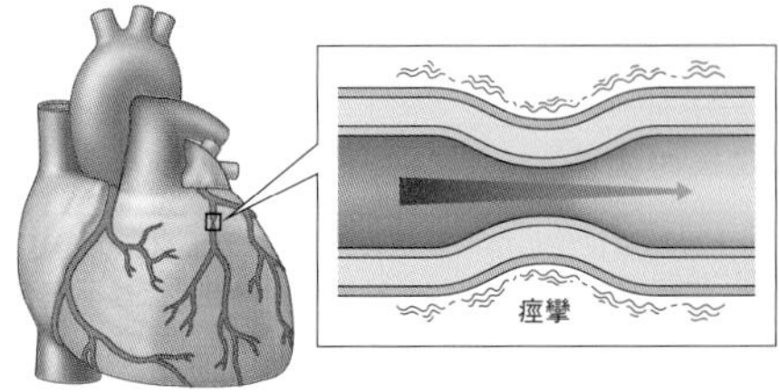 冠動脈の攣縮 （文献1，p.148）
病態	•スパズムは，動脈硬化に伴い血管内皮細胞が障害されることで，一酸化窒素（NO）の産生・放出が阻害され血管拡張作用が低下するために起こると考えられている
症状・臨床所見	•夜間から早朝の安静時（喫煙時，飲酒後なども）に前胸部絞扼感（締めつけられるような圧迫感），胸痛，呼吸困難，動悸，冷汗，嘔吐など〔持続時間は数分（長くても15分）程度〕，放散痛（左肩から左上肢，下顎，奥歯，心窩部などの痛み） •心筋梗塞，心室細動を引き起こし急死することもある
検査・診断・分類	•心電図検査：スパズムにより心内膜から心外膜にかけて全層性に虚血が及ぶ貫壁性虚血では虚血部位に面した誘導でST上昇を認める •ホルター心電図：24時間の心電図を記録することで疾患の早期発見に有用 •冠動脈造影検査：アセチルコリンやエルゴノビンにより冠攣縮を誘発し（冠攣縮誘発試験）狭窄部位を特定

（■疾患の概要 つづき）

治療	•生活指導：禁煙，血圧・体重の管理，耐糖能障害・脂質異常症の是正，過労やストレスの回避，節酒など •薬物治療：第一選択薬は硝酸薬，Ca拮抗薬，ニコランジルなど •経皮的冠動脈インターベンション，冠動脈バイパス術：高度の器質的狭窄および薬物抵抗性の症例 •植込み型除細動器：心室細動の既往がある患者で検討

不安定狭心症

■疾患の概要

誘因・原因	•冠動脈に生じた不安定な粥腫（プラーク）の破綻によって形成された血栓が冠動脈を一過性または不完全に閉塞した状態 •プラーク破綻の要因：冠動脈攣縮，喫煙，ストレス，労作，脱水など
病態	•新規発症の重症または増悪型狭心症で，心筋梗塞発症の危険性が高い．※ただちに入院し，迅速かつ的確な検査・治療が必要 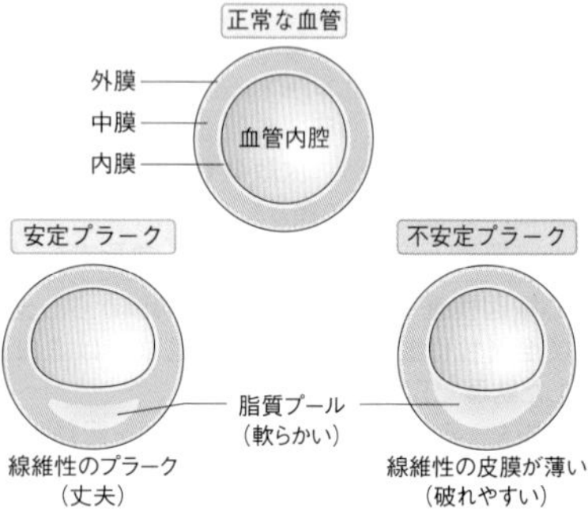 **プラークの種類**　（文献1，p.150）

（■疾患の概要 つづき）

症状・臨床所見	•20分以上持続する前胸部絞扼感，息切れ，灼けつくような痛み，冷汗を伴うような強い胸痛，顎，頸部，肩，心窩部，背部，腕への放散痛 •寛解・増悪を繰り返し徐々に悪化する場合は危険 •安静時や軽い運動後に出現し，頻繁になるほど重症度が高い（1日に1回以上）
検査・診断・分類	•鑑別診断：胸部X線検査，心電図，血液生化学検査，心エコー検査，CT検査，肺血流シンチグラフィーなど •重症度診断：Braunwaldによる不安定狭心症の分類（p.108），TIMIリスクスコア •確定診断：冠動脈CT，MRI，冠動脈造影
治療	•薬物治療：β遮断薬，Ca拮抗薬，硝酸薬，抗血小板薬（アスピリン），抗コレステロール薬（スタチン），抗血栓薬（ヘパリン） •経皮的冠動脈インターベンション，冠動脈バイパス術：薬物治療が奏効しない場合，すみやかに冠動脈造影を行い，実施を検討

■TIMIリスクスコア

①年齢（65歳以上）
②3つ以上の冠危険因子（家族歴，高血圧，高コレステロール血症，糖尿病，喫煙）
③既知の有意な（≧50%）冠動脈狭窄
④心電図における0.5mm以上のST偏位の存在
⑤24時間以内に2回以上の狭心症状の存在
⑥7日間以内のアスピリンの服用
⑦心筋障害マーカーの上昇
該当するリスクの数を加算する

（Antman EM, et al : The TIMI risk score for unstable angina/non-ST elevation MI: A method for prognostication and therapeutic decision making. JAMA:284（7）: 835-842, 2000）

■Braunwaldによる不安定狭心症の分類

重症度

クラスⅠ：新規発症の重症または増悪型狭心症
- 最近2か月以内に発症した狭心症
- 1日に3回以上発作が頻発するか，軽労作にても発作が起きる増悪型労作狭心症．安静狭心症は認めない

クラスⅡ：亜急性安静狭心症
- 最近1か月以内に1回以上の安静狭心症があるが，48時間以内に発作を認めない

クラスⅢ：急性安静狭心症
- 48時間以内に1回以上の安静時発作を認める

〈臨床状況〉

クラスA：二次性不安定狭心症（貧血，発熱，低血圧，頻脈等の心外因子により出現）

クラスB：一次性不安定狭心症（クラスAに示すような心外因子のないもの）

クラスC：梗塞後不安定狭心症（心筋梗塞発症後2週間以内の不安定狭心症）

〈治療状況〉

1）未治療もしくは最小限の狭心症治療中
2）一般的な安定狭心症の治療中（通常量のβ遮断薬，長時間持続硝酸薬，Ca拮抗薬）
3）ニトログリセリン静注を含む最大限の抗狭心症薬による治療中

Memo

2 心臓弁膜症

僧帽弁狭窄症(MS)

■疾患の概要

誘因・原因	•多数がリウマチ熱に起因(小児期のA群溶血性レンサ球菌感染による;近年,リウマチ熱の減少に伴い著減).ほかに感染性心内膜炎,僧房弁輪石灰化(高齢,透析患者など),先天性(未分化乳頭筋,パラシュート僧帽弁,重複僧帽弁口など),膠原病など
病態	•弁狭窄に伴う左房から右室への血液流入障害により左房圧が上昇することで肺静脈圧も上昇し呼吸困難,動悸などの症状〔僧帽弁口面積(MVA;正常4〜6cm^2)が1.5cm^{2}以下で出現〕が現れる •病状の進行に従い心拍出量の低下と肺高血圧により右心系の拡大をきたし三尖弁閉鎖不全が起こり,肝腫大などの右心不全症状が出現 •左房は拡大し心房細動が起こり,しばしば心房内に血栓を形成 •左室機能は保たれるが,ときに低下する症例あり •多くはリウマチ熱に罹患後15〜20年の無症状期を経て45〜65歳で症状が出現 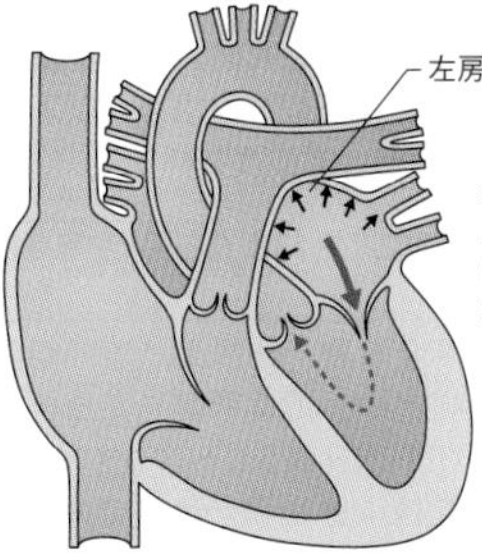 (文献1, p.122)

症状・臨床所見	•初発症状：労作時呼吸困難，易疲労，動悸など •病状進行（右心系の拡大）：安静時呼吸困難，咳嗽，起座呼吸（横臥位で呼吸困難の増強，坐位・半坐位で軽減） •さらに進行（左房の拡大）：心房細動，血栓が形成されやすくなるため全身の塞栓症（脳梗塞，心筋梗塞など）
検査・診断・分類	•聴診：I音の亢進，僧帽弁開放音，心尖部拡張中期ランブルなど •胸部X線検査：左房拡大（左第3弓突出，右第2弓の二重像，気管分岐角の開大など，心不全状態となれば肺うっ血，胸水貯留所見） •心電図検査：長期経過例では心房細動を呈する．左房負荷の所見 •心エコー検査：診断・重症度の確定で最も重要 僧帽弁口面積による重症度判定：軽症1.5～2.0cm^2，中等症1.0～1.5cm^2，重症1.0cm^{2}以下〔連続波ドプラ法で得られる僧帽弁通過血流波形から圧半減時間（PHT；左房・左室圧較差が1/2になるまでの時間）を求めて以下の式で算出，重症度を判定〕 $$\mathrm{MVA}\,(\mathrm{cm}^2) = 220/\mathrm{PHT}\,(\text{ミリ秒})$$ なお，左心耳内の血栓の検出には経食道エコーが有効 •断層法長軸像所見：弁の肥厚，硬化，運動制限，拡張期のドーミング（ドーム形成） •心臓カテーテル検査：肺動脈楔入圧と左室圧の同時計測により左房・左室間圧較差を求め，以下のGorlinの式で弁口面積を算出，重症度を判定 $$\mathrm{MVA}\,(\mathrm{cm}^2) = \text{僧帽弁血流量}/38\sqrt{(\text{左房・左室間圧較差})}$$
治療	•薬物療法：①心不全治療：利尿薬，塩分制限，②心房細動治療：ジギタリス，β遮断薬，③血栓塞栓症予防：ワルファリン（PT-INR値2.0～3.0でコントロール） •直視下交連部切開術：弁逆流が軽微で弁の石灰化や弁下部の癒合が高度でない症例に適応

(■疾患の概要 つづき)

治療	•経皮経静脈的僧帽弁交連切開術：①心房内に血栓，②3度以上の僧帽弁閉鎖不全，③石灰化(高度または両交連部)，④手術適応の他の弁疾患，冠動脈疾患には不適応 •僧帽弁置換術：(p.112参照)．最も確実な治療法 •メイズ手術：心房細動を合併した症例で検討

■直視下交連部切開術(OMC)

•人工心肺による体外循環を行い，直視下に癒合した交連や弁下組織を切開し狭小化した弁口を開大させる．

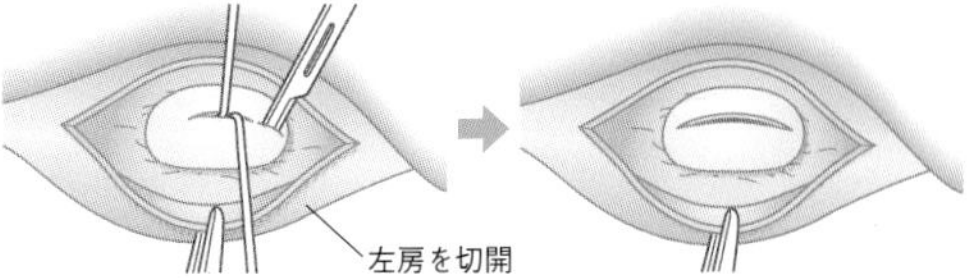

(文献1，p.124)

■経皮経静脈的僧帽弁交連切開術(PTMC)

•大腿静脈よりバルーンカテーテルを挿入し右心房から左心房に進めた後，僧帽弁を経て左心室にバルーンカテーテルを通し，僧帽弁口でバルーンを拡張して癒合した弁交連を切開し弁口を開大させる．

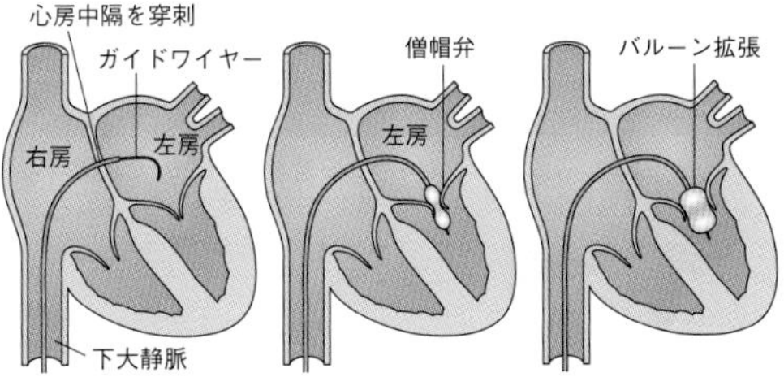

(文献1，p.124)

■僧帽弁置換術

- 体外循環を行い心停止下に僧帽弁を切除し人工弁（機械弁，生体弁）に置換

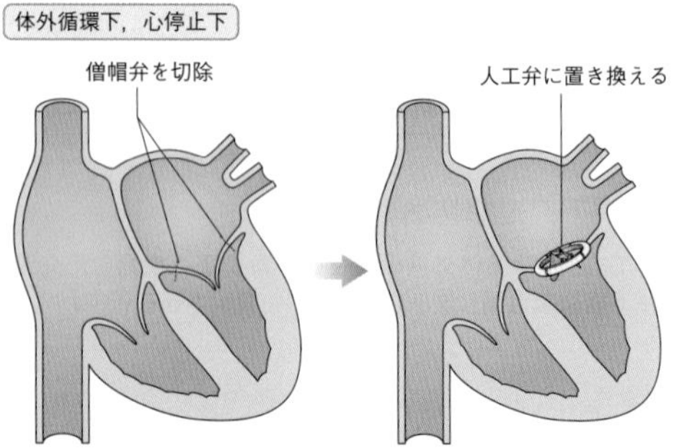
体外循環下，心停止下
僧帽弁を切除
人工弁に置き換える

（文献1，p.125）

■機械弁と生体弁の比較

機械弁

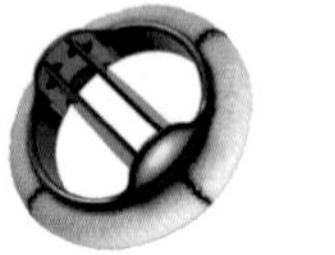

- パイロリックカーボン製
- 耐久性は良い
- 血栓が生じやすいため，生涯にわたりワルファリン内服が必要（妊娠の可能性のある患者には不適）

僧帽弁用人工弁（機械弁）
Mastersシリーズ SJM 人工心臓弁

（写真提供：
アボットメディカルジャパン合同会社）

生体弁

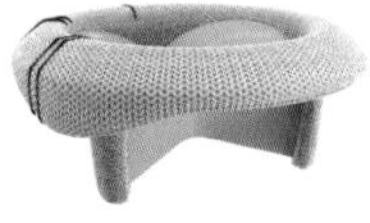

- ウシ心嚢膜やブタの大動脈弁などを抗石灰化処理しつくられる
- 劣化は徐々に進行する

僧帽弁用人工弁（生体弁）
マイトリスRESILIA 生体弁

（写真提供：
エドワーズライフサイエンス合同会社）

僧帽弁閉鎖不全症（僧帽弁逆流症）（MR）

■疾患の概要

誘因・原因	•僧帽弁複合体を構成する弁尖，弁輪，腱索，乳頭筋のいずれかの異常により閉鎖不全となり逆流が起こる •原因疾患（p.115参照）
病態	•僧帽弁の閉鎖が障害され，収縮期に左室から大動脈へ駆出される血液の一部が逆流する •急性MR：左室の前向き1回拍出量の減少を左室が過収縮することで代償しようとするが，代償が十分でない場合には心拍出量の低下と肺うっ血を生じショック状態に陥る •慢性MR：左室の拡大によって総1回拍出量が増加することで前向き1回拍出量の減少が代償されるため無症状で経過するが，長期を経て非代償期にいたると慢性心不全の状態となり，心房細動が生じやすくなる
症状・臨床所見	•急性MR：代償機転が働かず左房圧の上昇に伴い肺水腫を引き起こし，強度の息切れ，起座呼吸，浮腫，呼吸困難など •慢性MR：急性期後の慢性MRは左室拡大により左房圧・肺動脈圧が低下するため，逆流量が増加しても無症状のまま経過する．病状の進行に従い肺うっ血による労作時の息切れ，さらに進むと発作性夜間呼吸困難，起座呼吸，易疲労感など，右心不全の症状が出現
検査・診断・分類	•聴診：全収縮期雑音とIII音，収縮期クリック（僧帽弁逸脱症例に特徴的），拡張中期ランブル（重症MR）など（拡張型心筋症や虚血を原因とするMRでは雑音を聴取しないことがある） •胸部X線検査：左房・左室拡大（左第4弓突出，心陰影拡大，心不全状態となれば肺うっ血，胸水貯留所見） •心電図検査：洞調律で左房負荷の所見．左房の高度の拡大で心房細動を呈する •心エコー検査：確定診断，逆流の状態，重症度，手術適応にも重要，カラードプラ法で3分割した左房内への逆流ジェットの最大到達度から重症度を評価〔軽症

検査・診断・分類	(mild)，中等症(moderate)，重症(severe)〕，3D経食道エコー：経胸壁エコーでは評価困難な症例，具体的な手術プランの構築などに有用 ・心臓カテーテル検査：①左室造影によりセラーズ(Sellers)分類で重症度を評価（次ページ参照），②左心系の一回拍出量と右心系の一回拍出量の差により左室逆流率を算出，50％以上であれば手術のよい適応，③肺動脈楔入圧など種々の圧測定は重症度の評価に重要 ・Carpentier分類：MRの成因を弁尖の動きによって分類(p.116参照)
治療	・内科治療：①逆流量の減少（血圧を下げる）：アンジオテンシンII受容体拮抗薬，Ca拮抗薬（β遮断薬は収縮力を低下させるため使用しない），②心不全のコントロール：運動制限，塩分制限，酸素吸入，利尿薬投与など ・僧帽弁形成術：①自己弁が温存されるため術後の抗凝固療法が不要，②心房細動合併例には同時にメイズ手術を施行，③後尖逸脱には矩形切除または三角切除し再縫合，前尖逸脱にはポリテトラフルオロエチレンで人工腱索を再建〔後尖・前尖ともに弁の形状を維持し補強する目的で人工弁輪（リング）を縫着〕 ・僧帽弁置換術：①リウマチ性，広範囲に及ぶ腱索断裂や弁逸脱，弁破壊を伴う感染性心内膜炎などに適応，②機械弁を使用する場合には抗凝固療法（ワルファリン）が必要，③高齢者やハイリスクの患者には手術時間が短い置換術を積極的に選択 ・手術の適応：ガイドライン（2020年改訂版弁膜症治療のガイドライン）に基づいて判断

Memo

■僧帽弁閉鎖不全症の成因

慢性	・僧帽弁逸脱 ・特発性の僧帽弁逸脱（MVP） ・先天性の結合組織疾患（マルファン症候群，エーラース・ダンロス症候群など）	・リウマチ熱（近年，疾患の減少に伴い著減） ・虚血性心疾患（IHD） ・拡張型心筋症（DCM） ・肥大型閉塞性心筋症 ・慢性腎臓病（CKD） ・僧帽弁輪石灰化 ・各種の胸郭異常
急性	・腱索断裂 ・感染性心内膜炎による弁破壊	・急性心筋梗塞 ・乳頭筋断裂 ・胸部外傷

■セラーズ（Sellers）分類

I度	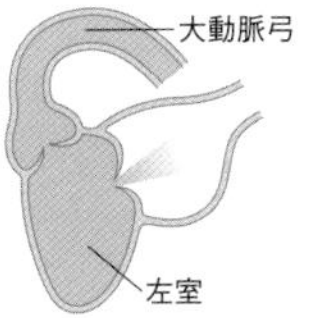 ・逆流ジェットを認めるが，一過性で左房全体は造影されない	II度	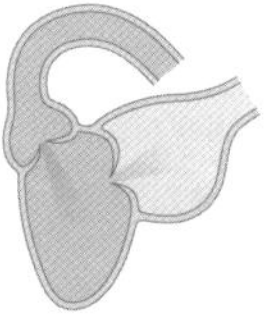 ・逆流ジェットを認め左房全体が淡く造影されるが，濃度は左室より薄い
III度	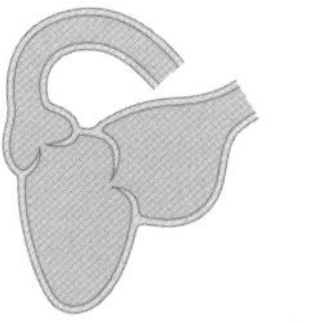 ・逆流ジェットは認めず，左房が全体的に造影される．左房は左室や大動脈と同濃度にまでなる	IV度	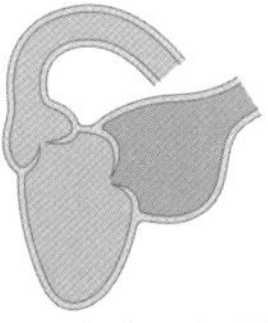 ・左房が左室や大動脈より高濃度に造影される

■ Carpentier分類（弁機能分類）

Ⅰ型	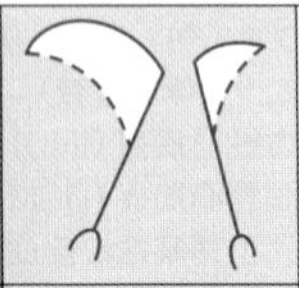	・弁の動きは正常だが，弁輪拡大・弁穿孔などで逆流が起こる
Ⅱ型	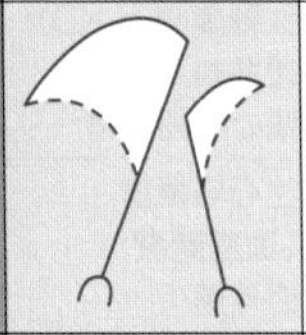	・弁尖の動きが過剰で，収縮期に左房に弁が逸脱する
Ⅲ度	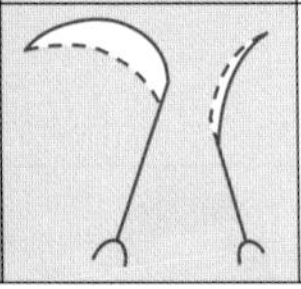	・弁の動きが制限される（リウマチ熱，感染性心内膜炎の治癒後など）

（Carpentier AF, et al：The "Physio-Ring"── An advanced concept in mitral valve annuloplasty. Ann Thorac Surg，60：1177-1186, 1995を改変）

Memo

■重症一次性MRの手術適応

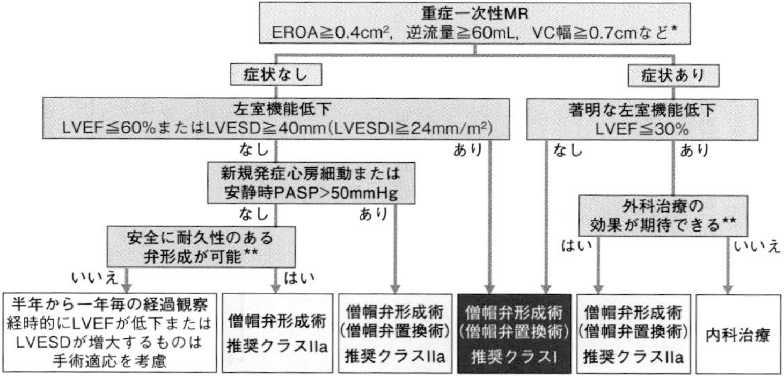

* 重症度評価については本文参照，** 弁膜症チームの協議により判断する
LVESDI：LVESD index(=LVESD/BSA)，PASP：肺動脈収縮期圧，VC：縮流部

(日本循環器学会/日本胸部外科学会/日本血管外科学会/日本心臓血管外科学会：2020年改訂版 弁膜症治療のガイドライン.
https://www.j-circ.or.jp/cms/wp-content/uploads/2020/04/JCS2020_Izumi_Eishi.pdfより2024年1月13日閲覧)

大動脈弁狭窄症（AS）

■疾患の概要

誘因・原因

- ①リウマチ性（半月弁の交連部の癒合；疾患の減少に伴い著減），②先天性（二尖弁の石灰化など），③加齢性（退行変性に伴う硬化・石灰化など；高齢者，透析患者の増加に伴い重症ASの80%を占める）

病態

- 大動脈弁の狭窄に伴う慢性的な左室への圧負荷に対する代償機転として左室肥大が起こるが，無症状のまま長期に経過し肥大の進行と線維化の亢進が生じた結果，左室機能障害に陥り最終的には血行動態が破綻

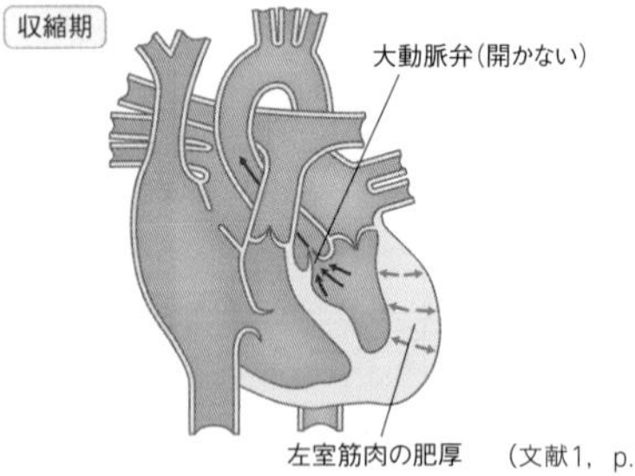

（文献1，p.132）

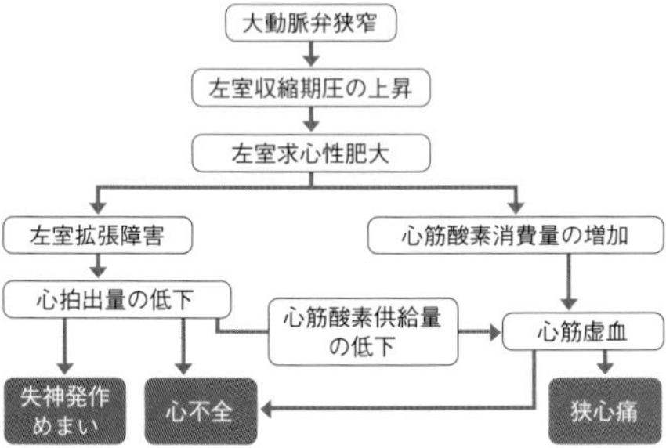

大動脈弁狭窄症の病態

（文献1，p.133）

(■疾患の概要 つづき)

症状・臨床所見	•初発症状：労作時の息切れ，動悸，易疲労性などの心不全症状(病状が進行してから自覚症状が出現) •病状進行：狭心症，失神発作，重度の心不全症状
検査・診断・分類	•触診：①橈骨動脈，上腕動脈の触知で小脈(振幅が小さい脈)，遅脈(立ち上がりと消退がともにゆっくりした脈)，②頸動脈の触知で振戦(鶏冠状の頸動脈波)を認める •聴診：①胸骨右縁第2肋間駆出性収縮期の駆出性雑音，②II音の奇異性分裂 •心音図検査：I音から離れて始まり徐々に増強して中期にピークに達した後，徐々に減弱しII音の前で終わるダイヤモンド型(漸増漸減型)の駆出性収縮期雑音 •心電図検査：I，aV_L，V_5，V_6誘導でST低下と深い陰性T波(ストレインパターン) •胸部X線検査：①狭窄後拡張(poststenotic dilation)として上行大動脈の拡大，左第1弓の突出，②左室肥大に伴う左第4弓の突出 •心エコー検査：①経胸壁エコー(または経食道エコー)で弁尖の数，交連部癒合の有無，輝度上昇の有無，石灰化の有無・分布・程度，開放の程度などを観察，ASを示唆する所見を認めれば，②連続波ドプラ法で大動脈弁口通過最高血流速度(V_{max})〔m/秒〕を測定し，その値から左室-大動脈圧較差(ΔP)〔mmHg〕を算出し，重症度を評価 簡易ベルヌーイ式：$\Delta P=4\times V_{max}^2$；【例】$V_{max}$が2.5m/秒以上であれば，左式よりΔPは25mmHg以上となり，ASと診断 •心臓カテーテル検査：①圧較差(左室から大動脈へのカテーテル引き抜き圧から求める；50mmHg以上で高度狭窄)，②弁口面積(Gorlinの式より求める，p.110参照)により重症度を評価．なお，カテーテル操作による血管損傷，塞栓症の危険性があるため必須の検査ではない

（■疾患の概要 つづき）

検査・診断・分類

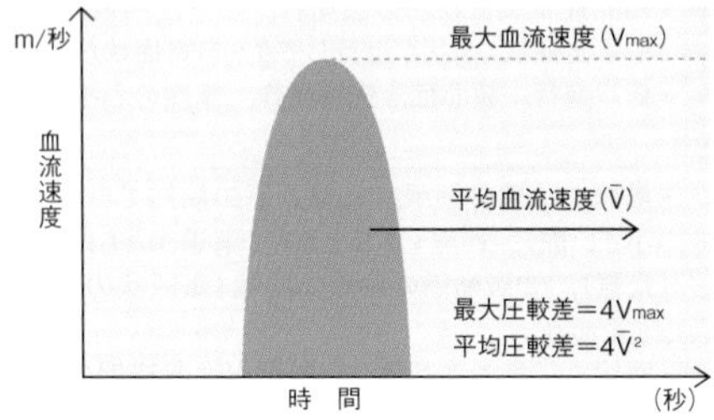

最大圧較差（P）[mmHg]＝4×流速（V）[m/秒]^2

簡易ベルヌーイ（Bernoulli）式

（文献1，p.135）

治療

- 大動脈弁人工弁置換術：狭心症，心不全による呼吸困難，失神発作などを伴う有症候性の重症AS，左室機能低下を伴う一部の無症候性の重症AS
- 経カテーテル的大動脈弁留置術：開心術が困難な症例に適応

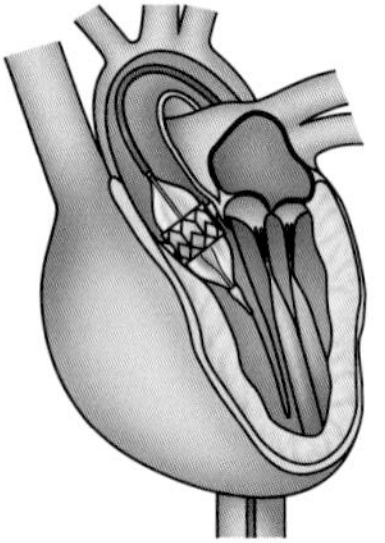

経カテーテル的大動脈弁留置術（TAVR）

（文献1，p.136）

大動脈弁閉鎖不全症（大動脈弁逆流症）（AR）

■疾患の概要

<table>
<tr><td>誘因・原因</td><td>• 大動脈弁の異常：①慢性AR：リウマチ性，先天性二尖弁，加齢による変性，逸脱など，②急性AR：感染性心内膜炎など
• 大動脈基部の拡大：①慢性AR：マルファン症候群，上行大動脈瘤，大動脈弁輪拡張症，大動脈炎症候群，高位心室中隔欠損症，エーラス・ダンロス症候群など，②急性AR：上行大動脈解離，胸部外傷など</td></tr>
<tr><td>病態</td><td>• 大動脈弁の閉鎖が障害され，拡張期に大動脈から左室へ逆流する
• 慢性AR：左室への持続的な容量負荷→左室拡大あり→遠心性左室肥大→無症状のまま長期経過→左室機能の不可逆的な低下→肺うっ血→呼吸困難などの心不全症状（症状出現後，急速に悪化）
• 急性AR：左室への容量負荷→左室拡大なし→左室拡張末期圧の急速な上昇→左房圧の急速な上昇→心拍出量の著しい低下→重度の肺うっ血・肺水腫・心原性ショック
• 大動脈弁狭窄症では突然死が起こりうるが，大動脈弁閉鎖不全症ではあまり起こらない
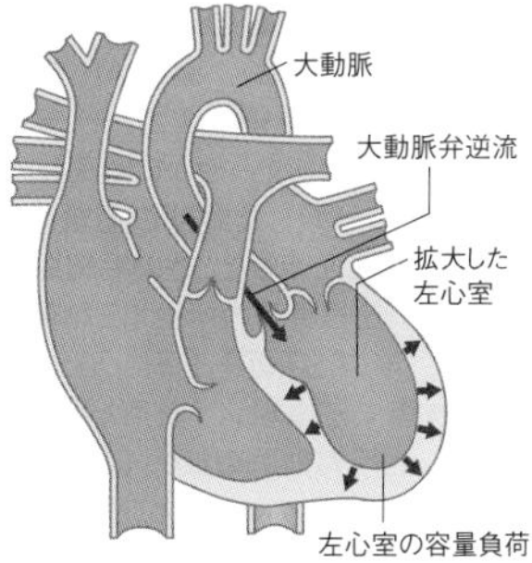

（文献1，p.137）</td></tr>
</table>

（■疾患の概要 つづき）

病態

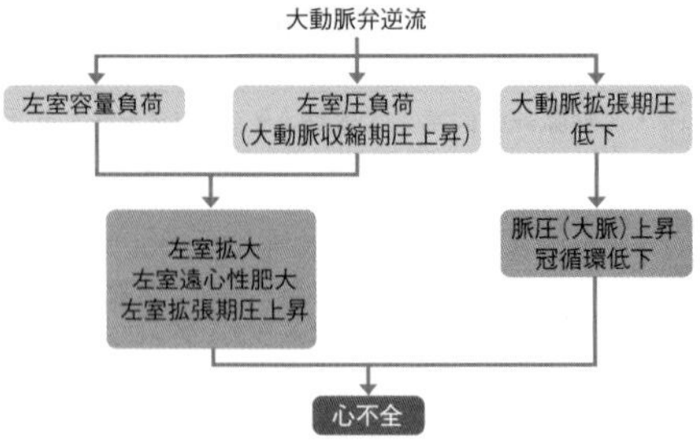

大動脈閉鎖不全症の発症機序

（文献1，p.138）

症状・臨床所見

- 軽度〜中等度以上の慢性ARであれば無症状のまま長期に経過するが，代償機転の破綻に伴い，左室拡張末期圧，左房圧が上昇，労作時息切れ，動悸，易疲労感などの左心不全症状が出現，急速に悪化
- 急性ARでは急激な肺うっ血，肺水腫により急性心不全となり，起座呼吸，呼吸困難など

検査・診断・分類

- 聴診：胸骨左縁第3肋間を中心に漸減性の拡張期灌水様雑音と駆出性収縮期雑音，重症ARでオースチン・フリントランブル（心尖部拡張中期ランブル）
- 触診：①左下方に抬起的心尖拍動（長時間，指に吸いついてくるような拍動），重症ARでは二峰性，②二峰性頸動脈波，③脈圧の増大，④末梢で速脈（立ち上がりが急で大きく，すみやかに消失），⑤ミュッセ徴候（心臓の拍動に一致した頭部の前後の動揺），⑥クインケ徴候（爪床を圧迫したときの毛細血管の拍動）
- 心電図検査：左室負荷の所見（左軸偏位，左室肥大，しばしばV_5，V_6でST低下（下に凸），T波の陰性化
- 胸部X線検査：左室拡大（左第4弓の突出），心胸郭比の拡大，上行大動脈の拡大（右第1弓や左第1弓の突出），心不全状態で肺うっ血，胸水貯留所見
- 心エコー検査：①断層法：大動脈弁〜弁輪部，上行大動脈基部の形態観察，左室機能の評価，②Mモー

（■疾患の概要 つづき）

検査・診断・分類	ド法：左室拡張末期径の計測，左室機能評価〔逆流ジェットが心室中隔や僧帽弁尖にあたることで振動（fluttering）を示す〕，③カラードプラ法：逆流ジェットの検出〔逆流ジェットの到達度（p.125参照），弁下部逆流ジェット幅と左室流出路径の比（p.125参照）により重症度を評価〕 • 心臓カテーテル検査：逆流の程度を評価し，セラーズ分類で重症度を判定（p.126参照） 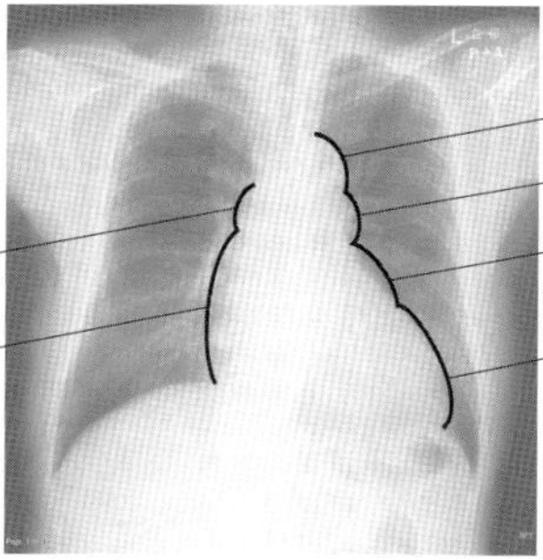 胸部X線所見 （文献1，p.139）
治療	• 大動脈弁人工弁置換術：有症候性AR，無症候でも左室機能が低下した重症AR（左室駆出率50%以下；左室駆出率50%以上であっても左室収縮末期径45mm以上または左室拡張末期径65mm以上）に対し適応を考慮 • 大動脈弁形成術：手術適応を見極め，大動脈弁逸脱など限られた症例のみ • 自己弁温存大動脈基部置換術：大動脈基部に病変を認める場合

治療

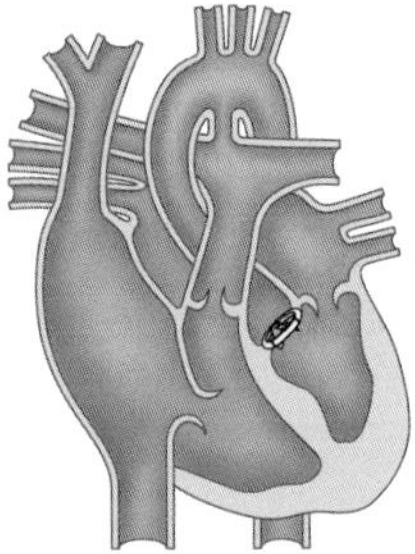

大動脈弁人工弁置換術のシェーマ

（文献1，p.141）

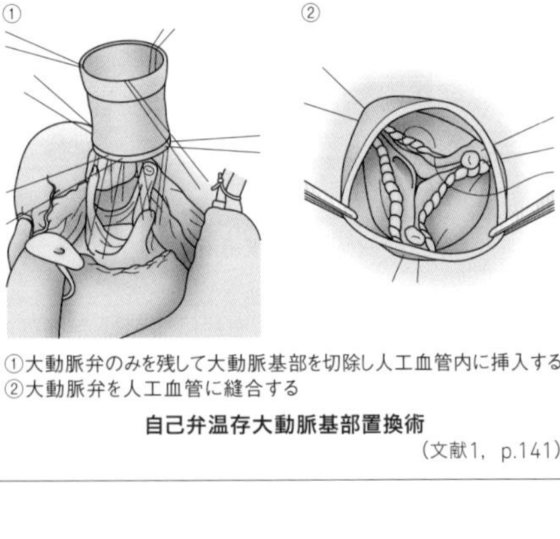

①大動脈弁のみを残して大動脈基部を切除し人工血管内に挿入する
②大動脈弁を人工血管に縫合する

自己弁温存大動脈基部置換術

（文献1，p.141）

Memo

■MSの重症度評価

逆流ジェットの到達度評価

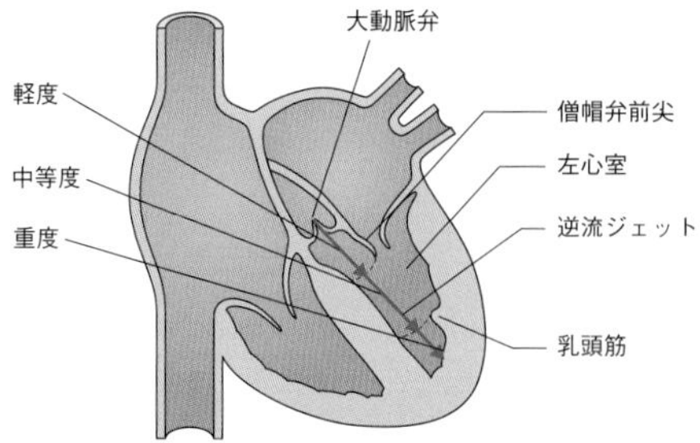

（文献1, p.140）

弁下部逆流ジェット幅と左室流出径の比

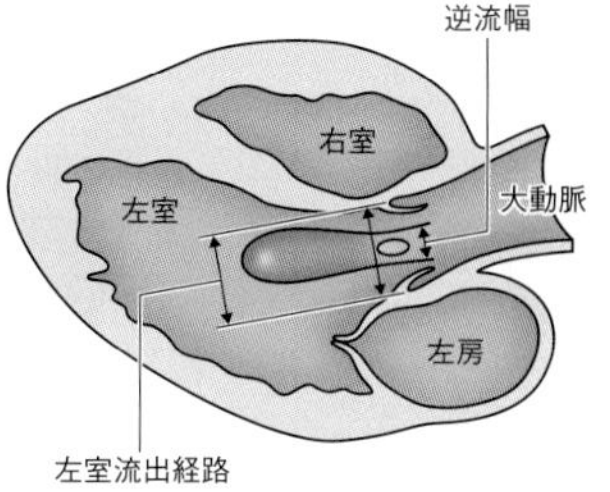

重症AR：逆流ジェット幅／左室流出路径≧0.6

(Perry GJ, et al: Evaluation of aortic insufficiency by Doppler color flow mapping. J Am Coll Cardiol, 9 (4) : 952-959, 1987)

Memo

■セラーズ(Sellers)分類(大動脈造影所見からの重症度分類)

I度	II度
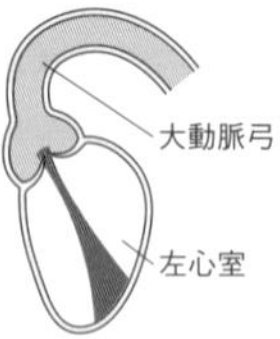 逆流ジェットを認めるが，一過性で左心室全体は造影されない	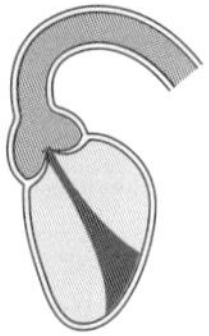 逆流ジェットを認め，左心室全体が淡く造影されるが，心室の造影濃度は大動脈の濃度より薄い
III度	**IV度**
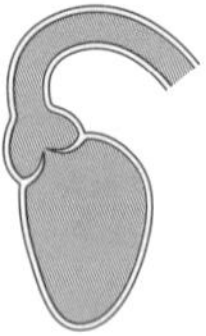 逆流ジェットは認めないが，左心室全体が大動脈と同濃度に造影される	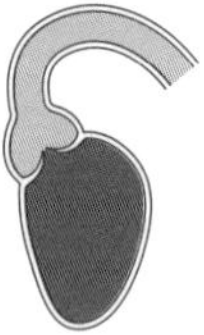 左心室が大動脈よりも濃く造影される

(文献1，p.141)

Memo

3 心不全

■疾患の概要

誘因・原因	•ポンプ失調による左心室の収縮不全が原因 •原因となる心疾患：虚血性心疾患，弁膜症（末期），心筋疾患，不整脈，先天性心疾患など •心疾患以外：内分泌・代謝疾患，炎症性疾患，栄養障害，薬剤など
病態	•左心不全による肺うっ血と低心拍出による症状，右心不全による静脈うっ血による症状がある •左心不全が続くと右心にも負荷が生じ，右心不全も合併することがある •慢性，進行性の慢性心不全が多い •急性心不全は，急性心筋梗塞などにより急激に循環動態が悪化した状態
症状・臨床所見	【左心不全】 •咳嗽，労作時息ぎれ，夜間の呼吸困難，起坐呼吸，喘鳴，血痰など •心拍出量低下がある場合：易疲労感，意識障害，血圧低下，チアノーゼ，集中力低下，全身疲労感，尿量減少，運動能力低下など 【右心不全】 •悪心嘔吐，頸静脈怒張，肝腫大，胸水，腹部膨満感，便秘，下肢浮腫，食欲低下など
検査・診断・分類	•心電図，胸部X線検査（心陰影の拡大：CTR＞50%など，p.73参照），心エコー検査，CT，MRI，核医学検査，心臓カテーテル検査．歩行試験や運動負荷試験による運動耐容能評価 •血液検査：BNPは血行動態と相関し心不全の重症度とともに上昇するため，心不全の有無と重症度判定の診断に有用 【慢性心不全】 •重症度分類：NYHA（ニューヨーク心臓協会）の心機能分類（次ページ参照），フォレスター分類（p.129参照）

(■疾患の概要 つづき)

検査・診断・分類	【急性心不全】 ・初期対応の病態把握：クリニカルシナリオ分類(p.130参照)，ノーリアスティーブンソン分類(p.131参照) ・重症度分類：フォレスター分類(次ページ参照)，キリップ分類(次ページ参照)
治療	・安静療法：病態に応じる ・食事療法：塩分制限など ・薬物療法：利尿薬，強心薬，アンジオテンシン変換酵素阻害薬，アンジオテンシンII受容体拮抗薬，β遮断薬 ・心臓ペーシング，両室ペーシング(心臓再同期療法) ・重症の場合：NPPV，大動脈内バルーンパンピング，経皮的心肺補助法，補助人工心臓

■NYHA(ニューヨーク心臓協会)心機能分類

I度	心疾患を有するが，そのために身体活動が制限されることのない患者．通常の身体活動では，疲労，動悸，呼吸困難あるいは狭心症症状をきたさない
II度	心疾患を有し，そのために身体活動が軽～中等度制限される患者．安静時は無症状であるが，通常の身体活動で疲労，動悸，呼吸困難あるいは狭心症症状をきたす
III度	心疾患を有し，そのために身体活動が高度に制限される患者．安静時は無症状であるが，通常以下の身体活動で疲労，動悸，呼吸困難あるいは狭心症症状をきたす
IV度	心疾患を有し，そのために非常に軽度の身体活動でも愁訴をきたす患者．安静時においても心不全症状あるいは狭心症症状をきたす．わずかな身体活動でも愁訴が増加する

(文献1，p.163を改変)

■心不全の重症度 フォレスター(Forrester)分類

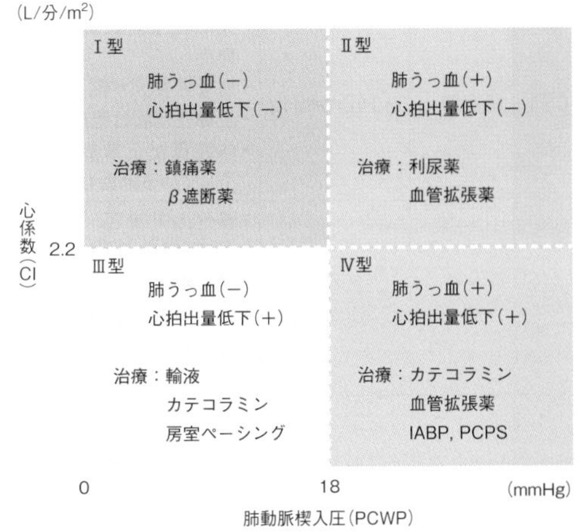

(文献1, p.166)

■キリップ(Killip)分類

1型	心不全の徴候なし
2型	軽度から中等度心不全(肺ラ音聴取域<全肺野の50%, Ⅲ音聴取, 軽度から中等度の呼吸困難)
3型	重症心不全(肺ラ音聴取域>全肺野の50%, 肺水腫, 重度の呼吸困難)
4型	心原性ショック(チアノーゼ, 意識障害, 血圧90mmHg以下, 乏尿, 四肢冷感)

(文献1, p.163)

■クリニカルシナリオ（CS）分類

分類	主病態	収縮期血圧	病態生理
CS1	肺水腫	＞140mmHg	・充満圧上昇による急性発症 ・血管性要因が関与 ・全身性浮腫は軽度 ・体液量が正常または低下している場合もある
CS2	全身性浮腫	100～140mmHg	・慢性の充満圧/静脈圧/肺動脈圧上昇による緩徐な発症 ・臓器障害/腎・肝障害/貧血/低アルブミン血症 ・肺水腫は軽度
CS3	低灌流	＜100mmHg	・発症様式は急性または緩徐 ・全身性浮腫/肺水腫は軽度 ・低血圧/ショックの有無により2つの病型あり
CS4	急性冠症候群	—	・急性心不全の症状・徴候 ・トロポニン単独の上昇ではCS4に分類しない
CS5	右心機能不全	—	・発症様式は急性あるいは緩徐 ・肺水腫なし ・右室機能障害 ・全身的静脈うっ血徴候

（Mebazaa A et al：Practical recommendations for prehospital and early in-hospital management of patients presenting with acute heart failure syndromes. Crit Care Med 36：S129-139, 2008）

■ノーリアスティーブンソン(Nohria-Stevenson)分類

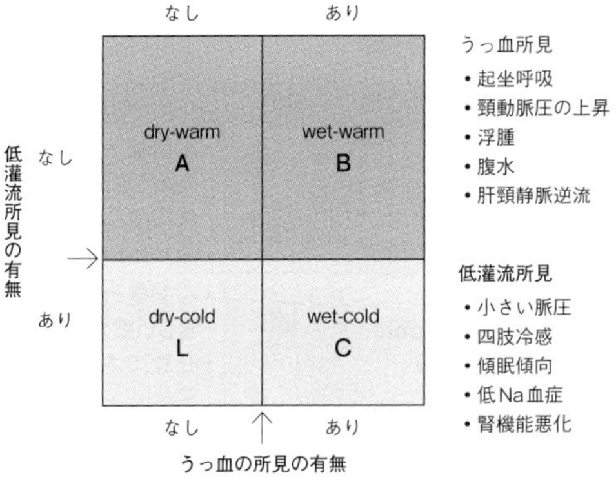

(文献1, p.166)

Memo

4 心筋症

■心筋症の病型分類

心筋症（臨床病型に基づく分類）	特徴
拡張型心筋症 DCM：dilated cardiomyopathy 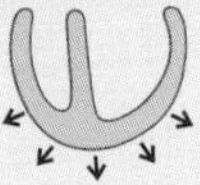	・左室拡大と収縮力の低下を認める ・重症の心不全の大部分を占める
肥大型心筋症 HCM：hypertrophic cardiomyopathy 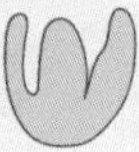	・心室壁の不均等な著しい肥大を認める ・心腔の大きさは正常か狭い ・左室流出路の閉塞を伴う場合がある（閉塞性肥大型心筋症）
拘束型心筋症 RCM：restrictive cardiomyopathy 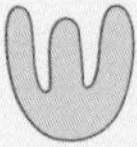	・左室壁の肥大はみられず，収縮機能も正常であるが，左室が硬化し拡張障害を認める ・日本ではきわめてまれな疾患
不整脈原性右室心筋症 ARVC：arrhythmogenic right ventricular cardiomyopathy 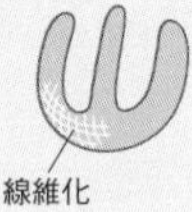	・右室筋が線維や脂肪に進行性に置き換わり，心室性不整脈を頻発する
分類不能の心筋症	・上記以外の心筋症

（WHO/ISFC分類，1995を一部改変）

肥大型心筋症

■疾患の概要

誘因・原因	・約60%が常染色体優性遺伝によるサルコメアなど心筋を構成する蛋白質（βミオシン重鎖，トロポニンTおよびI，ミオシン結合蛋白Cなど）をコードする遺伝子の変異によって発症
病態	・心肥大の原因となる高血圧症や弁膜症などの疾患がないにもかかわらず，心肥大を呈する疾患 ・不均一な心筋肥大に伴う左室拡張機能の低下が基本病態（非対称性の心室中隔肥大が特徴的だが，対称性肥大，心尖部肥大，心室中部肥大もあり） ・心筋虚血，左室内圧較差により致死性不整脈を引き起こし突然死することがある（肥大型心筋症関連死の40%）
症状・臨床所見	・労作時息切れ，胸痛，動悸，めまい，失神発作など ・無症状のケースも多く，健康診断で心雑音や心電図異常を認め診断にいたることがある
検査・診断・分類	・分類：閉塞性肥大型心筋症（HOCM），非閉塞性肥大型心筋症（HNCM），心尖部肥大型心筋症（AHC），心室中部閉塞性心筋症，拡張相肥大型心筋症の5種類（p.135参照） ・鑑別すべき疾患（心筋肥大を伴う疾患）：高血圧性心疾患，心臓弁膜疾患，先天性心疾患，虚血性心疾患，内分泌性心疾患，貧血，肺性心，特定心筋疾患（原因または全身疾患との関連が明らかな心筋疾患） ・聴診：III音，IV音，心尖部～第3または4肋間胸骨左縁で収縮期雑音を聴取 ・心電図検査：①異常Q波，ST-T変化，陰性T波，左側胸部誘導の高電位など，②心尖部肥大型では，V_3～V_6誘導で深さ1.0mV以上の巨大陰性T波 ・心エコー検査：心室中隔の肥大，非対称性中核肥厚などの限局性の心筋肥大，左室拡張能障害など ・心臓カテーテル検査：①心筋生検により心筋細胞の錯綜配列（disarray）や肥大した心筋細胞，②左室拡張

（■疾患の概要 つづき）

検査・診断・分類

末期圧上昇，③左室流出路圧較差30mmHg以上（左室流出路狭窄）で閉塞性肥大型心筋症，④ブロッケンブロー現象（閉塞性肥大型心筋症において，心室性期外収縮後の心拍による左室流出路圧較差のさらなる増大に伴い大動脈圧が低下する現象）

治療

- 薬物療法（次ページ参照）：①第一選択はβ遮断薬，非ジヒドロピリジン系Ca拮抗薬，②症状改善にジソピラミド，利尿薬の併用，③拡張相肥大型心筋症ではアンジオテンシン変換酵素阻害薬，アンジオテンシンII受容体拮抗薬，β遮断薬など（拡張型心筋症に準ずる治療）
- 外科的手術・カテーテル療法：①外科的中隔心筋切除術（病変部位の心筋を切除），②僧帽弁置換術〔僧帽弁前尖の障害に伴う僧帽弁収縮期前方運動（SAM）の改善が目的〕，③経皮的中隔心筋焼灼術（閉塞性肥大型心筋症），④心臓移植（拡張相肥大型心筋症で考慮）
- ペースメーカ・除細動器：突然死を防ぐため，①肥大型心筋症に伴う突然死の家族歴，②原因不明の失神，③著明な左室肥大（壁厚≧30mm），④ホルター心電図で非持続性心室頻拍，⑤運動中の血圧異常反応などの危険因子を評価し，植込み型除細動器の適応を検討する．拡張相肥大型心筋症には心臓再同期療法も試みられる

閉塞性肥大型心筋症

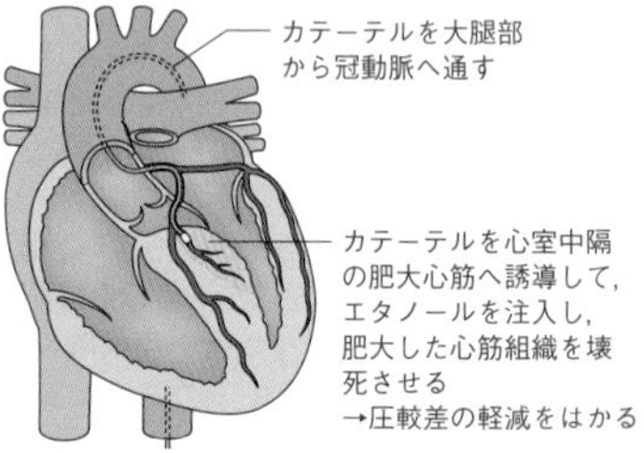
カテーテルを大腿部
から冠動脈へ通す
カテーテルを心室中隔
の肥大心筋へ誘導して，
エタノールを注入し，
肥大した心筋組織を壊
死させる
→圧較差の軽減をはかる

経皮的中隔心筋焼灼術（PTSMA）

（文献1，p.264）

■肥大型心筋症の分類

閉塞性肥大型心筋症(HOCM)

- 心室中隔の基部が肥大
- 左室流出路の狭窄・閉塞

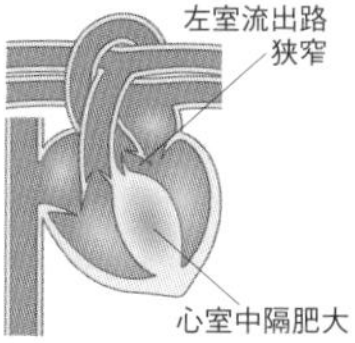

非閉塞性肥大型心筋症(HNCM)

- 心室中隔の肥大
- 左室流出路の狭窄なし

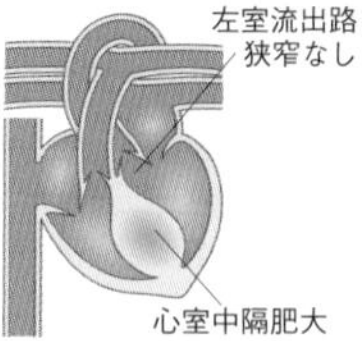

心尖部肥大型心筋症(AHC)

- 心尖部に限局した肥大
- スペード型の拡張期左室像

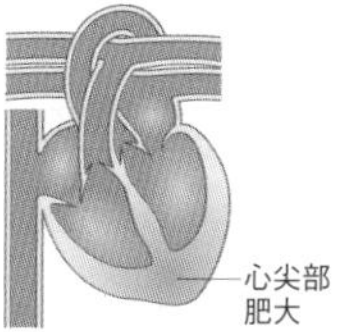

心室中部閉塞性心筋症

- 心室中隔の肥大
- 心室中部の狭窄・閉塞

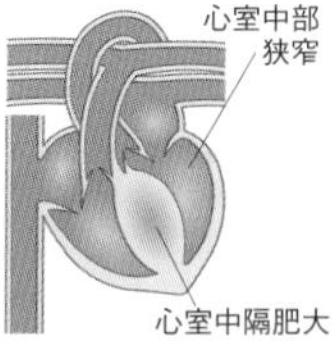

※他に拡張相肥大型心筋症がある．左室収縮能不全と左室拡張を認め，肥大型心筋症から移行した病態

（文献1，p.262）

■肥大型心筋症の治療薬

β遮断薬	プロプラノロール，メトプロロール，アテノロール
Ca拮抗薬	ベラパミル，ジルチアゼム
抗不整脈薬	Ⅰa群：ジソピラミド，シベンゾリン Ⅲ群：アミオダロン

(Gersh BJ, et al : 2011 ACCF/AHA guideline for the diagnosis and treatment of hypertrophic cardiomyopathy: a report of the American College of Cardiology Foundation/American Heart Association Task Force on Practice Guidelines. Circulation, 124 (24):e783-e831, 2011をもとに作成)

拡張型心筋症

■疾患の概要

誘因・原因	・遺伝性，ウイルス感染，免疫異常，中毒などの関与が考えられており，家族性拡張型心筋症では約20%に心臓の収縮に関わるタンパク質をコードする遺伝子の変異
病態	・心筋収縮不全と左室内腔の拡張による慢性心不全症状を特徴とし，急性増悪を繰り返す予後不良・進行性の疾患で，致死性不整脈による突然死や動脈の血栓塞栓症などを引き起こすこともある ・心拍出量の低下に対する代償機転として交感神経系やレニン・アンジオテンシン・アルドステロン系が賦活化されると，慢性期に進行性の左室拡大と収縮性の低下が生じ，死亡や心不全の悪化等につながる 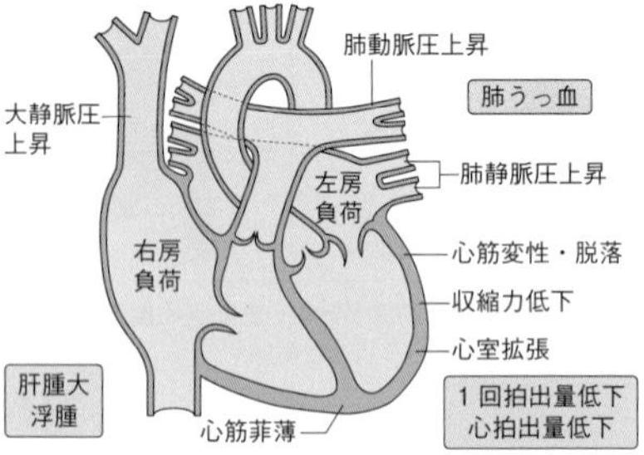 **拡張型心筋症の特徴** （文献1，p.266）
症状・臨床所見	・呼吸困難，浮腫，易疲労感，食思不振，悪心などの自覚症状 ・不整脈（動悸，高度の徐脈，めまい，失神発作など），塞栓症（脳梗塞，麻痺や呼吸困難など）の合併
検査・診断・分類	・胸部X線検査：心陰影の拡大，肺うっ血，胸水の貯留 ・病理検査：心室の拡張および心室壁の菲薄化 ・病理組織検査：心筋の間質性線維化 ・心臓カテーテル検査：①冠動脈造影による虚血性心筋

(■疾患の概要 つづき)

検査・診断・分類	症との鑑別，②左室造影による左室容積，駆出率，壁運動異常などの評価，③各種圧や心拍出量の測定による血行動態の評価，④合併心疾患の評価，⑤特定心筋症との鑑別など •心電図検査：非特異的なST-T変化，r波の減高，QRS幅の延長，異常Q波，脚ブロック，陰性T波，P波の延長，心房細動など •心エコー検査：①左室壁運動の低下，左室駆出率の低下，左室拡大，左室拡張末期径の増加，②左室拡大に伴う僧帽弁逆流，左室内血栓の合併など
治療	•薬物療法：①急性増悪期：利尿薬(必要時，カテコラミン)，②長期的治療：アンジオテンシン変換酵素阻害薬(ACEI)，β遮断薬，アンジオテンシンII受容体拮抗薬(ARB)，抗アルドステロン薬など •心臓再同期療法(CRT)，除細動機能を併せもつCRT-Dの植込みも可能 •心臓移植：適応条件を考慮し検討，実施後は免疫抑制薬の継続的な服薬が必要

■うっ血性心不全に使用される薬剤と効果

薬剤名	効果
ACEI，ARB	長期予後の改善
β遮断薬	長期予後の改善
ループ利尿薬	体液貯留改善
血管拡張薬	後負荷の軽減，肺うっ血の改善
強心薬(カテコラミン)	心筋の収縮力を増強
MRA	血圧降下作用，心臓の保護効果
SGLT2阻害薬	利尿作用，心臓の保護効果 ※糖尿病治療薬だが，一部の薬剤で標準的治療を受けている慢性心不全患者に適応拡大

(文献1，p.268を改変)

5 心膜疾患

感染性心内膜炎（IE）

■疾患の概要

誘因・原因	•弁膜疾患や先天性心疾患に伴う異常血流や弁置換術などの異物が原因で生じた非細菌性血栓性心内膜炎（NBTE）を有する例で，歯科，耳鼻咽喉科，泌尿器科，婦人科などの処置により一過性の菌血症が起こると，NBTEの部位に菌が付着，増殖し，疣腫（ゆうしゅ）が形成することで発症すると考えられている •なんらかの基礎疾患を有する例にみられることが多いが，誘因が明確でなく，処置の既往のない発症例も多い •近年，院内感染，高齢者，長期透析患者，デバイス感染による症例が増加
病態	•弁膜，心内膜，大血管内膜などに細菌の集簇による疣腫を形成し，菌血症，塞栓症，心障害などの多彩な症状を引き起こす全身性敗血症疾患 •的確な診断と迅速な治療を行わなければ多くの合併症を引き起こし，死にいたることがある
症状・臨床所見	•発熱，寒気・振戦，食欲不振・体重減少，易疲労感 •肝脾腫，Janeway疹（手掌・足底の無痛性紅斑），Osler斑（有痛性皮疹），点状出血斑，爪下出血斑，Roth斑（網膜出血斑），心雑音 •塞栓症（心筋梗塞，脾梗塞，腎梗塞，腸腰筋膿瘍），関節痛・筋肉痛，糸球体腎炎，細菌性脳動脈瘤 •組織破壊性が強い黄色ブドウ球菌などによるIEは急性大動脈弁逆流症や急性僧帽弁逆流症など急性の経過，溶血性レンサ球菌などによるIEは亜急性の経過をとることが多い •修正Duke診断基準：血液培養，心エコー図所見，臨床症状，全身性の塞栓所見に基づく •IE診断のフローチャートに従って診断 •心エコー検査：心内構造の破壊の有無を確認（経胸壁心エコーで特徴的な所見が得られなくても，臨床的に

(■疾患の概要 つづき)

	否定できない場合は積極的に経食道エコーを行う) ・全身CT造影：心内構造の評価や全身性塞栓症の検索 ・頭部MRI/MRA：脳動脈の評価，脳動脈瘤の有無
治療	・抗菌薬治療：投与前に血液培養を行い，エンピリック治療を行う．培養結果後，感受性のある抗菌薬に変更 ・手術適応を検討すべき合併症が出現または予測される症例に対しては外科治療の適応とタイミングを考慮

■新しい画像診断を組み入れたIEの診断基準

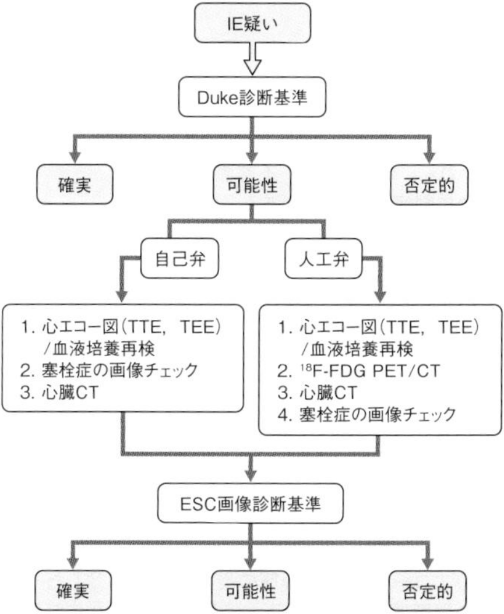

IE：感染性心内膜炎　TTE：経胸壁心エコー図
TEE：経食道心エコー図　ESC：欧州心臓病学会

(日本循環器学会：感染性心内膜炎の予防と治療に関するガイドライン(2017年改訂版).
https://www.j-circ.or.jp/cms/wp-content/uploads/2017/07/JCS2017_nakatani_h.pdf　2024年1月11日閲覧)

急性心筋炎

■疾患の概要

誘因・原因	•ウイルスを主たる病因とするが，細菌を含む微生物，薬物，有毒物質，自己免疫でも誘発される（次ページ参照）
病態	•感染，薬物曝露，免疫系の賦活化などにより生じる炎症細胞の浸潤と心筋細胞の変性・壊死を認める，発症から30日未満の心筋炎
症状・臨床所見	•前駆症状が出現した後，数日〜数週間を経て心症状が現れる •前駆症状：感冒様症状（悪寒，発熱，頭痛，筋肉痛など），呼吸器症状（咽頭痛，咳など），消化器症状（食思不振，嘔気・嘔吐，下痢など） •心症状：胸痛，失神，呼吸困難，動悸，ショック，けいれん，チアノーゼ，不整脈など ※急に劇症化することがある
検査・診断・分類	•血液検査：①炎症マーカー〔白血球数，CRP，ESR（赤血球沈降速度）など〕の上昇，心筋障害マーカー〔AST，LDH，CK-MB，心筋トロポニン（トロポニンI，トロポニンT）など〕の上昇など（特異的なマーカーはないが診断の一助），②ウイルス関連診断：ペア血清（急性期とその2週間後の採血）でウイルス抗体価測定を行い4倍以上の上昇をもって陽性とするが，陽性的中率は低い •胸部X線検査：ときに心拡大，肺うっ血，胸水貯留 •心電図検査：何らかの異常所見を示す（心筋炎と診断された症例では悪化の徴候を見逃さないよう心電図モニター装着） •心エコー検査：①心筋の炎症部位に一致した一過性の壁肥厚と壁運動低下，心嚢液貯留，②広範囲の炎症で左室壁運動はびまん性に低下，壁肥厚の程度が強いと心内腔の狭小化 •心臓MRI（ガドリニウム造影）：T2強調画像など炎症部位に一致した所見が診断に有用

(■疾患の概要 つづき)

検査・診断・分類	•心臓カテーテル検査：冠動脈造影で急性冠症候群を除外後，心内膜心筋生検で，①多数の大小単核細胞の浸潤(ときに少数の多核白血球，多核巨細胞の出現)，②心筋細胞の断裂，融解，消失，③間質の浮腫(ときに線維化)を認めれば，急性心筋炎と確定診断される
治療	•血行動態安定で明らかな心不全症状を認めない場合は予後良好だが，入院のうえ循環動態管理を行い，少なくとも48時間以上の経過観察が必要 •血行動態の破綻を急激にきたし致死的経過をとる重症の急性心筋炎(劇症型心筋炎)などの血行動態不安定例では厳密な病状のモニタリングが必要 •薬物治療：①血行動態不安定例に対し利尿薬，血管拡張薬，強心薬，②心ポンプ失調に対しドブタミン，ホスホジエステラーゼIII阻害薬，③低灌流・低血圧に対しノルアドレナリン，ドパミンなど •経皮的心肺補助循環：静注強心薬によっても離脱できない心原性ショックや難治性不整脈を認めたときは躊躇しない •体外設置型補助人工心臓：心機能が改善せず長期の補助循環が必要なときに考慮

■急性心筋炎の原因

感染症	ウイルス(コクサッキーB群，エコー，ヘルペスなど)，細菌，真菌，リケッチア，スピロヘータ，原虫，寄生虫
物理的刺激	薬物，化学物質，放射線，熱射病
全身性疾患	アレルギー，自己免疫，膠原病，川崎病，サルコイドーシス
特発性	原因不明

(文献1，p.248)

急性心膜炎

■疾患の概要

誘因・原因	• ウイルス感染が主たる病因だが，ほかに結核，細菌，真菌などへの感染，膠原病，自己免疫疾患，薬物，甲状腺機能低下症，尿毒症，腎不全など多岐にわたる
病態	• 種々の原因による心膜の急性炎症疾患で特徴的な臨床像を呈する
症状・臨床所見	• 感冒様症状（咽頭痛，発熱，下痢，嘔吐など）が先行し，前屈・坐位で軽減し，仰臥位・深呼吸・咳嗽で増強する胸痛が突如出現 • 急速に悪化し，心不全，血圧低下，意識障害などをきたすことがある
検査・診断・分類	• 聴診：胸骨左縁に心膜摩擦音 • 血液検査：炎症マーカー〔白血球数，CRP（C反応性タンパク），ESR（赤血球沈降速度）など〕の上昇（非特異的だが診断の一助） • 胸部X線検査：心嚢液貯留の増大に伴い心陰影の拡大，胸膜炎合併で胸水所見 • 心電図検査：広範な誘導での凹型のST上昇（aV_RやV_1以外），肢誘導でPR低下（aV_Rでは上昇）が特徴的な所見だが正常な場合もある • 心エコー検査：①ときに心嚢液貯留をecho-free space（心外膜と心嚢膜の間の黒く描出される無エコー領域）として観察，②心嚢液貯留の増大により固定性を失い浮いた状態となった心臓は振り子様運動を呈する
治療	• 安静と対症療法により1～数週間で自然治癒．胸痛が強ければ非ステロイド性鎮痛薬（NSAIDs），再発例にはコルヒチンを考慮 • 心嚢液貯留，急性心筋炎，慢性心膜炎，慢性収縮性心膜炎（心膜の肥厚・癒着・線維化・石灰化に伴う心臓の拡張機能障害），心タンポナーデを合併することがある（心タンポナーデをきたした場合はただちに心嚢穿刺）

■急性心膜炎の病因

ウイルス性	コクサッキーB，エコー，アデノウイルスなどによるものが多い．心膜炎の発症に先行して感冒様症状を伴うことが多い
細菌性・結核性	ブドウ球菌，レンサ球菌などによる細菌性心膜炎は，肺炎や胸膜炎，膿瘍形成などに引き続いて起こることがある．まれではあるが死亡率は高い．また，結核性心膜炎は以前は多かったが，最近では減りつつある
膠原病	全身性エリテマトーデス，関節リウマチ，全身性硬化症に引き続いて生じることが多い．自己免疫性に心膜の炎症が起こることによる
急性心筋梗塞	急性期（多くは4日以内）に発症する早期心膜炎と，数週間後に発症するドレスラー（Dressler）症候群がある．遅発性のものは自己免疫性に心膜の炎症が引き起こされることによるものである
腫瘍性	主に悪性腫瘍の転移によって引き起こされる．血性の心嚢水を伴うことが多い
放射線	胸部への放射線治療後に起こる．照射された範囲や線量に伴い，発症のリスクは増加する
尿毒症	腎不全による尿毒症毒素によって，心膜の炎症が引き起こされる
薬物	一部の薬剤による薬剤性ループスや，アレルギー反応によって引き起こされることがある

（文献3，p.191）

Memo

心タンポナーデ

■疾患の概要

<table>
<tr><td>誘因・原因</td><td>・急性：急性心筋梗塞による心破裂，急性大動脈解離による心腔内破裂，カテーテル操作による壁穿孔（医原性），胸部外傷，開心術後など
・亜急性～慢性：悪性腫瘍の転移，尿毒症，ウイルス性または結核性心膜炎など</td></tr>
<tr><td>病態</td><td>・心嚢液の貯留による心膜腔内圧の上昇に伴い，心室への充満障害が生じて心拍出量の低下と静脈うっ血が急速に進行し，さらに心原性ショックに陥り死にいたる緊急を要する疾患
・心膜腔内圧上昇には貯留量，貯留速度，心膜の伸展が関与（心膜腔には通常30～50mLの心嚢液が存在）：急速であれば50～100mLの貯留でも心膜が伸展できず心タンポナーデをきたすが，緩徐であれば1,000mL以上の貯留でも心膜が伸展して心タンポナーデをきたさないことがある
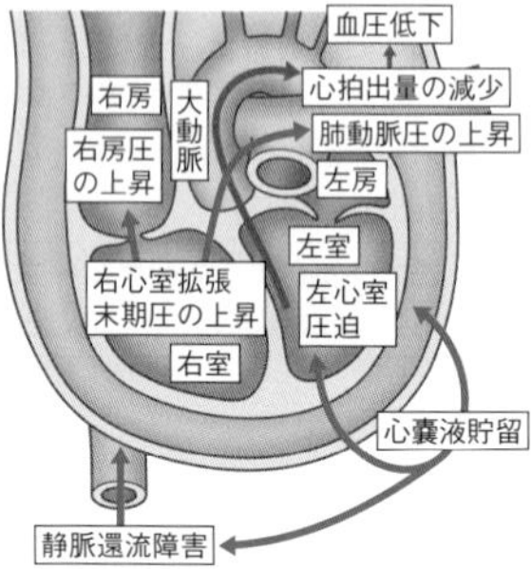

心嚢腔圧上昇→心室拡張期充満圧抑制（全身末梢血管緊張）→1回拍出量低下→心拍出量低下（心収縮力増強による駆出率増大と心拍数増加）→血圧低下→ショック，という経過をたどる
（文献1，p.253）</td></tr>
</table>

(■疾患の概要 つづき)

症状・臨床所見	•頻脈，血圧低下，呼吸困難，四肢冷感からショック，意識消失 •Beckの三徴（頸静脈怒張，低血圧，心音減弱） •奇脈（吸気時の収縮期血圧が10mmHg以上低下），Kussmaul徴候（吸気時の頸静脈怒張）
検査・診断・分類	•胸部X線検査：巾着型の心陰影の拡大 •心電図検査：①貯留量が多ければ低電位，②貯留増大により心臓は振り子様運動を呈するため，QRS幅が1～数回ごとに増加・減少を繰り返す電気的交互脈（electrical alternans）が出現 •心エコー検査：①心嚢液貯留〔echo-free space（心外膜と心嚢膜の間の黒く描出される無エコー領域）として観察〕，心内腔への血液充満障害を示す所見（収縮早期の右房の虚脱，拡張早期の右室の虚脱など）により確定診断，②急性例では急性心筋梗塞，急性大動脈解離，胸部外傷など，慢性例では収縮性心外膜炎，拘束型心筋症などとの鑑別が重要 •CT検査：心嚢液貯留の確認
治療	•治療の根本は貯留した心嚢液の排出 •心膜穿刺法（次ページ参照）：心嚢液貯留が中等度（200～300mL）以上で，echo-free spaceが10mm以上あれば安全に施行できる．心膜炎や悪性腫瘍の転移などによる慢性例では本法により速やかに症状改善 •外科的ドレナージ法（心嚢開窓術）：急性心筋梗塞による心破裂，急性大動脈解離による心腔内破裂，胸部外傷などの急性例では，剣状突起下の皮膚を切開して心嚢にいたり，心膜を切開して心嚢液を排出

Memo

■心膜穿刺法

- 【手順】
  半坐位（上半身を30°挙上）または25～30°挙上する仰臥位とし，断層心エコー法で拡張期に10mm以上の心嚢液が貯留する部位に，剣状突起左縁と左肋骨弓の交点の1横指下（Larrey point）に，横から見て45°，正中から15～45°の範囲で左烏口突起の方向に穿刺して針先を4～5cm進め，心嚢液を排出
- 【注意】
  感染，出血，気胸，冠動脈損傷などの合併に十分に注意

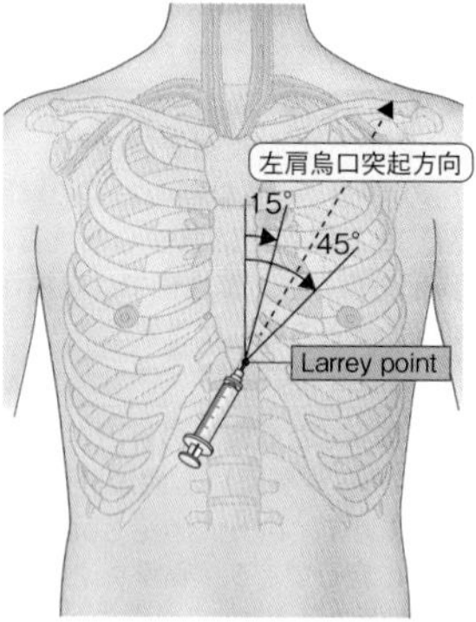

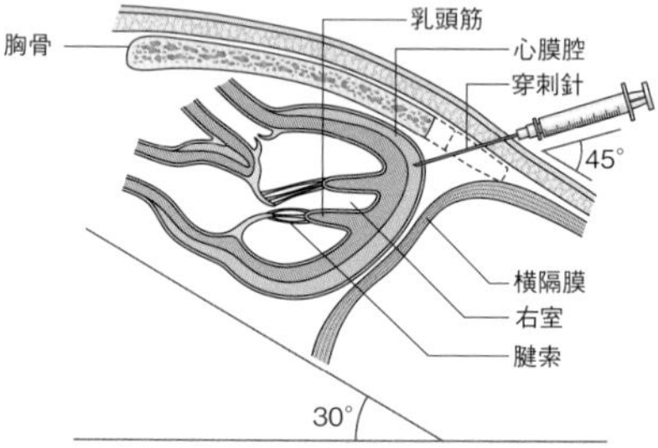

（文献1，p.255）

循環器でよくみる疾患

6 不整脈

不整脈の種類

■重症度による分類

	頻脈性	徐脈性
致死的	・心室細動(VF) ・持続性心室頻拍(持続性VT) ・トルサード・ド・ポアン型心室頻拍	・III度房室ブロック ・洞不全症候群(アダムス・ストークス発作を伴う) ・興奮収縮解離(PEA)
重症	・R on T型 ・ショートラン型 ・多源性心室期外収縮 ・発作性上室性頻拍(持続型)(PSVT) ・WPW症候群(AF・PSVTを伴う) ・心房細動(頻脈性)(AF) ・心房粗動(頻脈性)(AFL)	・II度房室ブロック(モビッツII型)
要観察	・促進性心室固有調律(AIVR) ・心房細動(慢性)(AF) ・心房期外収縮(散発)(APC) ・心室期外収縮(散発)(VPC)	

(文献1, p.181)

Memo

洞不全症候群

■疾患の概要

誘因・原因	•基礎疾患を伴わない特発性が多く，加齢に伴う洞結節細胞または周囲心房筋の変性・線維化が関連 •二次的な原因：①一過性：迷走神経過緊張，薬剤（β遮断薬，ジギタリス，抗不整脈薬など），電解質異常，内分泌異常，頭蓋内圧亢進など，②器質性：虚血性心疾患，高血圧，心筋症，心膜炎，アミロイドーシス，膠原病，睡眠時無呼吸症候群，ブルガダ症候群など
病態	•洞自動能や洞房伝導能の一過性または持続性の低下により，持続性洞徐脈，洞停止または洞房ブロック，徐脈頻脈症候群が出現 •徐脈頻脈症候群では，心房細動や心房粗動，発作性上室性頻拍などを引き起こし，頻拍停止後のoverdrive suppression（より速い電気刺激のペーシングで頻拍を止めた後に生じる洞調律回復時間の延長）により高度の洞停止をきたして失神・意識消失（アダムス・ストークス発作）を引き起こし，死にいたることがある
症状・臨床所見	•全身倦怠感，息切れ，易疲労感，浮腫，めまい，失神，眼前暗黒感，痙攣など •徐脈により心不全をきたすことがある
検査・診断・分類	•ホルター心電図の洞停止発作の記録により，診断・重症度が確定される •Rubenstein分類で，Ⅰ型（洞徐脈），Ⅱ型（洞停止，洞房ブロック），Ⅲ型（徐脈頻脈症候群）に分類される（次ページ参照）
治療	•めまいや失神があり，症状が軽度であればアトロピン（静注）やイソプロテレノール（点滴）を投与しながら一時的ペーシング（鎖骨下静脈，内頸静脈，大腿静脈などからX線透視下で右室にリードを留置して電気刺激を与える）を考慮 •アダムス・ストークス発作や心不全など症状が重度であれば恒久的ペースメーカ植込みの適応

■Rubenstein分類

Rubenstein I型（洞徐脈）

- 50回/分以下の特発性の持続性洞徐脈
- 原因：迷走神経過緊張，薬剤（β遮断薬，ジギタリス，抗不整脈薬，モルヒネなど），電解質異常，内分泌異常，頭蓋内圧亢進など
- 高齢者，健康若年者，運動選手にもみられる

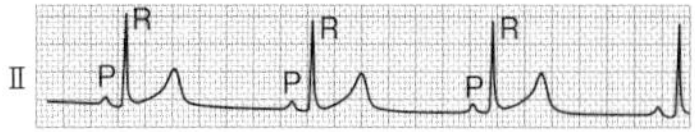

（約44回/分）

Rubenstein II型（洞停止，洞房ブロック）

- 洞停止によりP波が欠落し，PP間隔が基本調律の150%以上に突然延長
- 洞房ブロック（洞結節からの刺激が心房に伝導されない）によりPP間隔が基本調律の整数倍に延長
- 洞不全症候群では心房期外収縮後に洞停止をきたすことがある

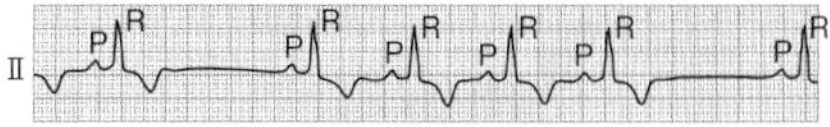

延長したPP間隔が基本洞周期の整数倍になっている

Rubenstein III型（徐脈頻脈症候群）

- I型，II型に心房細動や心房粗動，発作性上室性頻拍などが合併し，頻拍停止後のoverdrive suppressionにより高度の洞停止をきたす
- アダムス・ストークス発作を引き起こすことがあり，重症度が高い

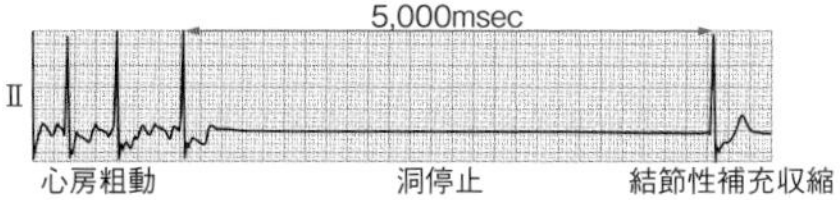

心房粗動の停止後に5秒の洞停止が認められる

（文献1，p.191-192）

房室ブロック

■疾患の概要

誘因・原因	•基礎疾患を伴わない特発性が多く，加齢に伴う変性・線維化が関連 •二次的な原因：迷走神経過緊張，膠原病，電解質異常，サルコイドーシスなど薬剤（β遮断薬，ジギタリス，抗不整脈薬など），虚血性心疾患，心筋症，心筋炎，薬剤性
病態	•心房から心室へ刺激が伝達される際に刺激伝導系のいずれかの部位（房室結節，ヒス束，ヒス-プルキンエ系）で伝導の遅延または途絶が認められるもの •II度房室ブロック，高度房室ブロック（3：1ブロック，5：2ブロックなど），完全房室ブロックでは補充収縮（房室結節の自動能が遅延・途絶した際に下位中枢の自動能が出現してバックアップする機能．これにより調律が維持されている状態を「補充調律」という）を示す

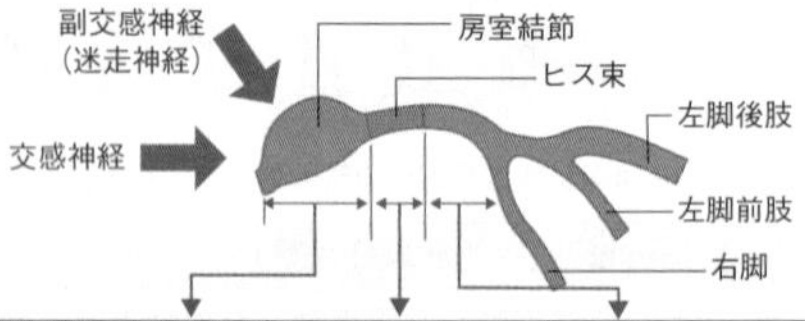

房室結節内（AH）ブロック	ヒス束内（BH）ブロック	ヒス束下（HV）ブロック
補充収縮を示す部位：房室結節 ※補充調律は安定	補充収縮を示す部位：ヒス束内 ※補充調律は不安定	補充収縮を示す部位：脚，心室 ※補充調律は不安定

刺激障害部位別による房室ブロック

（文献1，p.194を改変）

(■疾患の概要 つづき)

症状・臨床所見	•伝導障害の程度により，日常生活に支障をきたさないケースやめまい，失神，突然死にいたることもある •AHブロック：房室結節内で起こるため補充収縮が早く補充調律は安定 •BHブロック・HVブロック：心房から遠いため補充収縮が遅く補充調律は不安定．アダムス・ストークス発作や心不全をきたし突然死することもあり，AHブロックよりも重症度が高い
検査・診断・分類	•伝導障害の程度によりI度，II度，III度房室ブロックなどに分類される •II度房室ブロックでは房室伝導比（P波の数に対するQRS波の数）により，2：1ブロック，5：2ブロックなどとよぶ
治療	•I度房室ブロック，ウェンケバッハ型房室ブロック：①原疾患の治療，②房室ブロックは経過観察（アトロピンで改善），③急性心筋梗塞，心筋炎に伴う症例に対しては一時的ペーシング •モビッツII型房室ブロック，高度房室ブロック：ペースメーカ植込みなど早急な治療が必要 •II度・III度房室ブロック（BHブロック，HVブロック）：臨床症状がなくても恒久的ペースメーカの適応〔BHブロック，HVブロックの症例に対するI群抗不整脈（プロカインアミド，ジソピラミド，リドカインなど）の使用は予後を悪化させるおそれがあるため禁忌〕

Memo

■伝導障害の程度による分類

<table>
<tr>
<td>Ⅰ度房室ブロック</td>
<td>
・PQ時間（PR間隔）の延長：PR間隔（PQ時間）＞0.2秒（＞0.3で病的と判断），P波とQRS波の関係は1：1
・症状：迷走神経過緊張に関連〔交感神経緊張（運動など）で改善し，迷走神経過緊張（安静・睡眠など）で増悪〕
・運動選手，若年健康者にも多く，日常生活に支障をきたさない
・運動，アトロピンで改善する場合はAHブロックの可能性が高い
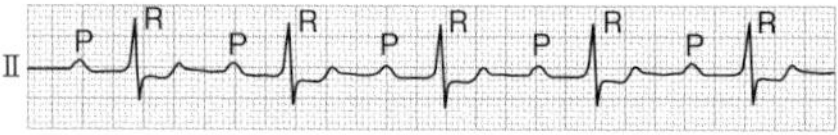

P波とQRS波は1：1の関係にあり，PQ時間は0.36秒と著しく延長
</td>
</tr>
<tr>
<td>Ⅱ度房室ブロック</td>
<td>
ウェンケバッハ型（モビッツⅠ型）
・心房から心室に興奮が規則的に伝導しなくなった状態
・PR間隔が徐々に延長してQRS波が脱落
・症状：迷走神経過緊張に関連〔交感神経緊張（運動など）で改善し，迷走神経過緊張（安静・睡眠など）で増悪〕
・運動選手，若年健康者にも多く，日常生活に支障をきたさない
・AHブロックで多く，運動やアトロピンで改善
・予後は良好
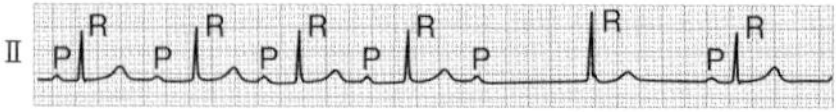

PQ時間は220，360，380msと漸次延長し，ついに伝導しなくなる（5拍目）
</td>
</tr>
</table>

Memo

（■伝導障害の程度による分類 つづき）

II度房室ブロック

モビッツII型房室ブロック

- PQ間隔の延長を伴うことなくQRS波が突然脱落
- 症状：めまい，失神，全身倦怠感，労作時呼吸困難など
- BHブロックやHVブロックで多い
- 高度房室ブロックや完全房室ブロックに移行し突然死することがある危険な状態
- 睡眠・安静時に改善し，運動やアトロピンで増悪

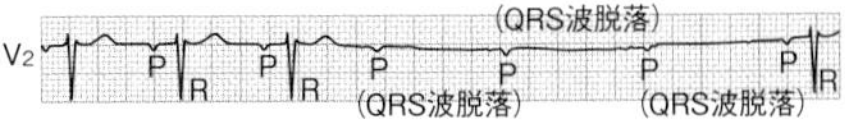

第1拍から第3拍までのPQ時間は0.18秒で，延長がなく第4拍目のP波にはQRSが伴わず，3.62秒の心室停止が生じている

III度房室ブロック（完全房室ブロック）

- 房室伝導が完全に遮断された状態
- P波とQRS波がまったく無関係に出現（房室解離；心房と心室の興奮が同期していない状態）
- 症状：めまい，失神，全身倦怠感，労作時呼吸困難など
- きわめて危険な状態で突然死することがある
- 心室リズムはブロック部位以下の補充調律に支配される

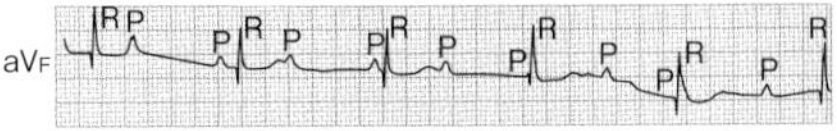

P波とQRS波はそれぞれ別々の調律で興奮している（房室解離）．P波とQRS波のあいだには全く関連性がない．RR間隔は1,240msと一定である一方，PP間隔は若干の変動がみられる

（文献1，p.195-196）

Memo

上室期外収縮(PAC)

■疾患の概要

誘因・原因	・健常人の9割以上に観察され，加齢とともに増加 ・慢性閉塞性肺疾患(COPD)，心臓弁膜症，心筋症などの病態，ほかにカフェイン，アルコール，ストレス，疲労などのライフスタイルが誘因となることもある
病態	・心房(肺静脈や上大静脈を含む)や房室接合部を起源とし，自動能亢進，リエントリー(興奮旋回)，トリガードアクティビティ*などを発生機序とする期外収縮(洞調律より早いタイミングで起こる心臓の収縮) ＊トリガードアクティビティ(撃発活動)：早期後脱分極(EAD；活動電位の再分極初期に起こる脱分極)や遅延後脱分極(DAD；活動電位の再分極終了直後に起こる脱分極)が引き金(トリガー)となって活動電位が発生する現象 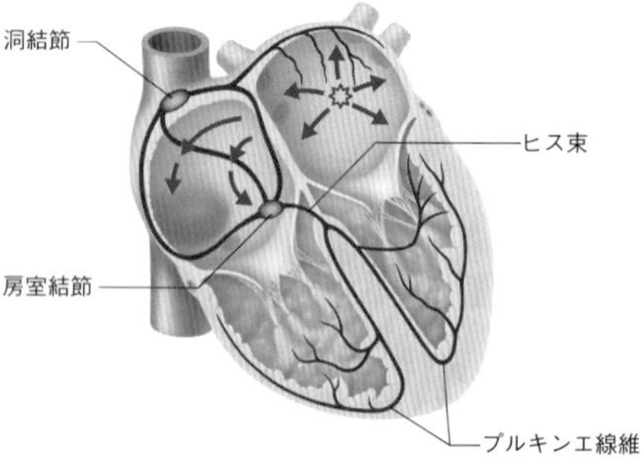 **上室期外収縮の発生機序** (文献1，p.199)
症状・臨床所見	・無症状の場合が多いが，脈の結滞感(脈が飛ぶ)，動悸，ふわっと意識が遠のく感じなどの自覚症状 ・PACが多発し，心房に高い負荷がかかる肺疾患や心臓弁膜症などの疾患に伴う場合は心房細動に移行することがあるため注意が必要

(■疾患の概要 つづき)

検査・診断・分類	•心電図検査：洞調律時のP波よりも早いタイミングで，洞調律とは異なる形状のP波が出現 •ホルター心電図検査：PACの発生頻度(回数，夜間に増加するか日中に増加するか)，種類，臨床症状との関連など •運動負荷検査：心筋虚血の評価，運動負荷誘発性の有無の確認 •胸部X線検査，心エコー検査：心疾患を示唆する所見の有無の確認 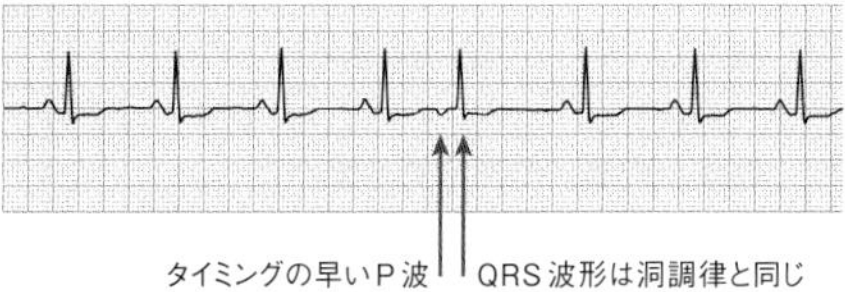 ほとんどのP波は形も同じで，間隔も整っているが，1つだけ間隔が短く波形も少し違うP波がある．P波に続くQRS波は，その他のQRSと同じである． **上室期外収縮の心電図** (文献1，p.199)
治療	•誘因があれば，ライフスタイルの影響について理解を促し，その除去，改善が重要 •原因疾患があれば，その治療を優先 •原因疾患がコントロールされ無症状であれば，経過観察 •治療対象：①症状を有しPACの多発によりQOLが損なわれている場合(治療の安全性とのバランスを吟味する必要あり)，②心房細動に移行するおそれがある場合，③心機能の低下に伴うPACの多発により血行動態の著明な悪化が認められる場合 •薬物療法：β遮断薬が勧められる．I群抗不整脈薬が使用されることもあるが，心筋梗塞や心機能の低下を認めるときは予後を悪化させるため勧められない

発作性上室頻拍（PSVT）

■疾患の概要

誘因・原因	•心筋梗塞，心臓弁膜症，心筋症などの器質的心疾患が原因となるが，多くは健常者で起こる •疲労，ストレス，睡眠不足，運動，飲酒，喫煙，薬剤（カテコラミンなど）が誘因となることがある
病態	•心房，房室結節，房室接合部が関与する，突然始まり，突然停止する頻拍 •房室結節リエントリー性頻拍（AVNRT）と房室回帰性頻拍（AVRT）が大部分を占める
症状・臨床所見	•前触れもなく突然始まりしばらく続き，突然停止する，動悸，胸痛，胸部不快感など •めまい，眼前暗黒感の出現，失神発作（アダムス・ストークス発作），ショックをきたすことがある •長時間続く頻拍により，ヒト心房性ナトリウム利尿ペプチド（ANP）の分泌が亢進し，多尿となることがある •致死的な心室細動に移行することがある
検査・診断・分類	•心電図検査（p.158参照）：心拍数：100回/分以上（150～250回/分の範囲），狭いQRS波（narrow QRS）が特徴（ただし，変行伝導や脚ブロックを伴う場合には広いQRS波を示すため，心室頻拍と鑑別が重要）
治療	•高周波カテーテルアブレーションにより根治が可能 •抗不整脈薬による頻拍の予防・停止 •発作の停止：①血行動態が安定→医師か医師の監視下で，迷走神経刺激手技を試行，②心電図のモニター下で頸動脈洞マッサージを試行，③手技が無効，または行えない→薬物療法を試行（p.159参照），④薬物療法が無効，または使用できない→経静脈ペーシング，経食道ペーシング，カルディオバージョンを試行 •発作の予防：アブレーションを希望しないまたは不成功に終わった場合には薬物による再発予防を行う

■発作性上室頻拍のメカニズム

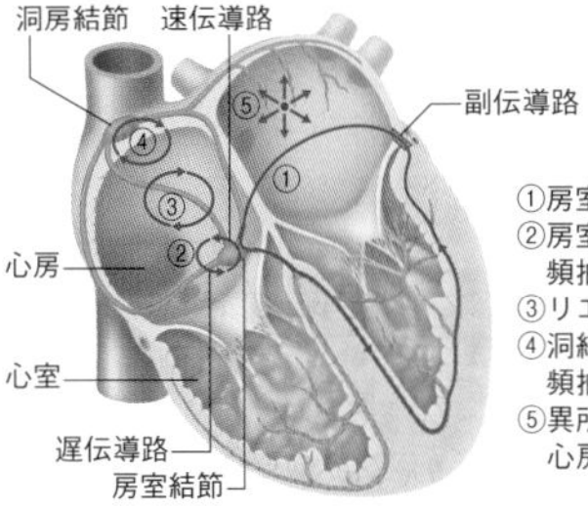

①房室回帰性頻拍(AVRT)
②房室結節リエントリー性頻拍(AVNRT)
③リエントリー性心房頻拍
④洞結節リエントリー性頻拍(SNRT)
⑤異所性自動能亢進による心房頻拍

(文献1, p.202)

①房室回帰性頻拍(AVRT)

- 興奮が房室結節を伝導する経路のほかに, 副伝導路が存在するとき(WPW症候群を背景とする), リエントリー回路(心房→房室結節→心室→副伝導路→心房)が形成されて起こる頻拍

②房室結節リエントリー性頻拍(AVNRT)

- 興奮が房室結節に進入する際の通常の「速伝導路」から, 期外収縮を契機に「遅伝導路」に乗り換えたとき, 速伝導路を逆行するリエントリー回路(心房→遅伝導路→房室結節→速伝導路→心房)が形成されて起こる頻拍(通常型房室結節リエントリー性頻拍)
- 心房→速伝導路→房室結節→遅伝導路→心房, と逆の回路をたどるまれなケースもある(非通常型房室結節リエントリー性頻拍)

③リエントリー性心房頻拍

- 心房内のリエントリーに伴う頻拍

④洞結節リエントリー性頻拍(SNRT)

- 洞結節をリエントリー回路に含む心房頻拍

⑤異所性自動能亢進に伴う心房頻拍

- 洞房結節とは異なる位置にある心房筋の自動能の亢進による頻拍

■発作性上室頻拍の心電図の特徴

- 心拍数：100回/分以上（150～250回/分の範囲）
- 狭いQRS波（narrow　QRS）QRS＜120msec
  ※変行伝導や脚ブロックを伴う場合には広いQRS波を示す

房室結節リエントリー性頻拍（AVNRT）

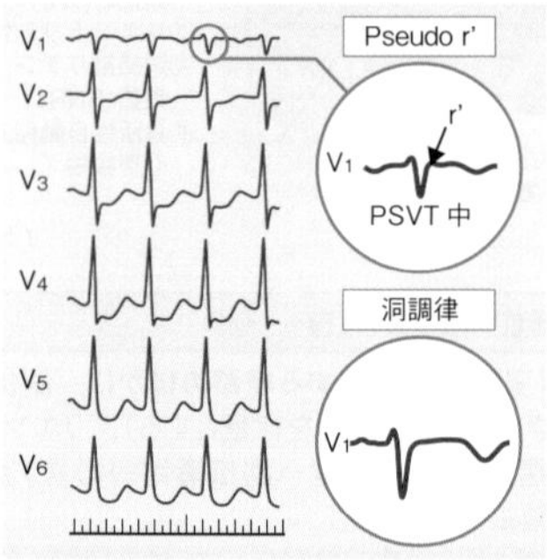

（文献1，p.202）

- P波はQRS波に埋没してはっきりしない
- QRS波は正常で，RR間隔も規則正しく，P波とQRS波は1：1
- AVNRTではPSVT中のV_1誘導のQRSはrSr'型を示し，洞調律に比較してr'の出現を認める．これをpseudo r'とよび，AVNRTの特徴で，QRSの中の埋没性P波である
- 頻拍中の逆行性P波がQRS波のなかに埋没またはQRS波の終末部に認められれば通常型AVNRT，後続するQRS波に近接していればlong RP' tachycardiaといい，非通常型AVNRTであることが多い

リエントリー性心房頻拍

- P波とQRS波が1：1でなく，2：1など房室ブロックを伴うAT（PAT with block）となることがある

洞結節リエントリー性頻拍（SNRT）

- P波は洞調律時のP波に類似

■発作時に用いられる主な薬物

群	薬剤名	用量・用法	禁忌・副作用・特徴
	ATP(アデノシン三リン酸)製剤	急速静注 5～20mg (通常10mg) (半減期10秒)	•喘息患者や虚血性心疾患患者では禁忌 •一過性の洞停止や房室ブロックや洞停止，非持続性心室頻拍，心室期外収縮，心房細動を惹起することがある.
Ⅳ	ベラパミル	静注 5mg～10mg/5～10分	•心機能抑制作用があり •血圧低下に注意 •喘息，狭心症患者にも使用可能
Ⅰa	プロカインアミド	静注 400～500mg/5～10分	•ATP静注やベラパミル静注が無効の場合
Ⅰa	ジソピラミド	静注50mg/5分～10分	
Ⅰc	ピルシカイニド	静注 50mg/5分	
Ⅳ	ベラパミル	経口 40mg×2T 1	•効果発現まで30～60分 •心機能低下例では禁忌
Ⅰc	ピルシカイニド	経口 50～100mg×1	
Ⅱ	プロプラノロール	経口 10mg×1	•喘息や心機能低下患者には禁忌

※Ⅰb群のリドカイン，メキシレチンは心室性不整脈には有効だが上室性不整脈には無効

(文献1，p.203)

WPW症候群

■疾患の概要

誘因・原因	•興奮が房室結節を伝導する経路のほかに，副伝導路というもう一つの経路が先天的に存在することによる •副伝導路は，①房室副伝導路（ケント束），②心房-束枝副伝導路，③結節内副伝導路（ジェームズ線維），④束枝-心室副伝導路（マハイム線維），⑤結節-心室副伝導路（マハイム線維）に分けられるが，WPW症候群では通常ケント束を有する疾患を指す 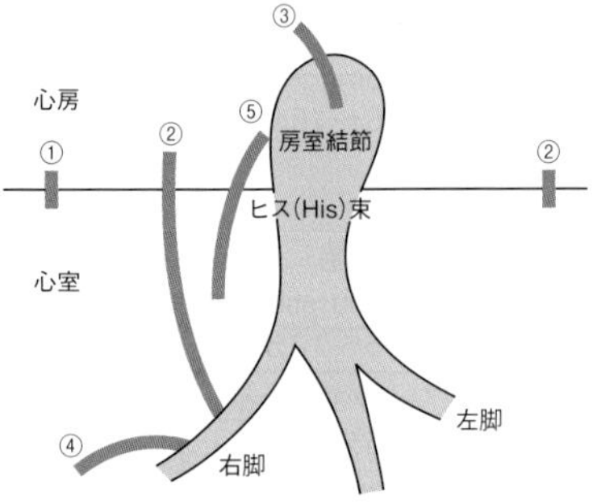 ①ケント（Kent）束（房室副伝導路） ②心房-束枝副伝導路（atrio-fascicular accessory pathway） ③結節内副伝導路（ジェームズ繊維） ④束枝-心室副伝導路（マハイム繊維）（fasciculo-ventricular Mahaim） ⑤結節-心室副伝導路（マハイム繊維）（nodo-ventricular Mahaim） **副伝導路の種類** （文献1，p.205）
病態	•名称は報告者3人の名前（Wolf，Parkinson，White）に由来 •副伝導路の存在により健常者にはないリエントリー回路が形成され，種々の発作性上室頻拍をきたす •12誘導心電図検査で副伝導路を示すΔ（デルタ）波の出現により診断されることが多い

(■疾患の概要 つづき)

症状・臨床所見	•心電図異常を示すが，しばしば無症状 •前触れもなく突然始まりしばらく続き，突然停止する，動悸，胸痛，胸部不快感など ・頻拍に伴う血圧低下により，めまい，眼前暗黒感が出現し，失神発作（アダムス・ストークス発作），ショックをきたすことがある •頻拍に伴い，呼吸困難（左心不全）や浮腫（右心不全）をきたすことがある •頻拍が長時間（20分以上）持続すると，ヒト心房性ナトリウム利尿ペプチド（ANP）の分泌が亢進し，多尿となることがある •副伝導路の伝導能の亢進に伴う頻脈性心房細動を合併すると致死的な心室細動に移行することがあり注意が必要
検査・診断・分類	•心電図検査：①Δ波の出現，②PQ短縮（ケント束を介する興奮が房室結節を介する興奮よりも先に心室に伝導するため），③幅広のQRS波（ケント束を介する興奮と房室結節を介する興奮が心室で合流するため） •Δ波の特徴よる分類：①顕性WPW症候群（Δ波あり．心房から心室の順行性伝導），②潜在性WPW症候群（Δ波なし．心室から心房の逆行性伝導），③間欠性WPW症候群（一過性のΔ波の出現と消失） •ケント束の存在部位による分類（p.162参照） 【WPW症候群に伴う頻拍】 •房室結節と副伝導路間のリエントリー回路の形成による：①発作性上室頻拍，②心房細動〔突然死の危険．心室頻拍に類似（偽性心室頻拍）〕 •WPW症候群に伴う心房細動（ハイリスク群のWPW症候群）：心室細動に移行しやすい．幅広のQRS波と不規則なRR間隔，心房細動時の最短のRR間隔が250ms以下，また電気生理学的検査で順行性不応期290ms以下で心房細動に移行する症例 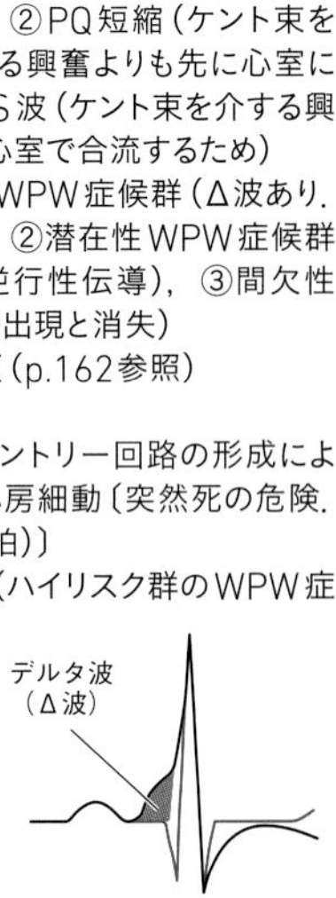 （文献1，p.205）

（■疾患の概要 つづき）

治療	• 発作性上室頻拍に準ずる（p.156参照） • 顕性WPW症候群（順行性の伝導）では，ジギタリスやⅣ群抗不整脈薬（Ca拮抗薬）は心房細動時に房室結節を介する伝導能を抑制し，副伝導路を介する伝導能を亢進する可能性があるため原則禁忌（潜在性WPW症候群では使用可） • WPW症候群に伴う心房細動：抗不整脈薬（下**表**） • ハイリスク群のWPW症候群や房室回帰性頻拍では，カテーテルアブレーションを選択

WPW症候群に伴う心房細動の薬物療法

禁忌	Ⅳ群（ベラパミル，ジルチアゼム，ジギタリス）
有用	Ⅰa群 Ⅰb群（アプリンジン）（メキシレチン，リドカインは無効） Ⅰc群 Ⅲ群（アミオダロン） Ⅲ群（ベプリジル）

■ケント束の存在部位による分類と心電図の特徴

A型 WPW 症候群	• V_1誘導でR型を示す．左側（左房-左室）にケント束を有する 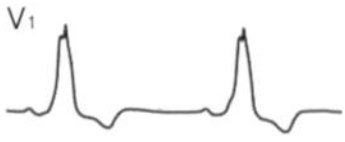
B型 WPW 症候群	• V_1誘導でrS型を示すときは右側（右房-右室）にケント束が存在 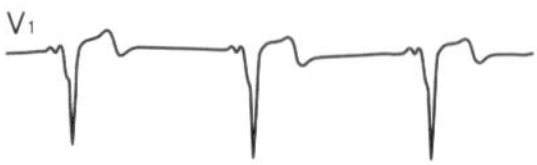
C型 WPW 症候群	• V_1誘導がQS型を示すときはケント束は中隔にある 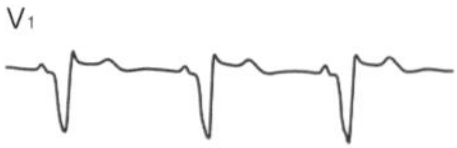

（文献1，p.206）

心房粗動（AFL，AF）

■疾患の概要

誘因・原因	•弁膜症，虚血性心疾患（心筋梗塞など），心筋症，先天性心疾患（心房中隔欠損など），開心術後，高血圧，甲状腺機能亢進症，心房細動アブレーション（肺静脈隔離）後などが原因となるが，基礎疾患のない例もある
病態	•心房の規則正しく速い電気的興奮（250～400回/分）を特徴とし，多くは右房内の三尖弁輪を旋回するリエントリー回路を機序とする〔250回/分未満は心房頻拍（上室頻拍）〕 •通常型心房粗動：右室からみて，三尖弁輪を反時計回りに興奮が旋回 •非通常型心房粗動：右室からみて，三尖弁輪を時計回りに興奮が旋回している場合やリエントリー回路が心房自由壁，心房中隔，僧房弁輪周囲，開心術後の心房切開線周囲などに存在 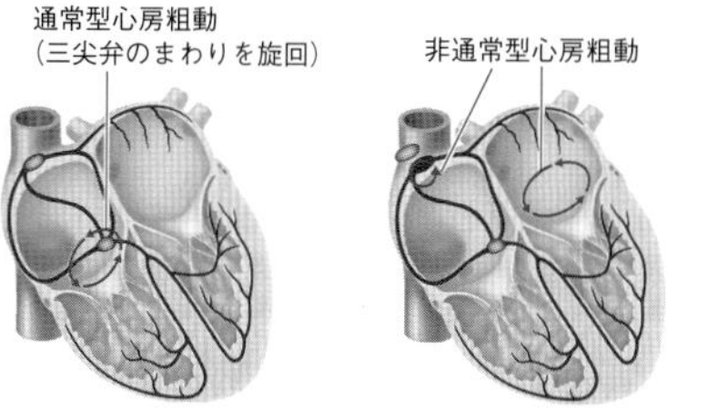 **通常型心房粗動**　**非通常型心房粗動** （文献1，p.211-212） •洞不全症候群を合併する症例では，心房粗動停止後に洞停止をきたすことがある •心房細動を合併する症例がある •心房内に血栓を形成しやすく，遊離すると脳などに塞栓症をきたすことがある •心電図上，粗動と細動が混在する場合があり，心房粗細動または不純粗動とよぶ

(■疾患の概要 つづき)

症状・臨床所見	•動悸，めまい，失神（アダムス・ストークス発作），胸痛，心不全症状（息切れ，呼吸困難，浮腫など），頻脈誘発性心筋症（持続する頻脈による心機能低下）
検査・診断・分類	•胸部X線検査，心エコー検査：基礎疾患や心機能の評価 •心電図検査：P波の欠如，鋸歯状の粗動波（F波），房室伝導比（粗動波の数に対するQRS波の数）の所見 •ホルター心電図：洞不全症候群合併例では心房粗動停止後に洞停止の危険性があるため，頻拍時の頻脈の程度や洞停止の評価を行う
治療	•心房粗動は心房細動に比してレートコントロール（心拍数コントロール）が難しく，日中の頻脈を抑制すると夜間に徐脈性心房粗動をきたすことがある •I群抗不整脈薬は心房の興奮頻度を低下させて心室への伝導を抑制することで効果を発揮するが，抗コリン作用を有するIa群薬では迷走神経遮断による房室伝導促進作用により1：1房室伝導をきたす可能性がある．また心室内伝導抑制作用により変行伝導を伴い血行動態がさらに悪化することもあり要注意 【薬物療法】 ①レートコントロール（心拍数コントロール） ・β遮断薬（ビソプロロール，カルベジロール，ランジオロールなど）：1）喘息では禁忌，2）心不全の悪化に注意，3）慢性心不全の低心機能改善に有用，4）心機能低下例に対し半減期が短いランジオロール点滴静注が有用 ・ジギタリス製剤（ジゴキシン）：1）心不全合併例に適応，2）腎排泄型であるため定期的な血中濃度測定が重要（<2.0μg/mLを維持） ・Ca拮抗薬（ベラパミル，ジルチアゼム）：心不全例では悪化に注意 ・アミオダロン：1）低心機能，心不全，腎不全に伴う頻脈性心房粗動に適応，2）肺毒性，甲状腺毒性などの心外性副作用に注意

治療

②リズムコントロール（洞調律化と再発予防）
- Ⅲ群抗不整脈薬（アミオダロン，ソタロール）：1）Ⅰ群では停止・予防困難例に有効，2）アミオダロンは心房細動・粗動に保険適用，ソタロールは保険適用外・Ⅰb群抗不整脈薬のリドカイン，メキシレチンは無効

③血栓塞栓症の予防
- リスク評価：$CHADS_2$スコア（次ページ参照）やCHA_2DS_2-VAScスコアにより血栓塞栓症のリスク評価，HAS-BLEDスコア（次ページ参照）により出血のリスク評価を行い，ハイリスクの症例には抗凝固療法を行う
- 抗凝固療法：症例に応じて，ヘパリン，ワルファリン，直接作用型経口抗凝固薬〔DOAC（NOAC）；ダビガトラン，リバーロキサバン，アピキサバン，エドキサバン〕を投与
- ワルファリン療法を行う場合は，PT-INR（プロトロンビン国際標準化比）1.6～3.0でのコントロールが推奨（70歳未満：2.0～3.0，70歳以上：1.6～2.6）
- 左房血栓の検索には経食道心エコーが有用

【非薬物療法】

①直流通電（DC）：50J程度の低エネルギーでの停止が可能
- 発症48時間以内：抗凝固療法なしで通電可能
- 発症48時間以上：3週間以上の抗凝固療法（ワルファリン，DOAC）後に通電可能，洞調律復帰後1か月の抗凝固療法が必要
- 緊急を要する場合：経食道心エコーで左心耳に血栓がなければヘパリン投与下に通電可能

②ペーシング
- 経静脈的心房ページング，非観血的経食道心房ページングによる停止を試みる

③カテーテルアブレーション
- 通常型心房粗動：下大静脈～三尖弁輪間の解剖学的峡部に焼灼線を引くことにより根治
- 非通常型心房細動：三次元マッピングシステムによりリエントリー回路を同定し，最も効果的な焼灼を行うことで根治

■CHADS$_2$スコア

危険因子			スコア
C	Congestive heart failure/LV dysfunction	心不全，左室機能不全	1
H	Hypertension	高血圧	1
A	Age≧75y	75歳以上	1
D	Diabetes mellitus	糖尿病	1
S$_2$	Stroke/TIA	脳梗塞，一過性脳虚血発作の既往	2
		合計	0～6

■HAS-BLEDスコア

危険因子			スコア
H	Hypertension	収縮期血圧>160mmHg	1
A	Abnormal renal/liver function	腎機能障害，肝機能障害（各1点）	1～2
S	Stroke	脳卒中	1
B	Bleeding history	出血歴	1
L	Labile INR	不安定なINR	1
E	Elderly	年齢>65歳以上	1
D	Drug, alcohol	抗血小板薬やNSAIDs併用，アルコール依存（各1点）	1～2
		合計	0～9

心房細動（AF，Af，Afib）

■疾患の概要

誘因・原因	・心不全，弁膜症，虚血性心疾患（心筋梗塞など），心筋症，先天性心疾患（心房中隔欠損など），開心術後，高血圧，糖尿病，甲状腺機能亢進症，加齢，肥満，睡眠呼吸障害，高尿酸血症など ・喫煙，過剰飲酒，過労，ストレスなどが誘因となることがある ・基礎疾患がなく明らかな原疾患が確認できない場合，孤立性心房細動という
病態	・心房内で無秩序に多発した興奮（約450～600回/分）が不規則に心室に伝わる状態 ・肺静脈を起源とする異常興奮の発生と心房内でのリエントリー回路の形成が発症・維持に関与 ・心房の小刻みな痙攣により心房収縮能が失われるため心拍出量の低下をもたらし，心不全の悪化をまねく ・左房内の血液うっ滞に伴う血栓の形成により心原性脳塞栓の原因となる ・明らかな基礎心疾患がなく，心室細動に伴う頻脈の長期間の持続により左室収縮能が低下した状態を頻脈誘発性心筋症という 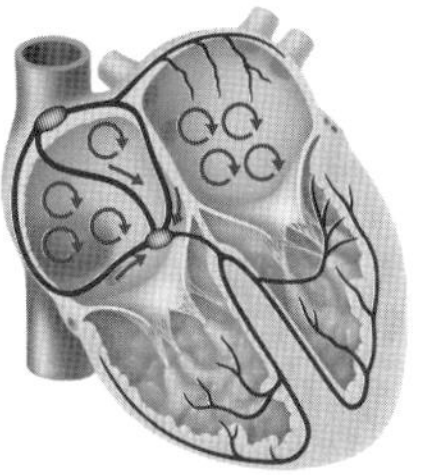 （文献1，p.216）
症状・臨床所見	・動悸，めまい，失神（アダムス・ストークス発作），胸痛，心不全症状（息切れ，呼吸困難，浮腫など）

(■疾患の概要 つづき)

検査・診断・分類

- 胸部X線検査，心エコー検査：基礎心疾患や心機能の評価
- 心電図検査：①P波の消失，②基線に不規則で細かい振れ（細動波；f波），③RR間隔の絶対不整
- 分類：細動の持続による分類

心房細動の分類

分類	定義
はじめて診断された心房細動	はじめて心電図で確認されたもの
発作性心房細動	7日以内に洞調律に復帰するもの
持続性心房細動	7日以上持続するもの
長期持続性心房細動	1年以上持続するもの
永続性心房細動	薬理学的および電気的に除細動不可能なもの

治療

- 薬物療法と非薬物療法がある（次ページ参照）

■心房細動の心電図

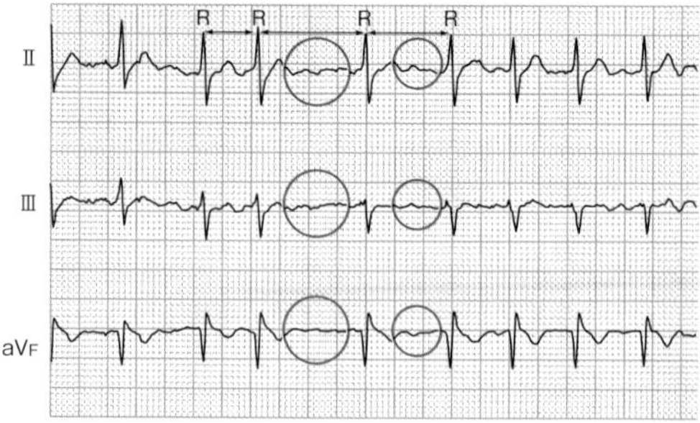

P波は同定できず，基線の細かい振れ（細動波：f波）（丸囲み），RR間隔の不整が認められる．絶対不整脈ともよぶ．

（文献1，p.216）

■心房細動の治療法

薬物療法

レートコントロール（心拍数コントロール）

- 心不全のある場合：ジギタリス製剤（ジゴキシン），アミオダロン，β遮断薬（ビソプロロール，カルベジロール，ランジオロールなど）
- 心不全のない場合：β遮断薬（ビソプロロール，カルベジロールなど），Ca拮抗薬（ベラパミル，ジルチアゼム），ジギタリス製剤（ジゴキシン）

※顕性WPW症候群に伴う心房細動では，ジゴキシンやベラパミルは房室結節の伝導を抑制し副伝導路の伝導を促進するため，致死性の心室細動をきたす危険性があり使用を避けるべき

リズムコントロール（洞調律化と再発予防）

- I群抗不整脈薬：基礎心疾患がない孤立性心房細動に対しレートコントロールを行いながら使用（基礎心疾患を有する症例に使用すると予後悪化のおそれあり）
- アミオダロン：基礎心疾患に伴う心機能低下，肥大型心筋症に対しレートコントロールを行いながら使用

血栓塞栓症の予防

- CHADS2スコアやその他のリスク評価を行い，ハイリスクの症例に対し抗凝固療法を行う
- 症例に応じて，ワルファリン，直接作用型経口抗凝固薬（DOAC；ダビガトラン，リバーロキサバン，アピキサバン，エドキサバン）を使用
- ワルファリンにはビタミンK含有食品などの制限や薬物相互作用などのデメリット
- DOACにはこれらのデメリットがないが，腎排泄型薬物のためクレアチニンクリアランス（Ccr）の評価が必要（リバーロキサバン，アピキサバン，エドキサバンは15mL/分未満，ダビガトランは30mL/分未満での使用は禁忌）

アップストリーム治療

- 不整脈基盤の形成を上流（アップストリーム）で抑制しようとする治療で，心房リモデリング抑制効果を示す
- アンジオテンシンII受容体拮抗薬やスタチン（脂質異常症治療薬）などが用いられる

（■心房細動の治療法 つづき）

非薬物療法	**直流通電（DC）**	
	・静脈麻酔下，200J（ジュール）でカルディオバージョン（QRS波に同期させて通電） ・発症48時間以内：抗凝固療法なしで通電可能 ・発症48時間以上：3週間以上の抗凝固療法を行った後に通電可能，洞調律復帰後1か月の抗凝固療法が必要（持続性心房細動にも同様の方法を考慮） ・緊急を要する場合：経食道心エコーで左心耳に血栓がなければヘパリン投与下に通電可能	
	カテーテルアブレーション（肺静脈隔離術）	
	・症状が強い場合の根治術 ・肺静脈を起源とする異常興奮が左房に伝導しないように，左房と肺静脈の連結部分を円周上に焼灼（高周波やクライオバルーン）して電気的な連絡を遮断する術式 ・心房粗動合併例には下大静脈・三尖弁輪間の解剖学的峡部へのアブレーションの追加，必要に応じて上大静脈隔離術 ・発作性心房細動に高い成功率，近年，持続性心房細動にも積極的に試みられる	

Memo

心室期外収縮(PVC)

■疾患の概要

誘因・原因	•冠動脈疾患，心筋症，心筋炎，心臓弁膜症，心不全，先天性心疾患，高血圧，慢性肺疾患，電解質異常，内分泌疾患，薬剤(ジゴキシンなど)，交感神経緊張，胸部外傷，開心術後など •明確な原因疾患がない特発性が多く，健常者にも認められる •過剰飲酒，喫煙，過労，睡眠不足，ストレスなどが誘因となることがある
病態	•最も高頻度にみられる不整脈 •右室流出路起源の特発性心室期外収縮はトリガードアクティビティ(撃発活動；p.154参照)，左室後中隔起源の特発性心室期外収縮はリエントリー回路の形成が発生機序となることが多い •特発性のものは一般に予後良好だが，心機能低下や心筋梗塞に伴うものは持続性心室頻拍から心室細動に移行し，突然死を引き起こすことがある 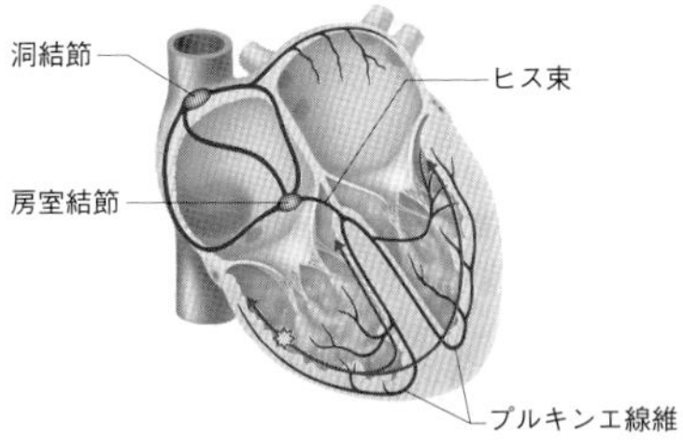 **心室期外収縮の発生機序** (文献1，p.220)
症状・臨床所見	•無症状の場合も多いが，脈が飛ぶ・抜ける(結滞感)，動悸，胸部違和感，胸痛など •連続すると血圧低下・めまい・失神をきたし，心室細動へ移行することがある

検査・診断・分類	・心電図検査：①先行するP波がなく，洞調律時と形が異なる幅広のQRS波（≧0.12秒），②心室期外収縮を挟むRR間隔の延長（洞調律時のRR間隔の2倍；完全代償性心室期外収縮），③心室期外収縮が洞調律時のRR間隔のなかに割り込んだ場合には，わずかな延長であることが多い（間入性心室期外収縮），④心室期外収縮後の興奮がリエントリーにより逆行性に心房に伝導すると逆行性P波が出現 ・ローン（Lown）分類：心筋梗塞に伴う心室期外収縮の重症度分類（次ページ参照） 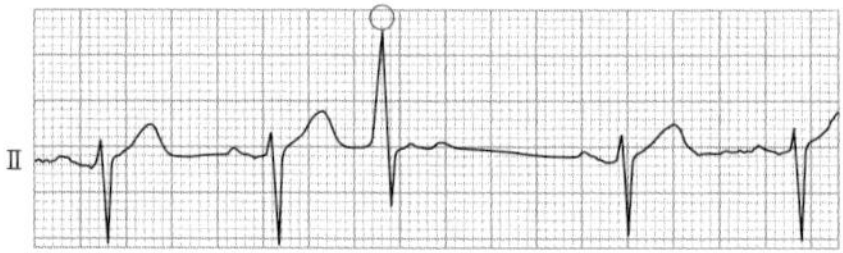 3拍目のQRSは早期に出現し，QRS幅は広く，QRSの前にはP波は認められない（丸印）． **心室期外収縮（VPC）の心電図** （文献1，p.221）
治療	・器質的心疾患を伴わない心室期外収縮で，自覚症状が軽微な場合には治療の必要はない（誘因があればライフスタイルの影響について理解を促し，その除去・改善が重要） ・器質的心疾患を伴わない心室期外収縮で，自覚症状が強い場合には抗不整脈薬投与，薬物治療が無効であればカテーテルアブレーションを考慮 ・I群抗不整脈薬：器質的心疾患を有する場合には，陰性変力作用（心筋収縮力抑制作用）と催不整脈作用により予後が悪化するおそれがあるため使用を避け，β遮断薬やアミオダロンを使用

■ローン（Lown）分類

重症度	期外収縮の数		
Ⅰ	散発		1時間29個以下
Ⅱ	頻発型		1時間30個以上
Ⅲ	多源性 多形性		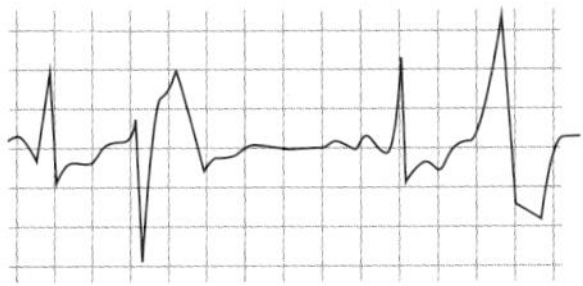
Ⅳ	a	2連発	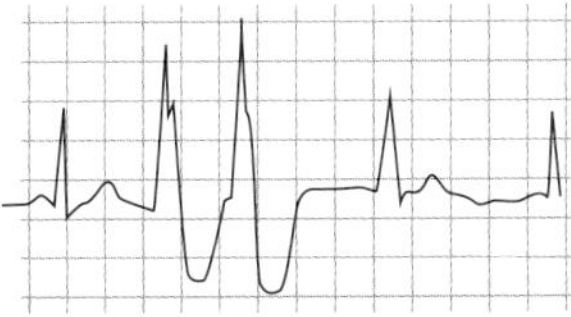
	b	3連発 以上	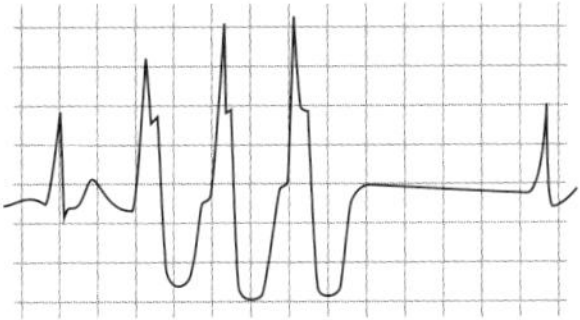
Ⅴ	R on T		期外収縮が先行T波の頂点付近に重なる所見． 心室細動へ移行する危険性が高い 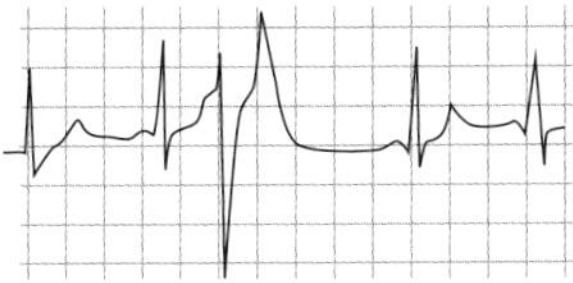

グレードⅡ以上のものを警告不整脈または悪性心室期外収縮という

（文献1，p.222）

心室細動(VF)

■疾患の概要

誘因・原因	•急性：急性心筋梗塞，急性心筋炎，低体温，電解質異常など •慢性：陳旧性心筋梗塞，拡張型心筋症，不整脈原性右室心筋症，サルコイドーシス，アミロイドーシス，先天性心疾患術後，閉塞性肥大型心筋症，大動脈弁狭窄など •特発性：①イオンチャネル病：ブルガダ症候群，カテコラミン誘発性多形性心室頻拍，QT延長症候群など，②明らかな基礎心疾患なし：右室流出路起源多形性心室頻拍，副調律からの心室細動，short-coupled variant of torsade de pointes(非常に短い連結期の心室期外収縮が惹起する多形性心室頻拍)など
病態	•心室の各所が高頻度で無秩序に興奮し，心筋収縮力が失われ血液をまったく拍出できなくなった状態(心停止) •心室細動に移行するリスクが高い：①ショートラン型(3連発以上)，R on T型の心室期外収縮，②副伝導路の伝導能が亢進した顕性WPW症候群(ハイリスク群)，③肥大型心筋症に伴う頻脈性心房細動など 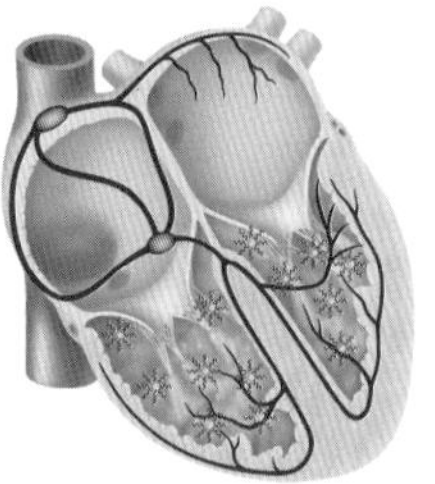 **心室細動の発生機序** (文献1，p.225)
症状・臨床所見	•突然の意識消失，痙攣，呼吸停止 •発症から1分経過するごとに救命率が10%低下するとされ，10分を経過すると救命の可能性はほとんどない
検査・診断・分類	•心電図検査：①心室の各所が高頻度で無秩序に興奮しているため，P波，QRS波，T波が区別できない，②基線に150～400回/分の不規則で細かい振れ(細動波；f波)

（■疾患の概要 つづき）

検査・診断・分類	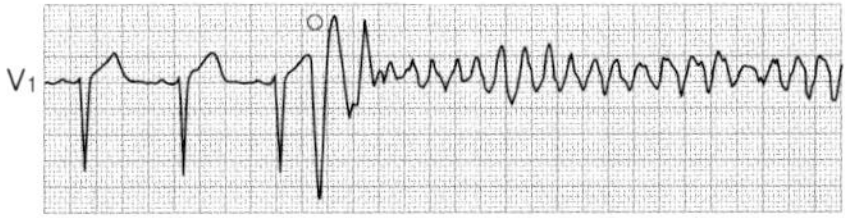図の丸印の心室期外収縮はR on Tを形成．心室の受攻期に入った心室期外収縮は心室細動を惹起した． **心室細動の心電図** （文献1，p.225）
治療	【急性期】 • 心肺停止：ただちに心肺蘇生術を行い，電気ショックによる除細動（200～360J，心室細動は非同期，持続性心室頻拍は同期），除細動できなければニフェカラントやアミオダロン静注，再度電気ショック • 血行動態維持が困難な場合：人工呼吸・大動脈バルーンパンピング，経皮的人工心肺装置の併用 • 併存する電解質異常やアシドーシスの補正 • 徐脈による心室頻拍・心室細動：ペーシング治療 • 心機能低下に伴う難治性心室頻拍：ニフェカラントやアミオダロン静注 • 虚血合併例：冠動脈形成術や冠動脈バイパス術 【慢性期】 • 抗不整脈薬による併存する心不全の治療 • 虚血合併例：冠動脈形成術や冠動脈バイパス術，心室瘤切除，左室形成術など • 植込み型除細動器，心臓再同期療法，両室ペーシング機能付き植込み型除細動器などの適応を検討 • 房室ブロックに伴うTdP・心室細動：恒久的ペースメーカの適応（ペーシングレートは70拍／分以上） • WPW症候群に伴う場合：カテーテルアブレーション • 肥大型心筋症に伴う頻脈性心室細動：アミオダロン投与 • 心室細動に移行するリスクが高い心室期外収縮が頻発する場合：カテーテルアブレーション • ブルガダ症候群に伴う場合：カテーテルアブレーションによる右室心外膜心筋（病変の主体）の焼灼

心室頻拍（VT）

■疾患の概要

誘因・原因	・心筋梗塞，拡張型心筋症，肥大型心筋症，不整脈原性右室心筋症，サルコイドーシス，アミロイドーシス，心臓弁膜症，先天性心疾患術後，イオンチャネル病（カテコラミン誘発性多形性心室頻拍，QT延長症候群）などが原因となることが多いが，明らかな基礎心疾患を認めない特発性の発症もある
病態	・心室期外収縮が100回/分以上の頻度で3連発以上出現した状態 ・虚血，炎症，心筋変性に伴う線維化により伝導遅延が生じた部位に形成されるリエントリー回路を機序とするが，トリガードアクティビティ（p.154参照）や自動能亢進に伴う場合もある 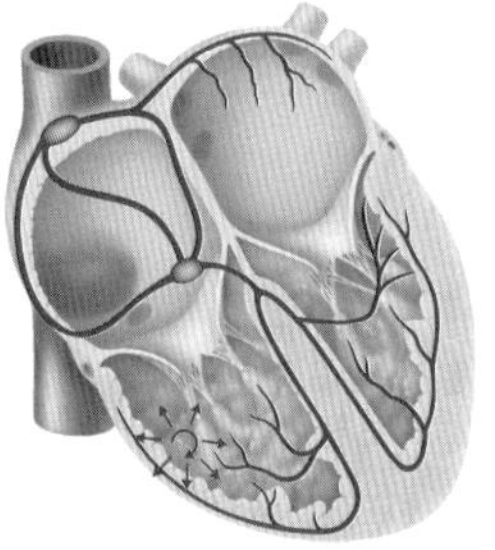 **心室頻拍の発生機序** （文献1，p.229）
症状・臨床所見	・動悸，胸痛，胸部不快感，息苦しさなど ・血圧低下に伴い，めまい，ふらつき，痙攣，失神（アダムス・ストークス発作）などが現れ，進行するとショック状態に陥り心停止の可能性

(■疾患の概要 つづき)

検査・診断・分類

- 心電図検査：①幅広いQRS波（≧0.12秒），②房室解離の存在（P波とQRS波の解離），③融合収縮（洞調律時と心室頻拍時のQRS波の中間形），④心室捕捉（心室頻拍中のあるタイミングで出現する洞調律時の正常QRS波）
- 持続時間により，①持続性心室頻拍〔30秒以上持続またはそれ以内でも停止処置（抗不整脈薬や電気ショック）を必要とし，心機能低下を伴う場合には心室細動へ移行する可能性〕，②非持続性心室頻拍（30秒未満で自然停止），③インセサント型心室頻拍（短い洞調律をはさんで発作が持続または繰り返される）に分類
- QRS波形により，①単形性心室頻拍（QRS波形が一定），②多形性心室頻拍〔QRS波形が刻々と変化；カテコラミン誘発性多形性心室頻拍，トルサード・ド・ポワンツ（TdP）など〕に分類
- 脚ブロック部位により，①右脚ブロック型，②左脚ブロック型に分類
- 鑑別診断（幅広いQRS波を示す頻拍）：①変行伝導・脚ブロックを伴う上室頻拍，②副伝導路を順行性に伝導する房室回帰性頻拍，③心房細動に伴うWPW症候群など

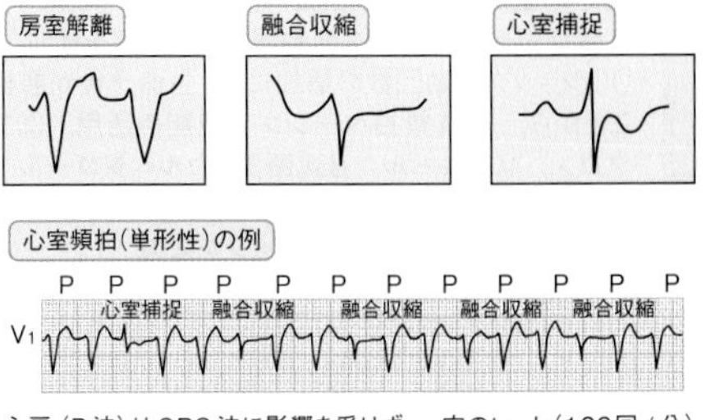

心房（P波）はQRS波に影響を受けず，一定のレート（100回／分）で興奮．心室は心拍数150回／分で心房興奮よりも早い興奮（房室解離）．P波はあるタイミングで心室に伝わる（心室捕捉）．心室頻拍の興奮と心房からの興奮が同時に出現すると融合収縮を形成

心室頻拍の特徴的波形

（文献1，p.230）

治療	【急性期】 ・心肺停止：ただちに心肺蘇生術を行い，電気ショックによる除細動を試行（200～360J，心室細動は非同期，持続性心室頻拍は同期），除細動できなければニフェカラントやアミオダロン静注，再度電気ショック ・ショックを伴う持続性心室頻拍，心室細動：大動脈バルーンパンピング，経皮的人工心肺装置の併用 ・併存する電解質異常やアシドーシス（心室頻拍の増悪因子）の補正 ・心機能低下に伴う難治性心室頻拍：ニフェカラントやアミオダロン静注 ・基礎心疾患がなく血行動態が安定している心室頻拍：I群抗不整脈薬（リドカインなど）投与 【慢性期】 ・基礎心疾患がない特発性心室頻拍：抗不整脈薬の予防投与も考慮されるが，カテーテルアブレーションによる根治術の検討 ・基礎心疾患に伴う心室頻拍：抗不整脈薬による併存する心不全の治療 ・虚血合併例：冠動脈形成術や冠動脈バイパス術，心室瘤切除，左室形成術など ・植込み型除細動器，心臓再同期療法，両室ペーシング機能付き植込み型除細動器などの適応を検討 ・DCショック作動回数の増加により生命予後が悪化することから，①抗頻拍ペーシング機能の活用，②アミオダロン，ソタロール，β遮断薬（カルベジロール，ビソプロロールなど）による発作予防，③ショック頻回作動例にはカテーテルアブレーションを考慮

Memo

7 動脈疾患

大動脈瘤（TAAA, TAA, AAA）

■疾患の概要

誘因・原因	•動脈硬化（最多），遺伝性結合織異常（マルファン症候群，エーラス・ダンロス症候群など），炎症，感染（梅毒，結核など），外傷，大動脈弁縮窄・狭窄症など
病態	•大動脈壁の一部が，全周性または局所性に拡大または突出した状態で，大動脈径が正常径の1.5倍以上に拡大したもの •瘤径の拡大に比例して大動脈瘤壁に加わる張力が増大するため，瘤径の拡大がより速く進行し破裂の危険が高まる（ラプラスの法則；壁張力＝血圧×血管径） •破裂すると出血性ショックに陥り突然死をきたすことが多い •上行大動脈瘤では大動脈弁輪拡張に伴う大動脈弁閉鎖不全症をきたすことがある •胸部CT検査の普及に伴い増加傾向
症状・臨床所見	•大半が無症状 •胸部大動脈瘤：咳，息切れ，嚥下痛，嚥下困難，嗄声など •腹部大動脈瘤：持続的または間欠的な腹部拍動感，腹痛，腹部不快感など •胸部・腹部・背部・殿部などに現れる急激な疼痛は切迫破裂（破裂が起こりかけている状態）を示唆（①胸痛では虚血性心疾患，急性動脈解離，気胸，急性肺塞栓など，②腹痛では急性胃腸炎，虫垂炎，尿管結石などの鑑別が必要）
検査・診断・分類	•分類：①存在部位（胸部, 胸腹部, 腹部），②瘤の形（嚢状，紡錘状），③瘤壁の構造〔真性，仮性，解離性（大動脈解離）〕，④原因（動脈硬化性，感染性，外傷性，炎症性，先天性，その他）

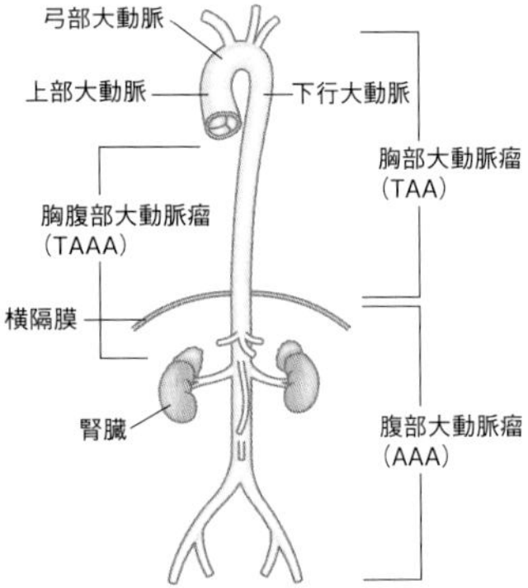

存在部位による分類

（文献1, p.305）

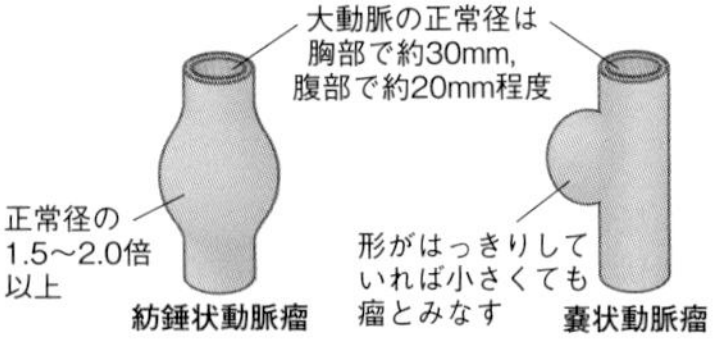

瘤の形による分類

（文献1, p.305）

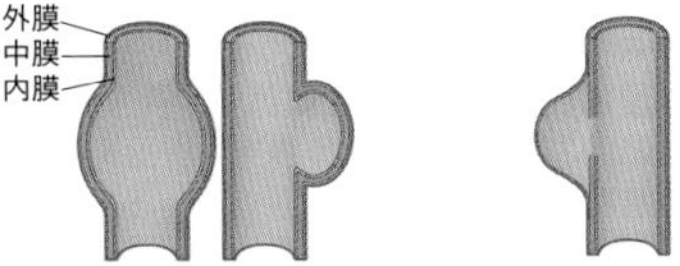

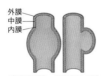

真性動脈瘤：動脈壁の３層がそのまま伸長して瘤壁となっているもの

仮性(偽性)動脈瘤：動脈壁の外膜のみが伸長して瘤を形成しているもの

瘤壁の構造による分類

（文献1, p.305）

(■疾患の概要 つづき)

検査・診断・分類	・CT検査・MRI検査：①瘤の形状，内腔構造，分枝との関係などの詳細な情報が得られる（可能な限り造影が望ましい），②造影剤使用では腎機能低下例には慎重を要する，③複数の瘤が検出される可能性があり胸部，腹部同時の検査が望ましい ・エコー検査：①腹部大動脈瘤のスクリーニング検査として最も低侵襲かつ簡便な方法だが，精度はCTに劣る，②大動脈基部の拡大を認めたときは大動脈弁閉鎖不全をきたす可能性があるため，大動脈弁の機能評価も併せて実施 ・血液検査：大動脈瘤は拡大につれて凝固・線溶系が亢進するため，ときに播種性血管内凝固症候群（DIC）を併発；①血小板数減少（軽度），②FDPとDダイマー上昇，③α_2プラスミンインヒビター（α_2PI）とプラスミノゲン活性低下
治療	【人工血管置換術】 ・大動脈基部～上行大動脈瘤：①自己弁が正常であれば自己弁温存大動脈基部置換術，②大動脈弁閉鎖不全症や大動脈弁狭窄症合併例には弁付きグラフト（人工血管）を用いたベントール手術 ・弓部大動脈瘤：①分枝付きグラフトを用いた弓部大動脈置換術，②脳虚血防止の補助手段：手術は超低温循環停止下に実施，さらに選択的順行性脳灌流法または逆行性脳灌流法を併用 ・下行大動脈瘤，胸腹部大動脈瘤：①左側開胸による人工血管置換術，②術後合併症：脊髄虚血障害による対麻痺（下半身麻痺）（下行大動脈瘤：約10%，胸腹部大動脈瘤：10～20%），③対麻痺予防策：術前にCT，MRIで同定したアダムキーヴィッツ動脈の再建・温存が重要 ・腹部大動脈瘤：①腹部正中切開による経腹膜経路（開腹）または左側腹部斜切開による後腹膜経路（非開腹）による手術，②術後のフォローアップ：経過観察および吻合部瘤などを評価するため6～12か月ごとのCT検査を推奨

治療

【ステントグラフト留置術】
- 解剖学的適応基準を満たせば有効な方法
- 下行大動脈瘤，腹部大動脈瘤に適応
- 上行大動脈，弓部大動脈瘤では，栄養する血管が分枝するため留置困難であり，原則適応しない（近年，弓部分枝や腹部分枝をバイパスすることでステントグラフト留置が可能となり，徐々に適応が拡大）
- 瘤の評価，ステント位置の確認のためCT検査など定期的なフォローアップが重要

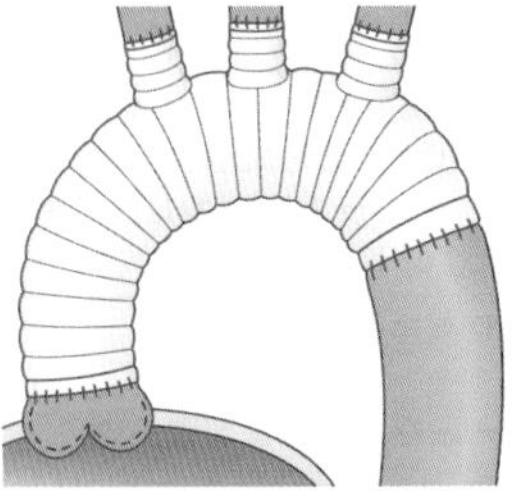

弓部大動脈人工血管置換術
（文献3，p.221）

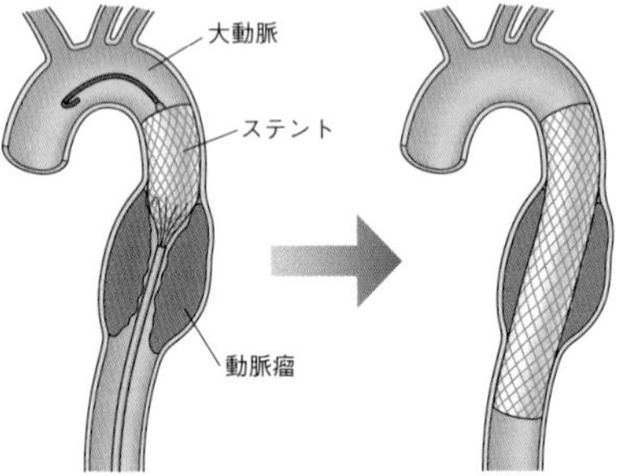

ステントグラフト留置の模式図
（文献1，p.308）

大動脈解離(DAA)

■疾患の概要

誘因・原因	•40～70歳代に好発し，発症のピークは男女ともに70歳代 •高血圧およびマルファン症候群やエーラス・ダンロス症候群などの遺伝性結合織疾患など
病態	•大動脈の内膜が裂けて血液が流入することで中膜が2層に剝離し，大動脈の走行に沿ってある長さをもって2腔になった状態 •大動脈壁の解離によって新たに生じた偽腔への血液流入を本態とし，病変の進展に従い種々の病態を示す：①破裂，②分枝灌流障害，③その他(大動脈基部に解離が及び大動脈弁閉鎖不全となれば重篤な心不全の原因，解離により大動脈が拡張して瘤化すれば破裂の原因) 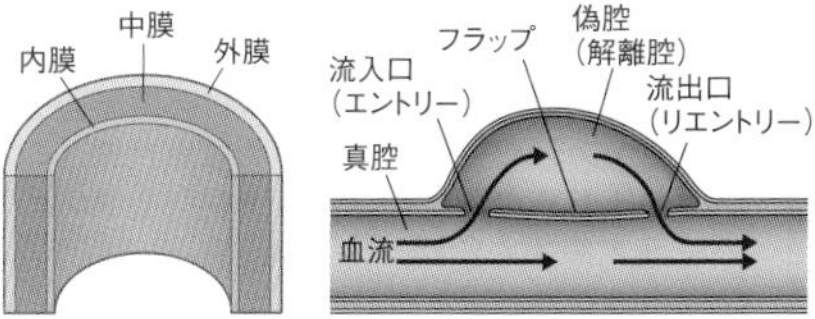 内膜が裂け，血液が流入し，中膜が2層になる **大動脈解離の模式図** (文献1，p.310)
症状・臨床所見	•前兆もなく胸部・背部・腹部に経験したことのない激痛，激痛による失神(典型的な疼痛を伴わない失神例もあり) •解離の発生部位により，呼吸困難，血圧低下，意識障害，腎不全，上下肢の血圧の左右差，腰痛，腹痛など •心雑音：大動脈弁閉鎖不全に伴う血液逆流による •合併症：解離の発症した血管により起こりうる合併症が異なる(p.185参照) •死亡率：24時間で約20%，48時間で約50%，2週間で約80%

検査・診断・分類	・臨床的病型：①解離の範囲による分類〔スタンフォード（Stanford）分類，ドベーキ（DeBakey）分類〕（p.186参照），②偽腔の血流状態による分類（p.186参照），③病期による分類〔急性期：発症2週間以内（超急性期：48時間以内），亜急性期：2週間～3か月以内，慢性期：発症3か月超〕 ・血液生化学検査：①白血球上昇，CRP陽性，FDP・Dダイマー上昇，②腎不全や心不全合併例では，LDH，AST，ALT，CK，CK-MB，BUN，Cr上昇 ・胸部X線検査：縦隔陰影の拡大（正常でも縦隔が拡大して見えることがある），大動脈壁の内膜石灰化の内側偏位，合併する胸水や心不全所見など ・心エコー検査：①胸部大動脈のほぼすべて（上行大動脈の上部を除く）の観察が可能，②偽腔とフラップを視認できれば大動脈解離と診断，③合併症（心タンポナーデ，冠動脈の血流障害，大動脈弁閉鎖不全など）の有無や程度を評価 ・CT検査：①すべての大動脈が評価でき，短時間で検査可能で信頼性が高いため診断に必要不可欠，②進展範囲，フラップの有無，偽腔の血流状態，エントリー/リエントリーの同定のほかに破裂，心タンポナーデ，分枝灌流障害を診断，③単純CT，造影CT早期相と後期相の撮像が基本
治療	【スタンフォードA型大動脈解離】 ・きわめて予後不良なため，急性大動脈解離として緊急外科手術（大動脈人工血管置換術）を実施 【スタンフォードB型大動脈解離】 ・破裂，分枝灌流障害などの合併がない場合：心拍数・血圧のコントロール，安静など保存的治療 ・破裂，分枝灌流障害がある場合：バイパス術，開窓術，ステントグラフトによるエントリー閉鎖，人工血管置換術の実施 ・初回手術で救命できても再手術や破裂の可能性があるため，定期的な画像検査でのフォローアップが重要 ・慢性期に偽腔が瘤化して「解離性大動脈瘤」を形成すると破裂のリスクが高まるため，厳格な降圧治療および定期的な画像検査でのフォローアップが重要

(■疾患の概要 つづき)

治療

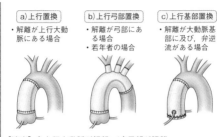

a)上行置換
- 解離が上行大動脈にある場合

b)上行弓部置換
- 解離が弓部にある場合
- 若年者の場合

c)上行基部置換
- 解離が大動脈基部に及び，弁逆流がある場合

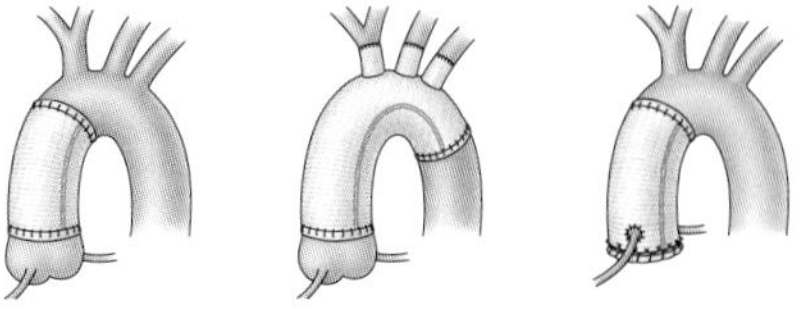

[適応] a) 上行大動脈が解離，b) 弓部が解離，
c) 大動脈基部にまで高度に進行した解離

大動脈人工血管置換術

(文献1，p.313)

■大動脈解離で起こりやすい合併症

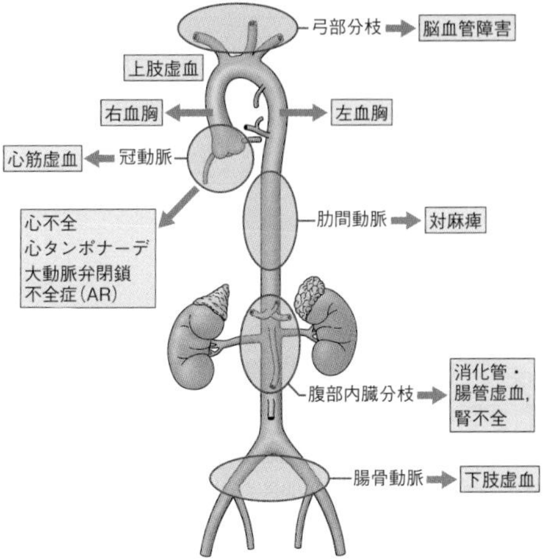

(文献9，p.29)

■大動脈解離の分類（スタンフォード分類とドベーキ分類）

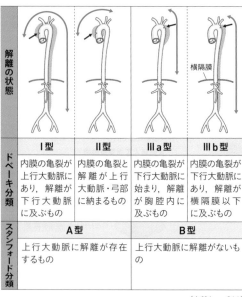

<table>
<tr><th>解離の状態</th><td colspan="4">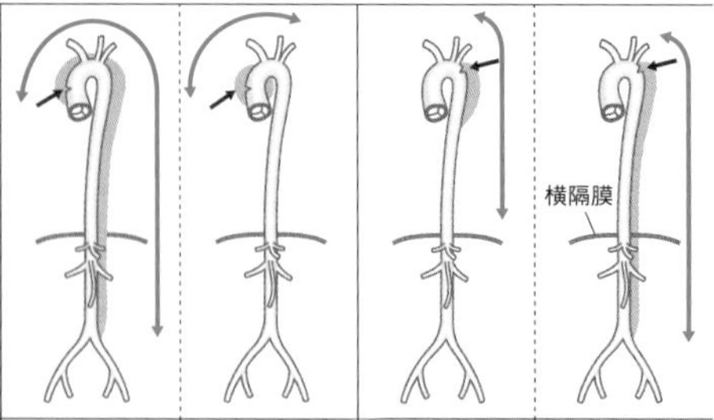
</td></tr>
<tr><th rowspan="2">ドベーキ分類</th><th>I型</th><th>II型</th><th>IIIa型</th><th>IIIb型</th></tr>
<tr><td>内膜の亀裂が上行大動脈にあり，解離が下行大動脈に及ぶもの</td><td>内膜の亀裂と解離が上行大動脈・弓部に納まるもの</td><td>内膜の亀裂が下行大動脈に始まり，解離が胸腔内に及ぶもの</td><td>内膜の亀裂が下行大動脈にあり，解離が横隔膜以下に及ぶもの</td></tr>
<tr><th rowspan="2">スタンフォード分類</th><th colspan="2">A型</th><th colspan="2">B型</th></tr>
<tr><td colspan="2">上行大動脈に解離が存在するもの</td><td colspan="2">上行大動脈に解離がないもの</td></tr>
</table>

（文献1，p.311）

■偽腔の血流状態による分類

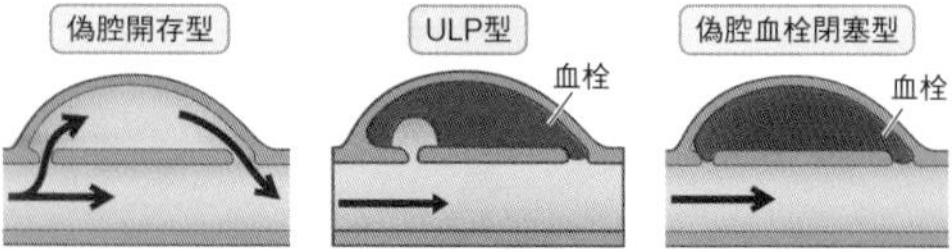

偽腔開存型
- 偽腔に血流がある
- 部分的な血栓の存在はこの中に入る

ULP型
- 偽腔の血流はULP（潰瘍様突出）のみ．完全に閉塞し，血流がない

偽腔血栓閉塞型
- 偽腔が血栓で完全に閉塞し，血流がない

（文献1，p.310）

急性動脈閉塞症

■疾患の概要

誘因・原因	•病因は塞栓症と血栓症に分類される •塞栓症（70～80%）：①心原性塞栓症（約80%：心房細動に伴う左房内血栓が多い，弁膜症，心筋梗塞発症後早期，深部静脈血栓症，感染性心内膜炎，心臓腫瘍など），②非心原性塞栓症（アテローム塞栓症，膝窩動脈瘤など） •血栓症（20～30%）：閉塞性動脈硬化症，膝窩動脈瘤，血管炎（バージャー病，ベーチェット病，高安病，膠原病など），外傷性（骨折，挫傷，胸郭出口症候群など），医原性（ステントグラフトに伴うデバイス留置やカテーテル操作など　※近年，血管内治療の発展に伴い増加傾向） 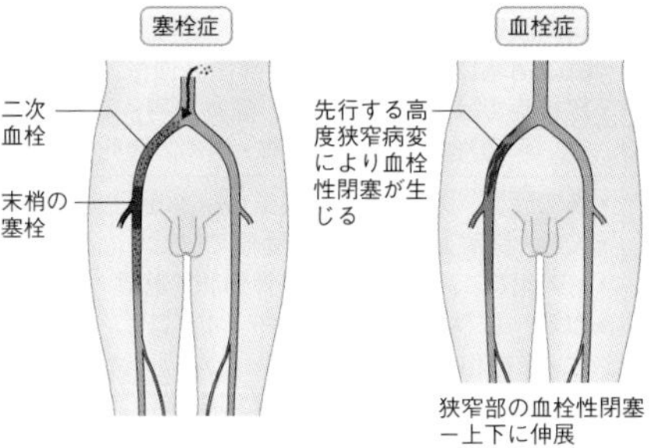 **塞栓症と血栓症** （文献1，p.319）
病態	•塞栓や血栓が末梢動脈を突然閉塞し，組織虚血に陥る •虚血発症後約6時間で，神経→筋→皮膚の順に不可逆的壊死に陥る •発症後長時間経過例では血行再建後に予後不良の虚血再灌流障害〔筋腎代謝症候群（MNMS）など〕を惹起するリスクが高まる

（■疾患の概要 つづき）

病態	【塞栓症】 ・末梢血管の分岐部に起こりやすく，下肢（腹部大動脈分岐部以下）が80％以上，腸骨動脈領域，大腿動脈領域，膝窩動脈領域に好発 ・側副血行路が発達しないため，臨床症状は劇的で，病変の進行に伴い二次血栓を生じる 【血栓症】 ・慢性虚血により側副血行路が発達し比較的緩徐な経過
症状・臨床所見	・急性動脈閉塞の5（6）P ①疼痛（pain） ②知覚鈍麻（paresthesia） ③蒼白（pallor） ④脈拍消失（pulselessness） ⑤運動麻痺（paralysis） 〔⑥虚脱（prostration）〕 ・閉塞部位に応じて症状が現れる部位は異なる ・腸間膜動脈の閉塞により腹痛，嘔吐，下痢など，腎動脈の閉塞により腹痛，側腹部痛，血尿，発熱など ・塞栓症では，急速に知覚・運動障害，斑状のチアノーゼ，水疱形成が生じ，皮膚・筋肉の壊死にいたる
検査・診断・分類	・筋肉硬直，水疱形成，壊疽の状態を把握 ・大腿・膝窩動脈の拍動や腫瘤の触診 ・ドプラ法による足背・後脛骨動脈の聴診 ・血液・尿検査：血中・尿中ミオグロビン〔ミオグロビン尿（赤褐色尿）〕，CK，LDH，AST，カリウム，乳酸，代謝性アシドーシスなどの異常高値 ・CT検査：閉塞部位の範囲，原疾患，塞栓源，多発塞栓症の精査のため，頭部から胸腹部・骨盤を含めた造影CT，造影剤禁忌では単純CT検査
治療	・可及的速やかに未分画ヘパリン5,000単位または70～100単位/kgを静注し，二次血栓の進展を予防〔ヘパリン起因性血小板減少症（HIT）またはその疑いがある場合はアルガトロバンの投与を考慮〕 ・肢切断を高率で回避できるゴールデンタイム（安全許容限界時間：約6時間以内）を考慮して重症度を判定し，迅速に血行再建のための治療方針を決定

治療

- 外科的治療(血栓塞栓除去術)と血管内治療〔経カテーテル的血栓溶解療法(CDT), 経皮的血栓吸引療法(PAT)〕を症例に応じて選択
- 全身性の血栓溶解薬投与は推奨されていない

【外科的治療(血栓塞栓除去術)】

- 先端にバルーンを装着したカテーテル(フォガティカテーテル)を用いて血栓塞栓を除去
- 血栓塞栓除去が困難な症例には血管内治療(CDT, PAT)の追加やバイパス手術を考慮

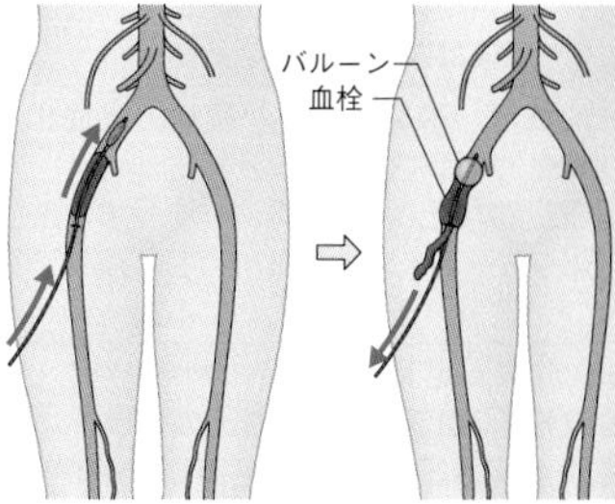

遠位にカテーテルを挿入し, バルーンを膨らませて, 血栓を除去する. 局所麻酔下に上肢では上腕動脈, 下肢では大腿動脈からアプローチ

血栓塞栓除去術

(文献1, p.321)

【虚血再灌流障害〔筋腎代謝症候群(MNMS)〕の治療】

- 血中・尿中ミオグロビン〔ミオグロビン尿(赤褐色尿)→急性腎不全〕, CK, LDH, AST, カリウム, 乳酸, 代謝性アシドーシスなどの異常高値はMNMSを示唆
- 発症後約6時間以上の長時間経過例ではMNMS発症の可能性を考慮し(6時間以内でも起こりうる), 血行再建時に静脈血の瀉血, 電解質バランスの補正を行う
- 血液透析やフリーラジカルスカベンジャー投与などの治療が試みられるが予後不良
- 救命を優先し, 患肢の切断を躊躇しない

閉塞性動脈硬化症(ASO)

■疾患の概要

誘因・原因	•危険因子：60歳以上の男性，高齢，喫煙，糖尿病，高血圧，肥満，脂質異常症，慢性腎臓病，透析患者，冠動脈・脳血管疾患，頸・腸管・腎動脈の各狭窄など
病態	•腹部大動脈以下の下肢動脈，頸動脈，鎖骨下動脈などの粥状動脈硬化に伴う狭窄・閉塞により末梢への血液供給が不足し虚血症状を呈する(末梢動脈疾患と同義) •冠動脈疾患や脳血管疾患，高血圧，糖尿病の合併例が多く，予後はきわめて不良
症状・臨床所見	•間欠性跛行，冷感，安静時疼痛，重症化で足部や足趾の潰瘍・壊死にいたる •側副血行路に乏しく高度の虚血を呈する重症下肢虚血(CLI；フォンテイン分類III～IV度)は，下肢切断にいたることがあり，予後もきわめて不良
検査・診断・分類	•大腿，膝窩，足背，後脛骨の動脈を触診し拍動を確認 •超音波ドプラ血流計による血流の評価 •足関節上腕血圧比(ABI；足関節収縮期血圧/上腕収縮期血圧)：0.90以下は主幹動脈の狭窄・閉塞を疑う •経皮酸素分圧($tcPO_2$)：60mmHg未満は虚血，30mmHg未満は重症虚血 •皮膚灌流圧(SPP)：30～40mmHg未満では治癒可能性が低い •画像検査：①超音波検査，CT血管造影，MR血管造影(MRA)など(狭窄・閉塞の形態と程度，病変前後の血管走行，石灰化やプラーク・側副血行路・合併症の有無，潰瘍・解離・動脈瘤の有無など)，②MRA(下肢動脈に虫食い像や石灰化など) •近赤外分光法を用いたトレッドミル運動負荷試験：組織内のオキシヘモグロビンとデオキシヘモグロビンの経時的変化により間欠性跛行の重症度を評価 •重症度分類：フォンテイン分類やラザフォード分類(p.192参照) •好発年齢や症状が類似する脊柱管狭窄症との鑑別(p.192参照)
治療	•危険因子や背景疾患の管理は必須 •薬物療法：①脳心血管イベント予防目的にアスピリン

(■疾患の概要 つづき)

治療

やクロピドグレル，②心不全のない間欠性跛行に対しシロスタゾール（うっ血性心不全患者，出血している患者には禁忌），③ほかにサルポグレラート，プロスタグランジン製剤（ベラプロストなど）など

- 運動療法：中等症以下の初期治療でトレッドミル歩行
- 血行再建：血管内治療（EVT），外科的血栓内膜摘除術，外科的バイパス術
  ①大動脈腸骨動脈領域：EVT，②総大腿動脈領域：外科的血栓内膜摘除術，③大腿膝窩動脈領域：25cm未満の短〜中区域病変はEVT，25cm以上の長区域病変は外科的バイパス術，④膝窩動脈以下の領域：CLI症例で外科的バイパス術が困難ならEVTの適応（間欠性跛行では適応なし）
- EVT後の開存率は総腸骨動脈領域が最も高く，遠位になるに従い低下
- 壊疽をきたした場合には躊躇せず切断

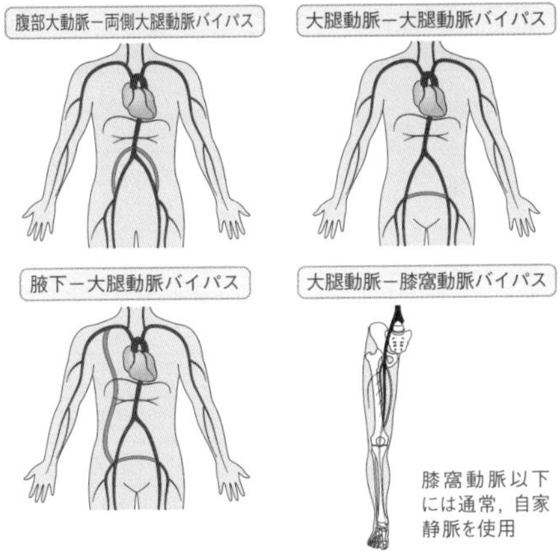

閉塞性動脈硬化症に対する各種バイパス術

他に末梢の脛骨動脈へのバイパスもある

（文献1，p.326）

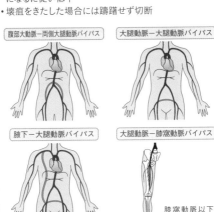

■フォンテイン分類とラザフォード分類

フォンテイン分類		ラザフォード分類		
度	臨床所見	度	群	臨床所見
I	無症候（冷感・しびれ）	0	0	無症候
IIa	軽度の跛行	I	1	軽度の跛行
IIb	中等度から重度の跛行	I	2	中等度の跛行
		I	3	重度の跛行
III	虚血性安静時疼痛	II	4	虚血性安静時疼痛
IV	潰瘍や壊疽	III	5	小さな組織欠損
		III	6	大きな組織欠損

（TransAtlantic Inter-Society Consensus（TASC）I IIより改変）

■閉塞性動脈硬化症と脊柱管狭窄症の鑑別

下肢の症状・検査所見	閉塞性動脈硬化症（ASO）	脊柱管狭窄症（SCS）
安静時疼痛	あり，片側のことが多い	なし
歩行時疼痛	あり，片側のことが多い	あり，両側性
姿勢の影響	なし	前かがみの姿勢で疼痛軽減
自転車乗車時の疼痛	あり	なし
腰痛	まれ	あり
しびれ感	足部・下腿部	大腿部・殿部
脈拍	減弱，左右差あり	正常
皮膚温の左右差	あり	なし
寒冷負荷試験の成績	正常より遅い	正常
腰部X線所見	正常	狭窄部あり

（文献1，p.325）

バージャー病(閉塞性血栓血管炎)

■疾患の概要

誘因・原因	・原因は明確ではないが，30～40歳代の男性に多く(女性も増加傾向)，喫煙(受動喫煙を含む)との関連が深い(喫煙による血管攣縮が誘因と考えられる) ・ほかに感染，栄養障害，ヒト白血球抗原(HLA)に関連する自己免疫異常，血管内皮細胞障害，歯周病菌の慢性感染などの関与も指摘される ・指定難病で，推計患者数は約7,000人(1970年代後半より急速に減少)
病態	・閉塞性血栓血管炎(TAO)ともいい，四肢末梢の動脈と静脈に分節的に炎症性の血栓閉塞を生じる ・虚血により四肢末端部にしばしば潰瘍・壊死を生じ，ときに再発性・移動性の血栓性静脈炎(遊走性/逍遥性静脈炎)を伴う ・生命予後は良好だが，禁煙しなければ病勢は悪化
症状・臨床所見	・冷感，しびれ，皮膚色調変化(蒼白，虚血性紅潮など)，レイノー現象(寒冷曝露時に指趾先端が白色から紫色に変化)など ・進行に従い，足底筋の間欠性跛行，睡眠を妨げるほどの安静時疼痛 ・指趾先端の萎縮，体毛の減少，皮膚の硬化，爪の発育不全，胼胝など ・軽微な外傷(靴ずれなど)を契機に急速に進行する難治性の虚血性潰瘍を生じやすく，重症化すると壊死(特発性脱疽)にいたる ・遊走性静脈炎を伴えば疼痛と硬結を伴う線状発赤を呈する ・上肢も罹患するため閉塞性動脈硬化症との鑑別に有用だが，心原性または胸郭出口症候群による閉塞症との鑑別が必要
検査・診断・分類	・足関節上腕血圧比(ABI)，足趾上腕血圧比(TBI)：低下の有無 ・皮膚灌流圧(SPP)，経皮酸素分圧(tcPO_2)：皮膚血流の低下の有無

(■疾患の概要 つづき)

検査・診断・分類	•サーモグラフィー：肢，指趾の皮膚温の低下の有無 •造影CT検査，MR血管造影検査，血管造影検査：下肢では膝関節より末梢，上肢では肘関節より末梢に必ず病変が存在し，特徴的な所見がみられる •診断基準：塩野谷の臨床診断基準が用いられる バージャー病の診断基準（塩野谷の臨床診断基準） ①50歳未満の発症 ②喫煙歴を有する ③膝窩動脈以下の閉塞がある ④上肢の動脈閉塞がある，または遊走性静脈炎の既往がある ⑤喫煙以外に動脈硬化の危険因子を有さない 以上の5項目をすべて満たす
治療	•生活指導：①受動喫煙を含む禁煙を厳守（喫煙の継続で，約半数が切断にいたる），①四肢の清潔，保護，保温に留意し，靴ずれなどの外傷の予防・早期発見 •薬物療法：症状が冷感，しびれ感を有する症例 ①抗血小板薬：シロスタゾール，ベラプロスト，サルポグレラート，リマプロストアルファデクス，チクロピジン，クロピドグレル，②血管拡張薬：プロスタグランジンE_1（PGE_1）製剤（アルプロスタジル），PGE_1誘導体（リマプロスト），PGI_2誘導体（イロプロスト），③抗凝固薬 •運動療法：トレッドミル運動 •血行再建：潰瘍を生じた重度の虚血肢，薬物療法無効例．閉塞性動脈硬化症と比較して血行再建可能な症例は少ない（20%以下） •交感神経遮断術（内視鏡的交感神経焼灼術）：血行再建の適応のない重度の虚血肢（間欠性跛行は適応なし） •血管新生療法：標準的薬物療法の効果が不十分，血行再建施行困難例．2019年，遺伝子治療薬（ベペルミノゲンペルプラスミド）が条件・期限付き（5年）で承認 •いずれの治療によっても改善せず，広範な壊死，制御できない感染を伴う場合には肢切断もやむを得ない

高安動脈炎(大動脈炎症候群)

■疾患の概要

誘因・原因	•遺伝的要因(HLA-B*52など)を背景に，感染やアレルギーなどの環境要因が契機となって大動脈を主体とする弾性動脈が自己免疫機序により破壊されると推定 •近年，発症感受性因子としてIL12B遺伝子領域の多型が同定された •若年女性に多く，15～20歳代に大きなピーク(男女比はかつて1：9，現在は1：5) •指定難病で，患者数約7,000人，新規発症100～200例/年
病態	•大動脈およびその主要分枝，冠動脈，肺動脈に生じる狭窄・閉塞，拡張，大動脈弁閉鎖不全などの病変を呈する大型血管炎 •血管外膜と中膜の持続的な炎症により広範な線維化，内膜の高度な細胞線維性肥厚により血管内腔に狭窄を生じる
症状・臨床所見	•初期の自覚症状：全身の炎症に伴う不定愁訴(発熱，食欲不振，全身倦怠感，体重減少，関節痛，頭頸部や胸腹部の疼痛，易疲労感など) •進行期の症状：①頭部乏血症状(めまい，頭痛，失神発作など)，②眼症状(一過性または持続性の視力障害，失明など)，③上肢乏血症状(脈の欠損，上肢左右の血圧差，しびれ，脱力感，冷感，疼痛など)，④下肢乏血症状(間欠性跛行，脱力感，疲労感など)，⑤呼吸器症状(肺動脈狭窄や肺梗塞に伴う呼吸困難，血痰など)，⑤高血圧(異型大動脈縮窄，腎動脈狭窄など)，⑥心症状(冠動脈狭窄による息切れ，動悸，胸部圧迫感，狭心症，不整脈など)，⑦拡張病変として大動脈弁閉鎖不全に基づく心不全，⑧その他(結節性紅斑，非特異性の炎症性腸炎など)

（■疾患の概要 つづき）

検査・診断・分類	・厚生労働省難治性血管炎研究班・大型血管炎分科会が作成した診断基準（2008年の基準を2017年に一部修正）をもとに診断（次ページ参照） ・血液検査：赤血球沈降速度亢進，白血球増多，軽度の貧血，γグロブリン上昇，CRP上昇，フィブリノーゲン増多，血小板凝集能亢進など ・胸部単純X線検査：大動脈の石灰化，上行大動脈の拡張，下行大動脈辺縁の波状化など，慢性期には大動脈辺縁の線状石灰化，大動脈弁閉鎖不全に伴う心拡大など ・超音波検査：総頸動脈のびまん性・全周性肥厚，マカロニサイン（均一な高エコー像） ・血管造影検査（CTA，MRA，DSA）：確定診断に必須．大動脈の内腔不整，閉塞性・拡張性病変 ・^{18}F-FDG PET/PET-CT：他の検査で病変の局在，活動性の有無の判断が困難な大型血管炎患者に対し保険が適用 ・病型分類：血管造影所見により分類（p.199参照） ・重症度分類：III度以上の場合，難病指定が認定されると医療費助成制度の対象になる（p.200参照）
治療	【薬物療法】 ・副腎皮質ステロイド：プレドニゾロン ・免疫抑制剤：ステロイド抵抗例や減量が困難な症例には，アザチオプリン，シクロホスファミド，メトトレキサート（保険適用外）などを併用 ・生物学的製剤：難治例に対して抗IL-6受容体抗体（トシリズマブ） ・抗血小板薬（アスピリン）：急性虚血イベント発症の抑制 【外科的療法】 ・血行再建術，血管内治療，弁置換術，人工血管置換術，血栓内膜摘除術など ・炎症がない非活動期に実施するのが最良だが，薬物治療等で炎症をコントロールしたうえで実施することを原則とする

■高安動脈炎の診断基準

A. 症状

1. 全身症状：発熱, 全身倦怠感, 易疲労感, リンパ節腫脹（頸部), 若年者の高血圧（140/90mmHg以上）
2. 疼痛：頸動脈痛（carotidynia), 胸痛, 背部痛, 腰痛, 肩痛, 上肢痛, 下肢痛
3. 眼症状：一過性又は持続性の視力障害, 眼前明暗感, 失明, 眼底変化（低血圧眼底, 高血圧眼底）
4. 頭頸部症状：頭痛, 歯痛, 顎跛行[※a], めまい, 難聴, 耳鳴, 失神発作, 頸部血管雑音, 片麻痺
5. 上肢症状：しびれ感, 冷感, 挙上困難, 上肢跛行[※b], 上肢の脈拍及び血圧異常（橈骨動脈の脈拍減弱, 消失, 10mmHg以上の血圧左右差), 脈圧の亢進（大動脈弁閉鎖不全症と関連する）
6. 下肢症状：しびれ感, 冷感, 脱力, 下肢跛行, 下肢の脈拍及び血圧異常（下肢動脈の拍動亢進あるいは減弱, 血圧低下, 上下肢血圧差[※c]）
7. 胸部症状：息切れ, 動悸, 呼吸困難, 血痰, 胸部圧迫感, 狭心症状, 不整脈, 心雑音, 背部血管雑音
8. 腹部症状：腹部血管雑音, 潰瘍性大腸炎の合併
9. 皮膚症状：結節性紅斑

※a 咀嚼により痛みが生じるため間欠的に咀嚼すること

※b 上肢労作により痛みや脱力感が生じるため間欠的に労作すること

※c「下肢が上肢より10～30mmHg高い」から外れる場合

B. 検査所見

画像検査所見：大動脈とその第一次分枝[※a]の両方あるいはどちらかに検出される, 多発性[※b]またはびまん性の肥厚性病変[※c], 狭窄性病変（閉塞を含む）[※d]あるいは拡張性病変（瘤を含む）[※d]の所見

※a 大動脈とその一次分枝とは, 大動脈（上行, 弓行, 胸部下行, 腹部下行), 大動脈の一次分枝（冠動脈を含む), 肺動脈とする.

※b 多発性とは, 上記の2つ以上の動脈または部位, 大動脈の2区域以上のいずれかである.

(■高安動脈炎の診断基準 つづき)

※c 肥厚性病変は，超音波（総頸動脈のマカロニサイン），造影CT，造影MRI（動脈壁全周性の造影効果），PET-CT（動脈壁全周性のFDG取り組み）で描出される．

※d 狭窄性病変，拡張性病変は，胸部X線（下行大動脈の波状化），CT angiography，MR angiography，心臓超音波検査（大動脈弁閉鎖不全），血管造影で描出される．上行大動脈は拡張し，大動脈弁閉鎖不全を伴いやすい．慢性期には，CTにて動脈壁の全周性石炭化，CT angiography，MR angiographyにて側副血行路の発達が描出される．

画像診断上の注意点：造影CTは造影後期相で撮影．CT angiographyは造影早期相で撮影，三次元画像処理を実施．血管造影は通常，血管内治療，冠動脈・左室造影などを同時目的とする際に行う．

C．鑑別診断

動脈硬化症，先天性血管異常，炎症性腹部大動脈瘤，感染性動脈瘤，梅毒性中膜炎，巨細胞性動脈炎（側頭動脈炎），血管型ベーチェット病，IgG4関連疾患

〈診断のカテゴリー〉

Definite：Aのうち1項目以上＋Bのいずれかを認め，Cを除外したもの．

（参考所見）

1. 血液・生化学所見：赤沈亢進，CRP 高値，白血球増加，貧血
2. 遺伝学的検査：HLA-B*52またはHLA-B*67保有

（日本循環器学会：血管炎症候群の診療ガイドライン（2017年改訂版），2018 https://www.j-circ.or.jp/cms/wp-content/uploads/2020/02/JCS2017_isobe_h.pdf. 2024年1月閲覧）

Memo

■血管造影所見による病型分類

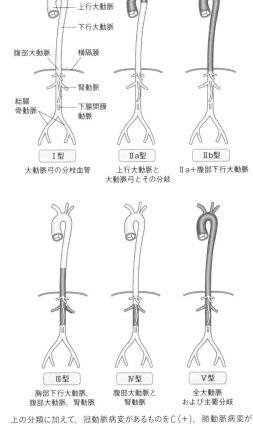

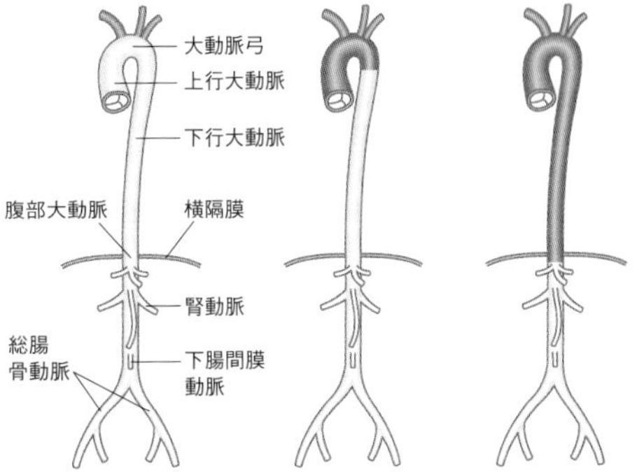

I型
大動脈弓の分枝血管

Ⅱa型
上行大動脈と
大動脈弓とその分岐

Ⅱb型
Ⅱa＋腹部下行大動脈

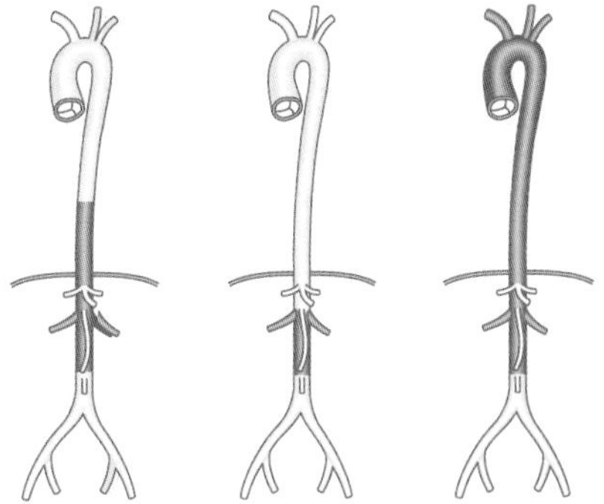

Ⅲ型
胸部下行大動脈，
腹部大動脈，腎動脈

Ⅳ型
腹部大動脈と
腎動脈

Ⅴ型
全大動脈
および主要分岐

上の分類に加えて，冠動脈病変があるものをC(＋)，肺動脈病変があるものをP(＋)と表記する

(文献1，p.333)

■高安動脈炎の重症度分類

I度	高安動脈炎と診断しうる自覚的(脈なし，頸部痛，発熱，めまい，失神発作など)，他覚的(炎症反応陽性，上肢血圧左右差，血管雑音，高血圧など)所見が認められ，かつ血管造影(CT，MRI，MRA，FDG-PETを含む)にても病変の存在が認められる ただし，特に治療を加える必要もなく経過観察するかあるいはステロイド剤を除く治療を短期間加える程度
II度	上記症状，所見が確認され，ステロイド剤を含む内科療法にて軽快あるいは経過観察が可能
III度	ステロイド剤を含む内科療法，あるいはインターベンション(PTA)，外科的療法にもかかわらず，しばしば再発を繰り返し，病変の進行，あるいは遷延が認められる
IV度	患者の予後を決定する重大な合併症(大動脈弁閉鎖不全症，動脈瘤形成，腎動脈狭窄症，虚血性心疾患，肺梗塞)が認められ，強力な内科的，外科的治療を必要とする
V度	重篤な臓器機能不全(うっ血性心不全，心筋梗塞，呼吸機能不全を伴う肺梗塞，脳血管障害(脳出血，脳梗塞)，虚血性視神経症，腎不全，精神障害)を伴う合併症を有し，厳重な治療，観察を必要とする

(厚生労働省難治性血管炎研究班，2015)

Memo

循環器でよくみる疾患

8 静脈疾患

深部静脈血栓症(DVT)

■疾患の概要

誘因・原因	•①血流の停滞,②血管内膜損傷,③血液凝固能亢進の3つの危険因子(ウィルヒョウの3徴)がさまざまな程度で相互に関与することで血栓が形成される(p.203参照)
病態	•深部静脈(四肢や骨盤の筋膜よりも深い部分を走行)に血栓を形成し発症 •表在静脈に血栓を生じ,静脈壁の炎症所見を伴うものを血栓性静脈炎といい,DVTや肺血栓塞栓症(PTE)を合併するリスクが高い •DVTは予後不良なPTEの主な原因であるため,両者を連続した1つの病態ととらえ,静脈血栓塞栓症(VTE)と総称
症状・臨床所見	•片側性(多くの場合)の下肢の腫脹,大腿部〜腓腹部の疼痛,皮膚の暗赤色への色調変化,表在静脈の怒張など(無症状の場合も多い) •腸骨大腿静脈に急激に広範囲の血栓が形成されると下肢は緊満かつ腫脹し,持続性の激痛を伴うチアノーゼを呈し(中等度:有痛性白股腫,重度:有痛性青股腫),悪化すれば壊死(静脈性壊疽) •左総腸骨静脈は前方から右総腸骨静脈,後方から脊髄に挟まれて圧迫されているため血栓を形成しやすく,このような機序で血栓を生じたものを腸骨静脈圧迫症候群という(左下肢にDVTが多く発症する原因)
検査・診断・分類	•ウェルズ(Wells)スコアを用いて検査前臨床的確率を推定(p.204参照) •ホーマンズ(Homans)徴候:足関節の背屈により腓腹部に強い疼痛(p.204参照)が出現 •ローエンベルグ(Lowenberg)徴候:腓腹部に血圧計カフを巻き圧迫(60〜150mmHg)すると疼痛が出現

（■疾患の概要 つづき）

検査・診断・分類	•血液検査：Dダイマーの上昇（入院患者，がん患者，妊婦，高齢者などでも上昇するため，画像検査で確定） •下肢静脈超音波検査：静脈内血栓は皮下組織より低輝度，血流がある内腔より高輝度に描出，内部は不均一で辺縁は不整 •ドプラ法：深部静脈の血流の有無，大小伏在静脈の逆流の有無の確認 •デュプレックス法：膝窩静脈3分岐までの血流速度の測定が可能 •下肢静脈造影：最も診断精度が高い．侵襲性が高いため，他の画像診断で確定できない場合に考慮．下大静脈，腸骨静脈，大腿静脈などの造影欠損の有無の確認
治療	•治療目標：①血栓の消失と再発予防，②PTEの予防，③早期・晩期後遺症の軽減 【薬物療法】 ①急性期：a）抗凝固療法：非経口抗凝固薬（未分画ヘパリン，低分子ヘパリン，フォンダパリヌクス）と経口抗凝固薬〔ワルファリン，DOAC（直接経口抗凝固薬；エドキサバン，リバーロキサバン，アピキサバン）〕の同時併用，b）血栓溶解療法：ウロキナーゼ ②慢性期：抗凝固療法（ワルファリン，DOAC）．治療期間は患者背景により決定（通常3か月以上） •下大静脈フィルター留置術：金属製フィルターを一時的または永久的に留置し，遊離した血栓の肺動脈への流入を阻止（p.208）．抗凝固療法による効果が不十分，肺塞栓を繰り返す場合に考慮 •外科的血栓摘除術：フォガティカテーテルを用いる．急性期や有痛性青股腫などで適応（p.205参照） •予防：術後の早期離床，弾性包帯，弾性ストッキングの着用，間欠的空気圧迫法による静脈還流の促進など

■VTEのおもな危険因子

	後天性因子	先天性因子
血流停滞	長期臥床 肥満 妊娠 心肺疾患（うっ血性心不全，慢性肺性心など） 全身麻酔 下肢麻痺，脊椎損傷 下肢ギプス包帯固定 加齢 下肢静脈瘤 長時間座位（旅行，災害時） 先天性iliac band, web, 腸骨動脈によるiliac compression	
血管内皮障害	各種手術 外傷，骨折 中心静脈カテーテル留置 カテーテル検査・治療 血管炎，抗リン脂質抗体症候群，膠原病 喫煙 高ホモシステイン血症 VTEの既往	高ホモシステイン血症
血液凝固能亢進	悪性腫瘍 妊娠・産後 各種手術，外傷，骨折 熱傷 薬物（経口避妊薬，エストロゲン製剤など） 感染症 ネフローゼ症候群 炎症性腸疾患 骨髄増殖性疾患，多血症 発作性夜間血色素尿症 抗リン脂質抗体症候群 脱水	アンチトロンビン欠乏症 PC欠乏症 PS欠乏症 プラスミノーゲン異常症 異常フィブリノーゲン血症 組織プラスミノーゲン活性化因子インヒビター増加 トロンボモジュリン異常 活性化PC抵抗性（第V因子Leiden*） プロトロンビン遺伝子変異（G20210A*） *日本人には認められていない

（日本循環器学会：肺血栓塞栓症および深部静脈血栓症の診断，治療，予防に関するガイドライン（2017年改訂版）．2018
https://js-phlebology.jp/wp/wp-content/uploads/2019/03/JCS2017_ito_h.pdf．2024年1月閲覧）

■ Wellsスコア（DVT用）

臨床的特徴	点数
活動性のがん（6か月以内治療や緩和的治療を含む）	1
下肢の完全麻痺，不全麻痺あるいは最近のギプス装着による固定	1
臥床安静3日以上または12週以内の全身あるいは部分麻酔を伴う手術	1
下肢深部静脈分布に沿った圧痛	1
下肢全体の腫脹	1
腓腹部（脛骨粗面の10cm下方）の左右差＞3cm	1
症状のある下肢の圧痕性浮腫	1
表在静脈の側副血行路の発達（静脈瘤ではない）	1
DVTの既往	1
DVTと同じくらい可能性のある他の診断がある	−2
低確率	0
中確率	1～2
高確率	≧3

(Wells PS, et al：Does this patient have deep vein thrombosis?. JAMA 295：199-207，2006)

■ ホーマンズ徴候

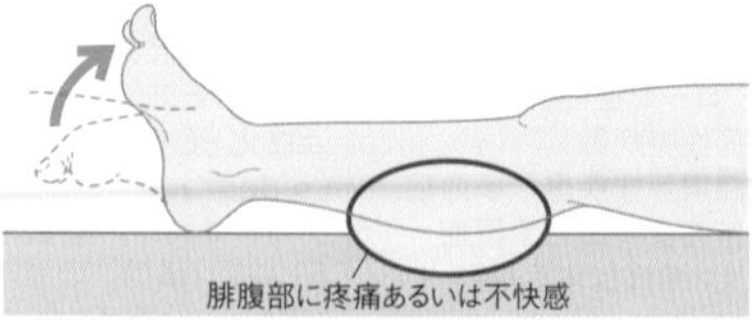

患者を仰臥位にして下肢を伸ばしたまま，足を背屈させる．腓腹部（ふくらはぎ）に疼痛あるいは不快感があれば陽性

（文献1，p.340）

■血栓摘除術

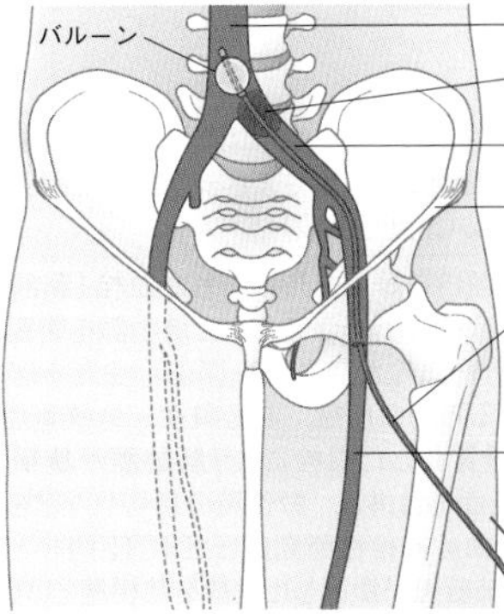

（文献1，p.342）

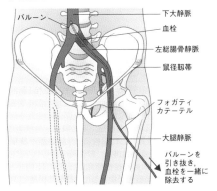

Memo

肺血栓塞栓症（PTE）

■疾患の概要

誘因・原因	•危険因子のウィルヒョウの3徴（血流の停滞，血管内膜損傷，血液凝固能亢進）がさまざまな程度で相互に関与し血栓が形成（p.203参照）
病態	•下肢または骨盤内の静脈で形成された血栓〔深部静脈血栓症（DVT）；約90%〕が遊離して肺動脈を閉塞する •急性PTE：新鮮血栓が肺動脈を閉塞．主たる病態は急速に出現する肺高血圧症，右心負荷，低酸素血症 •慢性PTE：器質化した血栓により肺動脈が狭窄・閉塞．肺高血圧症を合併し，労作時の息切れなどを認める場合，慢性血栓塞栓性肺高血圧症（CTEPH）という •塞栓子により肺組織が壊死した状態を肺梗塞という •両者を連続した1つの病態ととらえ，静脈血栓塞栓症（VTE）と総称 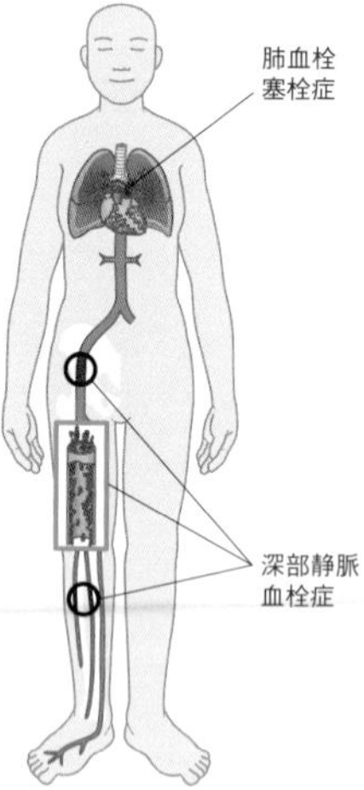 **PTEと深部静脈血栓症（DVT）** （文献1，p.344）

（■疾患の概要 つづき）

症状・臨床所見	•急性PTE：突然の呼吸困難，動悸，胸痛，冷汗，喘鳴，頻呼吸，失神，血痰など ※安静解除後の最初の歩行時，排便・排尿時，体位変換時などに発症しやすい •慢性PTE：急性反復型（過去に急性PTEを示唆する症状を認める）では突然の呼吸困難や胸痛など，潜伏型では徐々に増強する労作時の息切れ，胸痛，乾性咳嗽，失神，血痰，発熱など． •右心不全症状：腹部膨満感，体重増加，下腿浮腫など •重症例では，ショック状態から突然死をきたすことがある
検査・診断・分類	•改訂ジュネーブ・スコアなどを用いて検査前臨床的確率を推定（p.209参照） •胸部X線検査：心拡大，肺野の透過性亢進，ウェスターマーク（Westermark）徴候（末梢血管影狭小化），ナックル徴候（中枢肺動脈拡張とその先の途絶）など，肺梗塞をきたすと肺炎様浸潤影，胸水所見（ただし，所見を認めなくても本症を否定できない） •心電図：右側胸部誘導で陰性T波，洞頻拍，右脚ブロック，ST低下，肺性Pなど •動脈血ガス分析：PaO_2，$PaCO_2$の低下，肺胞気-動脈血酸素分圧較差（$A\text{-}aDO_2$）の開大 •血液検査：Dダイマーの上昇（入院患者，がん患者，妊婦，高齢者などでも上昇するため，画像検査で確定） •心エコー検査：右室拡大，マッコーネル（McConnell）徴候（心尖部の壁運動が保たれた状態で右室自由壁運動が阻害される），肺高血圧所見．重症度，治療方針の決定に有用 •造影CT検査：感度，特異度が高く確定診断に重要．中枢および末梢の肺動脈および骨盤領域以下の血栓も検索可能 •肺シンチグラフィー（換気，血流）：造影剤アレルギー，心機能低下，腎機能低下，若年者，妊婦など，造影CT検査が困難な症例の確定診断に有用．1つまたは多発性の楔形血流欠損像，血栓像 •重症度分類（急性PTE）：血行動態所見と心エコー検査所見を組み合わせた分類が用いられる

治療	・重症度を判定し，程度に応じた治療を行う ・呼吸循環管理：酸素吸入療法でSpO_2 90%を維持（維持できなければ挿管による人工換気） ・抗凝固療法：循環動態安定症例に対し，急性期には非経口抗凝固薬（未分画ヘパリン），慢性期には経口抗凝固薬（ワルファリン，DOAC） ・血栓溶解療法：ショックなど血行動態不安定症例，広範型の症例に対し，モンテプラーゼ〔組織プラスミノーゲンアクチベーター（t-PA）〕を使用 ・循環動態不安定症例にはドブタミン投与，安定しなければ経皮的心肺補助装置の使用を考慮 ・カテーテル治療：他の治療によっても不安定な循環動態が持続する場合に，カテーテル的血栓溶解療法（ウロキナーゼなど）またはカテーテル的血栓除去術（吸引術，破砕術）の適応を考慮 ・下大静脈フィルター留置術：金属製フィルターを一時的または永久的に留置し，遊離した血栓の肺動脈への流入を阻止．抗凝固療法による効果が不十分，肺塞栓を繰り返す場合に考慮

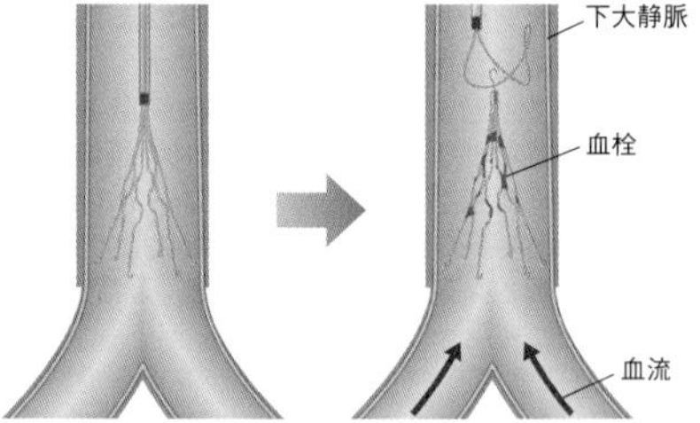

下大静脈フィルター留置術

（文献1，p.345）

■改訂ジュネーブ・スコア

所見	スコア
発症素因	
年齢＞65歳	＋1
DVT，PTEの既往	＋3
1か月以内の手術（全身麻酔下），骨折（下肢）	＋2
悪性腫瘍（固形腫瘍，造血器腫瘍；現在治療中，治癒と考えられてから1年以内）	＋2
症状	
片側の下肢の疼痛	＋3
喀血	＋2
身体所見	
心拍数	
75～94/分	＋3
≧95/分	＋5
下肢深部静脈の触診時の疼痛と片側の浮腫	＋4
PTEの可能性	
低い（low）	0～3
中等度（intermediate）	4～10
高い（high）	≧11

（Le Gal G, et al：Prediction of pulmonary embolism in the emergency department: the revised Geneva score. Ann Intern Med, 144：165, 2006）

Memo

下肢静脈瘤

■疾患の概要

<table>
<tr><td>誘因・原因</td><td>・静脈弁の機能不全（長時間の立ち仕事，高齢者，妊娠，肥満，家族歴など）
・女性に多い</td></tr>
<tr><td>病態</td><td>・下肢静脈の弁不全により表在静脈から深部静脈に合流する部分（接合部や穿通枝）で逆流が生じ，内圧の上昇に伴い静脈が瘤化して拡張・蛇行する病態

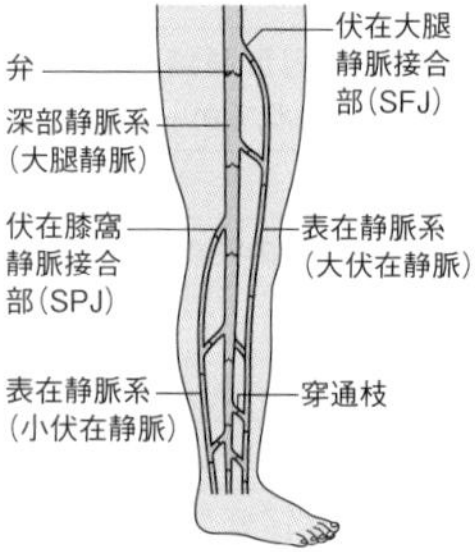

下肢表在静脈

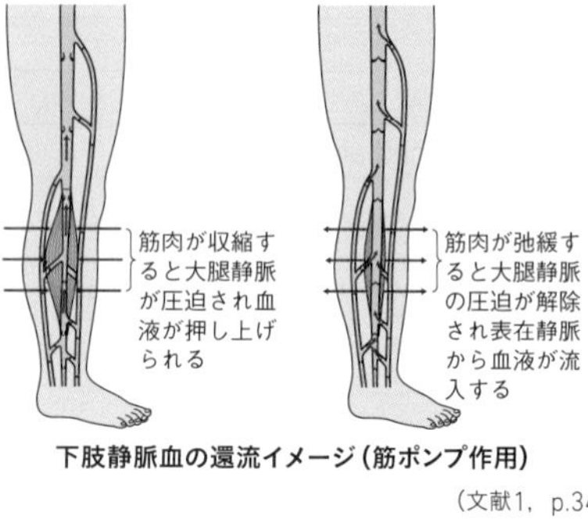

下肢静脈血の還流イメージ（筋ポンプ作用）

（文献1，p.347）

・一次性下肢静脈瘤：下肢表在静脈に原因
・二次性下肢静脈瘤：深部静脈血栓症（DVT），血栓後遺症（DVT後静脈瘤），妊娠，骨盤内腫瘍，動静脈瘻，血管性腫瘍などが原因</td></tr>
</table>

（■疾患の概要 つづき）

症状・臨床所見	•むくみ（浮腫；夕方に顕著，朝方に改善），表在静脈の怒張（立位で顕著），こむら返り（安静時や就寝時に生じやすい），疼痛，うっ滞性皮膚炎（かゆみを伴う湿疹，悪化すると難治性の潰瘍を形成）
検査・診断・分類	•ドプラ聴診：超音波ドプラ聴診器を用いて表在静脈（大・小伏在静脈とその分枝）や深部静脈の逆流の有無を確認 •トレンデレンブルグ（Trendelenburg）検査：大・小伏在静脈および穿通枝の弁機能を評価 •ペルテス（Perthes）検査：深部静脈の開存と穿通枝の弁機能を評価 •下肢カラードプラ超音波検査：静脈の走行，瘤の状態，分枝・穿通枝の局所診断 •下肢静脈造影CT検査：瘤や血栓の描出 •下肢静脈造影検査：深部静脈の開存を確認 •下肢MRI静脈撮影：深部静脈，表在静脈とその分枝を詳細に評価 •足関節上腕血圧比（ABI；足関節収縮期血圧/上腕収縮期血圧）：0.90以下は下肢静脈瘤を示唆〔ただし，下肢動脈硬化で正常値となるため，動脈硬化とABIを評価できる血圧脈波検査装置（ABI/PWV）で測定〕 •CEAP分類：下肢静脈性疾患は，①臨床分類（Clinical classification），②病因分類（Etiological classification），③解剖学的分類（Anatomic classification），④病態生理的分類（Pathophysiologic classification）に分類されるが，下肢静脈瘤の治療方針決定に使用されるのは臨床分類（Clinical classification）（p.213参照） •形態分類：①伏在型静脈瘤，②側枝型静脈瘤，③網目状静脈瘤，④クモの巣状静脈瘤
治療	【圧迫療法】 •最も重要な保存的治療法で，再発予防または外科的治療の困難な症例が適応 •弾性ストッキング：末梢から中枢に向けて圧迫圧を漸減させることで静脈還流を促進．警告や禁忌・禁止事項に十分留意したうえで使用（p.213参照）

治療

【ストリッピング術（抜去切除術）】
- 大伏在静脈の蛇行・拡張が顕著な症例，浮腫・うっ滞性皮膚炎・下肢潰瘍などを伴う症例が適応
- 病変静脈を除去する根治的治療であり，高位結紮術や硬化療法よりも再発率が低い
- 下腿の大伏在静脈から鼠径部に向かってストリッピングワイヤーを挿入してヘッドを用いて病変静脈（内踝～大伏在静脈全長）を抜去
- 膝下2/3における大伏在静脈は伏在神経と並走しているため，実施しないほうがよいとされている

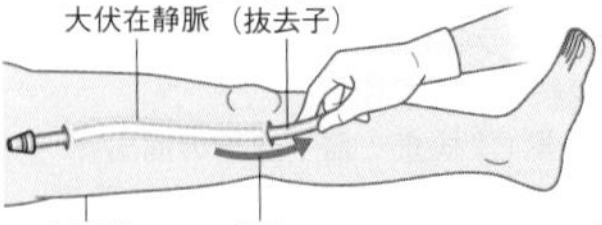

（文献3，p.256）

【高位結紮術】
- ストリッピング術が困難な大伏在静脈や小伏在静脈の分岐部にある静脈瘤が適応
- 弁不全をきたしている静脈の基部（深部静脈への流入部）を切離・結紮し逆流を遮断
- 大伏在静脈では伏在大腿静脈接合部（SFJ），小伏在静脈では伏在膝窩静脈接合部（SPJ）で結紮
- 高位結紮のみでは再発する可能性が高く，後日硬化療法を併用する施設が多い

【硬化療法】
- 術後の遺残静脈瘤，クモの巣状静脈瘤，網目状静脈瘤が適応
- 病変静脈に硬化剤を注入後，弾性包帯で圧迫して血管を癒着・硬化させて静脈瘤をつぶす治療法（硬化した静脈は徐々に縮小し組織に吸収されて消滅）
- 血管径が大きい症例では高位結紮術などと組み合わせて行う

【血管内治療】
- 一次性下肢静脈瘤の伏在型静脈瘤が適応

(■疾患の概要 つづき)

治療	・血管内レーザー治療 / 血管内高周波 (ラジオ波) 治療：エコーガイド下にレーザーまたは高周波を照射して焼灼・閉塞する治療法 ※ストリッピング術よりも再発の可能性が高いが，抗凝固薬・抗血小板薬服用患者，高度の肥満患者はよい適応

■臨床分類 (Clinical classification)

Class	臨床所見
0	静脈瘤なし
1	クモの巣状あるいは網目状静脈瘤
2	大きな静脈瘤
3	浮腫あり
4	皮膚病変 (湿疹，色素沈着，皮膚硬化)
5	潰瘍の既往あり
6	潰瘍あり

0が最も軽症で，6が最も重症．たとえば，潰瘍を伴う下肢静脈瘤はC6と分類する．

(文献1，p.350)

■弾性ストッキング使用に対する警告と禁忌・禁止

【警告】(使用に慎重を要する)
①急性期の深部静脈血栓症患者 ②動脈血行障害，うっ血性心不全および装着部位に炎症や化膿，疼痛を伴う皮膚疾患，創傷のある患者 ③装着部位に知覚障害のある患者 ④糖尿病患者 ⑤装着部位に極度の変形を有する患者 ⑥繊維に対して過敏症のある患者
【禁忌・禁止】(使用しない・不可)
①重度の動脈血行障害，うっ血性心不全および有痛性青股腫の患者 ②化膿性静脈炎の患者

9 先天性疾患

心室中隔欠損症（VSD）

■疾患の概要

誘因・原因	•胎生期の発達障害により心室中隔に欠損孔を有する •先天性心疾患のなかで最も有病率が高い
病態	•心室中隔の欠損孔を通じて左室と右室，左室と右房が交通（短絡）する疾患 •発生機序により，単純穿孔型と整列異常型に分類 •単純穿孔型：発生過程での心室中隔の形成や左右心室の肉柱形成が不完全．小欠損であれば自然閉鎖がみられる •整列異常型：漏斗部中隔と肉柱部中隔の空間的なズレにより形成．欠損孔が大きく，通常，自然閉鎖は期待できない •短絡血流量は，欠損孔の大きさ，肺血管抵抗，体血管抵抗によって決まる •欠損孔が大動脈弁輪径と同等かそれ以上であれば大欠損，それ以下であれば小欠損 •大欠損：短絡血流量の増加に伴う肺血流量の増加により左房・左室が容量負荷となり，右室・肺動脈圧が上昇し肺高血圧を合併，放置すれば死にいたることがある •小欠損：短絡血流量は少なく，大動脈弁輪径の1/3以下の小欠損であれば右室・肺動脈圧は正常に保たれるため通常，無症状で経過し，自然閉鎖も期待できる

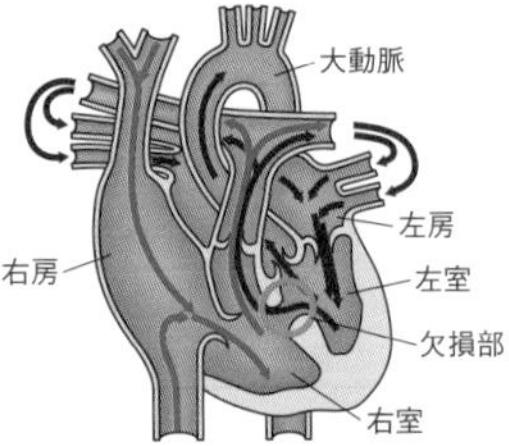

心室中隔欠損症（VSD）

（文献1，p.76）

(■疾患の概要 つづき)

症状・臨床所見	•小欠損は，出生時より心雑音を生じるが症状を認めず，支障なく日常生活を送ることができるが，軽労作で息切れを生じ容易にチアノーゼを呈する場合にはアイゼンメンジャー症候群を考慮 アイゼンメンジャー症候群：高度の肺高血圧による器質的肺血管閉塞の進行に伴い，不可逆的に肺血管抵抗が上昇することで起こる左右短絡の減少と右左短絡の増加により(アイゼンメンジャー化)，チアノーゼが出現する血行動態で，年齢とともに不可逆的となる •大欠損は，乳児期早期より多呼吸・体重増加不良が出現，ときに不機嫌から蒼白〜チアノーゼを呈し呼吸循環不全発作をきたす
検査・診断・分類	•欠損孔の位置による分類：カークリン(Kirklin)分類，東京女子医大心研分類(アジア人に多い室上稜上部欠損を2つに分ける)が用いられる(**図**参照) ＊室上稜上部欠損(円錐部欠損，漏斗部欠損)では大動脈弁の変形を伴い閉鎖不全をきたすことが多い ＊無症状の小さな中心筋性部欠損の多くは乳児期に閉鎖 •ソト(Soto)分類：膜性部欠損は膜性中隔から各方向に伸びることが多いことから「膜性部周辺の心室中隔欠損症(perimembranous VSD)」とよび，その伸びる方向により，流入部，肉柱部，漏斗部の3亜型に区別(次ページ参照) •聴診：収縮期逆流性雑音の聴取 •検査：心電図(短絡量により左室肥大が顕著となり，肺高血圧が加われば両室肥大)，胸部X線，心エコー検査
治療	•パッチ閉鎖術：欠損孔の大きさに応じてパッチ〔通常，延伸多孔質フッ素樹脂(ePTFE)〕を縫合して欠損孔を閉鎖する根治術 •カテーテル治療：日本では保険適用外 【アイゼンメンジャー症候群】 •成人後に肺高血圧を合併する症例の約半数は手術治療が可能 •肺血管拡張薬の適応となり，単独での欠損孔の閉鎖は，肺高血圧がさらに増悪するため禁忌(高度の心不全例に限り，心肺同時移植または肺移植＋心内修復術などを検討)

■型別分類

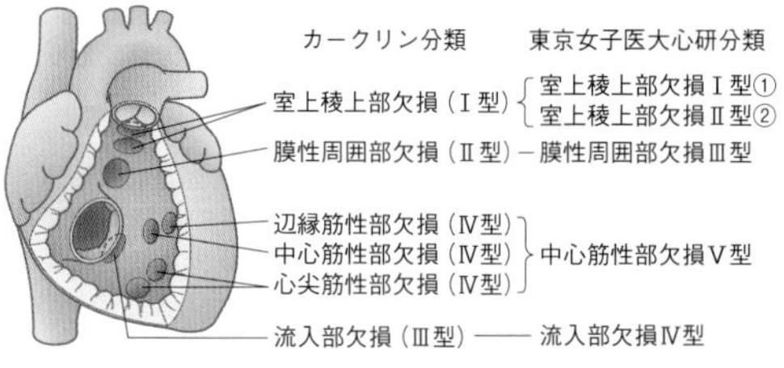

(Donald DE, et al：Surgical correction of ventricular septal defect：anatomic and technical consideration. J Thorac Surg, 33：45, 1957および龍野勝彦ほか：心室中隔欠損症の外科解剖．心臓，2：775-781，1970.をもとに作図)

（文献1，p.77）

■ソト（Soto）分類

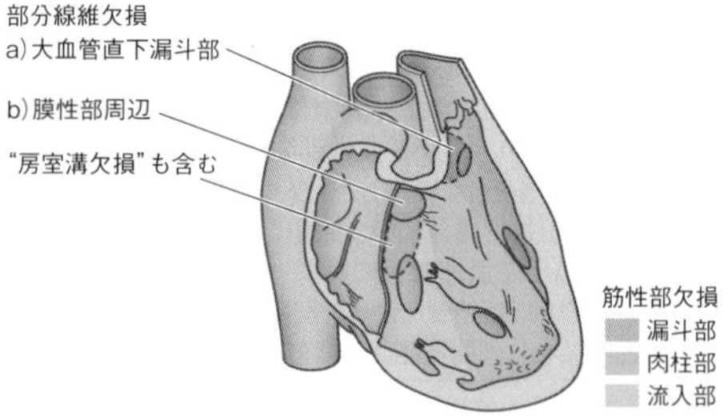

(Soto B, et al：Classification of ventricular septal defects. Br Heart J, 43：332-343, 1980.をもとに作図)

（文献1，p.77）

Memo

心房中隔欠損症（ASD）

■疾患の概要

誘因・原因	•胎生期の発達障害により心房中隔に欠損孔を有する •40歳以上の先天性疾患の35～40%を占める
病態	•心房中隔に存在する欠損孔により心房レベルの短絡をきたす疾患 •年齢の経過とともに右室壁が薄く，左室壁が厚くなるに従い左右心室のコンプライアンス差が生じて左右短絡が増加し，右房・右室・肺血管が容量負荷となり，まれに器質的肺血管閉塞をきたす •短絡血液量や短絡方向は，欠損の大きさと左右心室のコンプライアンス差により決まる •20～50%は幼児期に自然閉鎖するが，成人例では不整脈，心不全をきたすことがある 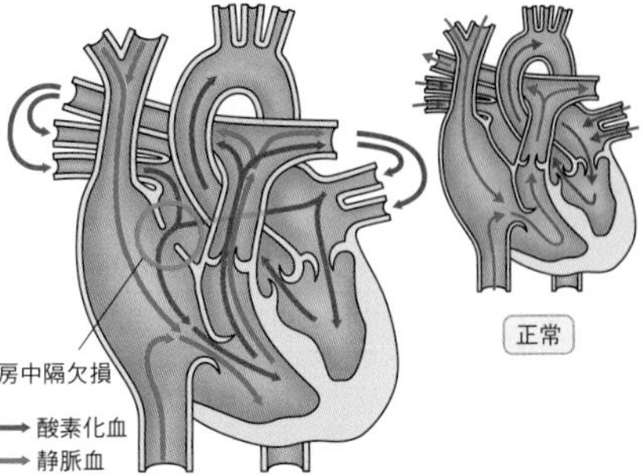 （文献1，p.69）
症状・臨床所見	•多くは成人期まで無症状に経過し，成人期になって健康診断などで発見されることが多い •肺体血流比1.5以上で，息切れ，動悸，易疲労感などを生じ，年齢経過とともにうっ血性心不全，肺高血圧，不整脈，僧帽弁・三尖弁閉鎖不全などを合併

（■疾患の概要 つづき）

検査・診断・分類	•分類：欠損の部位により，一次孔欠損型，二次孔欠損型，静脈洞欠損型（上位欠損型，下位欠損型），冠静脈洞欠損型に大別（二次孔欠損型が最も多く，冠静脈洞欠損型はまれ） ＊中隔がまったくないものを単心房という •聴診：II音の固定性分裂の聴取 •検査：心電図（不完全右脚ブロックが多い），胸部X線，心エコー検査
治療	•内科的治療：①心房細動に対する内科的治療，②肺高血圧に対する内科的治療，③感染性心内膜炎に対する予防的抗菌薬投与，④閉鎖術後の抗血小板薬投与など •外科的閉鎖術：開胸，人工心肺下に直接縫合または自己心膜によるパッチ縫合 ※アイゼンメンジャー症候群では禁忌 •カテーテル治療：38mm未満の二次孔欠損型で，前縁以外の周囲炎が5mm以上ある症例で第一選択

■欠損孔の部位によるASDの分類

一次孔欠損型（約20%）	•心房中隔下方の房室弁直下に欠損孔 •一次中隔と心内膜床が癒合しないことで起こり，通常，僧帽弁前尖または中隔尖の亀裂を伴う（不完全型房室中隔欠損）
二次孔欠損型（約70%）	•心房中隔の中央の卵円窩に欠損孔 •一次中隔の過剰吸収によるもの，二次中隔の形成異常によるもの，一次中隔の吸収が異常位置に起こるもの，などがある
静脈洞欠損型（約10%）	•上位欠損型：上大静脈流入部に欠損孔．洞機能不全や上室性不整脈を伴うことが多い •下位欠損型：下大静脈流入部に欠損孔 •冠静脈洞欠損孔：左側静脈洞と心房の間にあるleft arteriovenous foldの形成不全による．きわめてまれ
単心房	•心房中隔全部が欠けているもの

（文献1，p.71を改変）

動脈管開存症(PDA)

■疾患の概要

誘因・原因	•肺呼吸の開始に伴い出生後1～2日で閉鎖する動脈管(大動脈弓と左肺動脈近位部をつなぐ血管)が閉鎖せずに開いたままの状態 •妊娠初期の風疹感染，胎児期の低酸素血症などが関与するとされるが明確ではない
病態	•動脈管開存に伴う左右短絡疾患で，肺血流の増加，左心系容量負荷となる •加齢に伴い左右短絡が増加し，中高齢となって高度の肺高血圧を呈し心不全をきたすことがある 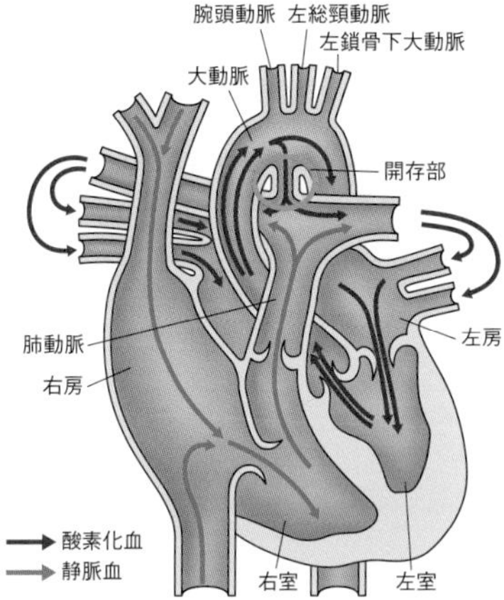 (文献1，p.84)
症状・臨床所見	•左右短絡が少なく左室容量負荷がない場合：通常，無症状 •中等度以上の左右短絡：労作時息切れ，動悸，胸痛など

（■疾患の概要 つづき）

検査・診断・分類	•身体所見：聴診（連続性雑音），視診（下肢のチアノーゼ，足爪のばち指はアイゼンメンジャー症候群を示唆） •検査：心電図，胸部X線，心エコー，心臓カテーテル
治療	•早期産児で生じる動脈管閉鎖遅延（DCDA；動脈管閉鎖に数か月を要する）に対しては水分制限やインドメタシン投与 •新生児期・乳児期の心不全または肺高血圧症例には早急の手術を考慮 •動脈管開存症に他の先天性心疾患を合併する場合は，種類に応じて手術の適応を考慮 •外科手術（生後6か月未満）：結紮術，離断術（ともに高い安全性・有効性） •カテーテルによるコイル塞栓術：径の細いPDAに対して行われる •カテーテルによる動脈管開存閉鎖システム：閉鎖栓を留置し動脈管開存を閉鎖．径の太いPDAに対して行われる

Memo

ファロー四徴症(TOF)

■疾患の概要

誘因・原因	・胎生期の発達障害により生じた漏斗部(円錐)中隔の右前方への偏位
病態	・肺動脈狭窄，心室中隔欠損(VSD)，大動脈騎乗，右室肥大を四徴とするチアノーゼ性先天性心疾患で，多彩な心奇形を合併 ・大きなVSDと右室流出路狭窄を基本とし，軽度の右室流出路狭窄では肺血流の増加により乳児期早期に心不全，強度の右室流出路狭窄ではVSDを通じて右左短絡をきたし，静脈血の体循環への駆出によりチアノーゼを呈する ・肺動脈閉鎖にいたると極型ファロー四徴症といい，肺血量の維持に動脈管が必要となる(動脈管依存性) ・よく修復術された例では長期予後良好 ・手術が行われなければ生後1年生存率は64%，10年生存率は23%と低い 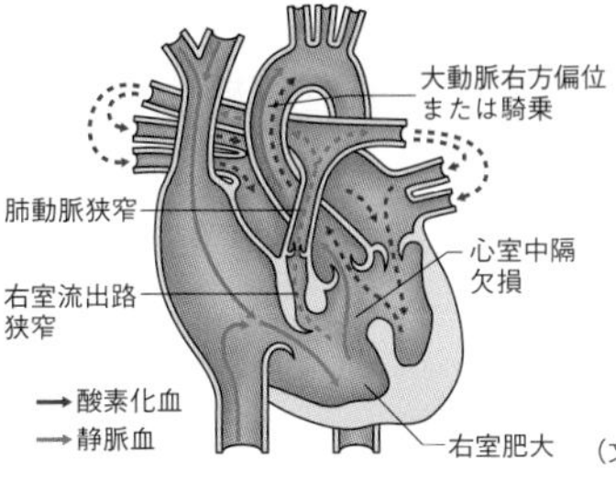 (文献1，p.89)
症状・臨床所見	・チアノーゼ，ばち状指，心雑音，低酸素発作(無酸素発作ともいう；強度のチアノーゼ，興奮，易刺激性，過呼吸，失神など)，蹲踞の姿勢(息切れのため無意識にしゃがむ)など
検査・診断・分類	・聴診：単一II音，収縮期雑音，低酸素発作では心雑音の減少 ・検査：心電図(右軸偏位，右室肥大)，胸部X線，心エコー，心臓カテーテル

(■疾患の概要 つづき)

治療	・全症例が手術の対象 ・心内修復術は通常，生後6か月～2，3歳の時期に行う ・開心術が安全に行えない場合，姑息的にブラロック・タウジッヒ(BT)シャント手術により肺血流を増加させ，1～2歳で心内修復術を実施 ・成人期に，右室流出路狭窄や肺動脈弁逆流のために再手術が必要な場合もある

房室中隔欠損症(AVSD)

■疾患の概要

誘因・原因	・胎生期の心内膜床の発達異常(形成癒合不全) ・ダウン症候群や内臓錯位(無脾症・多脾症)に高率に合併する
病態	・心房中隔欠損と心室中隔欠損からの多量の左右短絡がある場合は，重度の肺高血圧症を呈し，心室中隔欠損症(VSD)よりも早期に肺血管病変が進行する ・ダウン症候群では進行が顕著で，生後6か月を超えるころからアイゼンメンジャー化(p.215)がみられる ・加齢とともに房室弁逆流が進行するため，自然予後は不良である

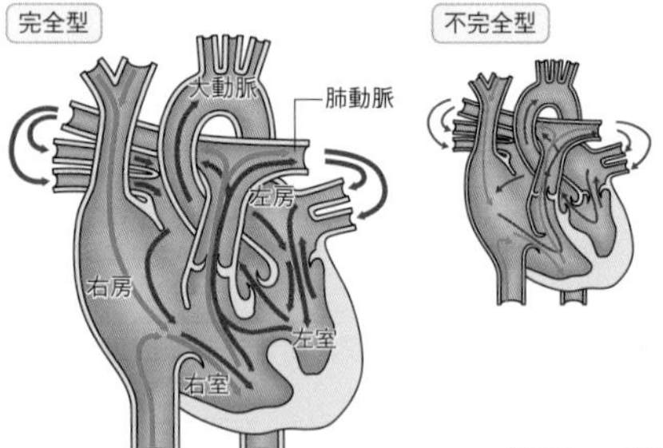

(文献1，p.96)

(■疾患の概要 つづき)

症状・臨床所見	•多呼吸，多汗，哺乳不良，体重増加不良など •II音亢進と収縮期雑音の聴取 •大きな心室中隔欠損を有する場合，乳児期から重篤な心不全症状を呈する
検査・診断・分類	【検査】 •心電図検査：診断的価値が高く，左軸偏位，PQの延長，不完全右脚ブロックが特徴で，完全型では右室肥大または両室肥大を示す •心エコー検査：きわめて有用な検査．流入部心室中隔が短縮し，心房中隔下部と心室中隔に欠損を認める •胸部X線検査：左右短絡量に比例して心拡大と肺血管陰影が増強する •その他：心臓カテーテル検査，心血管造影検査 【分類】 •完全型・不完全型に分けられ，完全型は共通前尖の形態から3型に分類される類(ラステリ分類)
治療	•姑息的手術：肺動脈絞扼術 •根治手術：心内修復術(two-patch法, one-patch法) •遠隔期に僧帽弁閉鎖不全に対し手術が必要な症例もある •不完全型AVSDは心房中隔欠損症(ASD)に準じる

Memo

10 リンパ管疾患

リンパ浮腫

■疾患の概要

誘因・原因	•リンパ浮腫は，リンパ組織の先天的無形成・低形成や遺伝性により発症する原発性（一次性）と続発性（二次性）に分けられる •続発性が大部分を占め，原発性は稀である 【続発性リンパ浮腫の原因】 •主な原因：乳がん，子宮がん，卵巣がん，前立腺がん，直腸がん，悪性黒色腫，リンパ腫などの腫瘍自体やリンパ節転移によるリンパ流障害，これらの悪性腫瘍における外科的リンパ節郭清後，放射線治療後，タキサン系薬剤使用後など治療によるもの •その他の原因：外傷，熱傷，病的肥満，寄生虫感染（フィラリア症，世界的には多いが，日本では頻度が低い）など 【原発性リンパ浮腫の分類】 •特発性：原因不明（早発性：35歳未満；晩発性：35歳以上） •先天性：遺伝子異常
病態	•リンパ浮腫は，なんらかの原因によってリンパ循環が障害され，細胞間隙や組織間隙に蛋白を高濃度に含む組織間液がたまったために，手や足などの体の一部がむくむ病態 •局所性で片側性のことが多い •発症早期には圧痕性浮腫であるが，慢性期では非圧痕性となる •8割が下肢に発症する
症状・臨床所見	•無痛性であることが多く，深部静脈血栓症との鑑別は重要で併存する場合がある •初期：患肢の違和感や疲れやすさ，衣類のサイズが合わなくなる，下着の痕が残るなど •患肢周囲径の増大，体重の増加，日常活動性の低下など．さらに長期におよぶと，皮膚の肥厚・硬化，患肢の感染の反復，利尿薬による効果の減弱など

（■疾患の概要 つづき）

検査・診断・分類	•経過，臨床所見より診断を行う •診断困難な症例の場合，リンパ管シンチグラフィー（実施できる施設は限られている） 必要であれば，エコーやCTなどで除外診断を行う •国際リンパ学会（ISL）によるリンパ浮腫の病期分類では，リンパ浮腫を5期に分類している
治療	•続発性リンパ浮腫では，原因疾患の治療と並行して行う •潜在的にリスクがある患者への予防的指導やリンパ浮腫の重症化を抑制する指導が重要 •リンパ経路のうっ滞を解消することで組織間隙に貯留する体液を戻すことを目的とする「複合的治療」が行われる 複合的治療：理学療法に日常生活上の指導やセルフケア指導を加えた，包括的な保存的治療 •複合的治療に難治性の症例では，外科的治療が検討される（リンパ管細静脈吻合術，血管柄付きリンパ節移植術，脂肪吸引術，切除減量術など）

■リンパ浮腫の病期分類

ISL 0期	リンパ流の障害はあるが浮腫はない潜在期
ISL 1期	患肢挙上で改善する圧痕性浮腫で可逆性の時期
ISL 2期	患肢挙上では改善しない圧痕性浮腫期
ISL 2後期	線維性硬化による非圧痕性で不可逆性の時期
ISL 3期	著明な線維性硬化，表皮肥厚，色素沈着，脂肪沈着や疣贅形成を伴う非圧痕性で象皮症の時期

（Lymphoedema Framework Best Practice for the Management of Lymphoedema. International consensus." London: MEP Ltd, 2006. を参考に作成）

■四肢における周径の計測部位

上肢

①MP関節直上を含む周囲（手掌屈曲位で第2～第5指の根部からなる線にメジャー上端を合わせて測定）
②手関節周囲
③肘窩関節より5cm末梢側
④肘関節より10cm中枢側

下肢

①第1～第5中足骨遠位側（足弓の遠位側）を通る周囲
②足関節周囲
③膝窩関節より5cm末梢側
④膝関節より10cm中枢側
⑤大腿根部

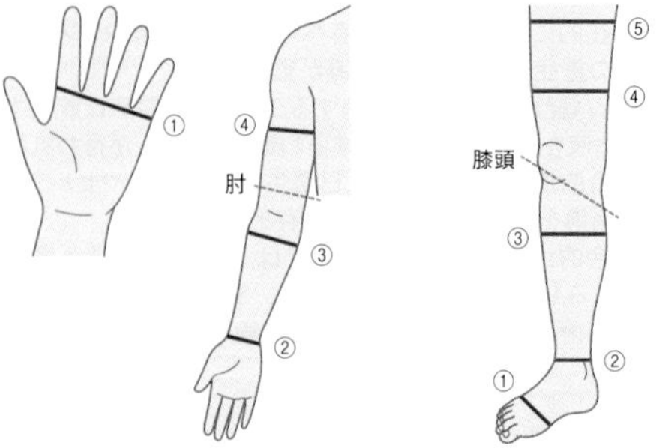

（日本リンパ浮腫学会：リンパ浮腫診療ガイドライン2018年版. p.16, 金原出版, 2018より）

- 図に示す部位での周囲径を測定し，記録する
- 浮腫の判断：四肢のいずれかの部位で2cm以上の左右差があれば有意とする．治療前後の比較では1cmをカットオフとする
- 注意点：再現性を高めるために計測時の時間や体位を統一する

Memo

■セルフケア・治療のポイント

生活指導	患肢挙上	•患肢を心臓よりも高い位置に保つことで，リンパ液が灌流しやすくなる •とくに夜間は，可能なかぎりの時間，患肢を挙上する •座布団やクッションを丸めて患肢の下に置き，また介護ベッドであれば，リクライニング機能を利用して，患肢が心臓の位置よりも10cm程度高くなるように工夫する •正座を避ける 足の場合 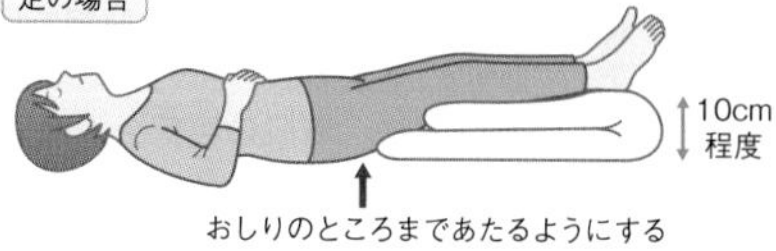
	スキンケア	•皮膚の観察，清潔保持，保湿を定期的に行い，感染を予防する．白癬症を予防するため，爪，指間と趾間はとくに清潔にする •虫刺され，ペットによる引っかき傷，熱傷，ひび割れに注意する •皮脂欠乏性皮膚炎と掻破による肌荒れを防ぎ皮膚のバリア機能を保つために，保湿効果の高い皮膚軟化剤で十分な湿潤化を習慣化させるセルフケアを指導し，日常的に患肢を保護する（手袋などを使用し，患肢を露出しない）ことを習慣付ける •爪切りの際には，深爪を避け，爪周囲の甘皮を除去しない •絞扼性の衣服を避ける
	栄養指導	•適正な体重を維持する •塩分・水分の過剰摂取を控える
運動療法		•弾性着衣または多層包帯を装着した圧迫下での運動が効果的 •疲れがない程度，痛みがない程度，継続できる程度の運動が望ましいとされている

（■セルフケア・治療のポイント つづき）

圧迫療法	圧迫療法は治療の主軸をなすため，末梢動脈の虚血性変化の除外のためABIの計測を行う
弾性着衣	•ILS 1期と四肢形状に変形拘縮がないILS 2期がよい適応で維持期の標準治療として推奨 •着圧：最低30mmHg必要だが，強い締めつけは避ける •着衣のサイズ，着圧，長さ，関節への負担の有無，装着のしやすさを確認するためのフィッティングテストを行う •弾性着衣は主に日中に装着し，睡眠時は患肢を挙上してはずすことが多い •正しい着脱方法，着脱の実際，治療効果，着圧の再評価（着圧が低くなっていないか），着衣の洗濯方法をそれぞれ4週間間隔で確認する •経時的に着圧が弱まるため，少なくとも6か月着用したものは交換する
多層包帯法	•変形拘縮，あるいは浮腫が著明で弾性着衣の装着が困難なILS 2期以降のリンパ浮腫でよい適応．集中治療期の標準治療として推奨されている •清潔を保った患肢に，筒状包帯，パッティング包帯，低伸縮弾性包帯を順に用いて，末梢側から中枢側に向かって，患肢にかかる圧が段階的に弱くなるように巻き上げる（包帯との間に指一本分の余裕を持たせる） •装着後に，患肢をどの程度動かすことができるかを確認する •翌日に包帯を解き，皮膚に汗疹や発赤がないかをチェックし，再度包帯を巻く •手指・足趾には指包帯を使用する

（文献3，p.265-267をもとに作成）

第 7 章

循環器でよく行う治療

1 電気的除細動（ディフィブリレーション・カルディオバージョン）

- 不整脈に対し，洞調律に復帰させることを目的に直接通電する方法. DC(direct current)ともいう.
  - 非同期式除細動〔ディフィブリレーション(defibrillation)〕：致死性不整脈に対するカウンターショック
  - 同期式除細動〔カーディオバージョン(cardioversion)〕：頻拍性不整脈に対するカウンターショック

■電気的除細動の適応と禁忌

禁忌		•ジギタリス中毒による心房頻拍，心房細動，心室頻拍 •心房内血栓を有する心房細動 •肺塞栓・脳塞栓の発症後 •ペーシングのバックアップのない徐脈性不整脈（洞不全症候群や高度房室ブロックなど）
適応	ディフィブリレーション	•心室細動(VF)，無脈性心室頻拍（無脈性VT）
	カルディオバージョン	•薬物投与やオーバードライブペーシングで改善しない症状を伴う心室頻拍(VT)，上室性頻拍(PSVT)，頻脈を伴い薬物投与で改善しない心房粗動(AF)・心房細動(Af)など

■ディフィブリレーションの通電部位

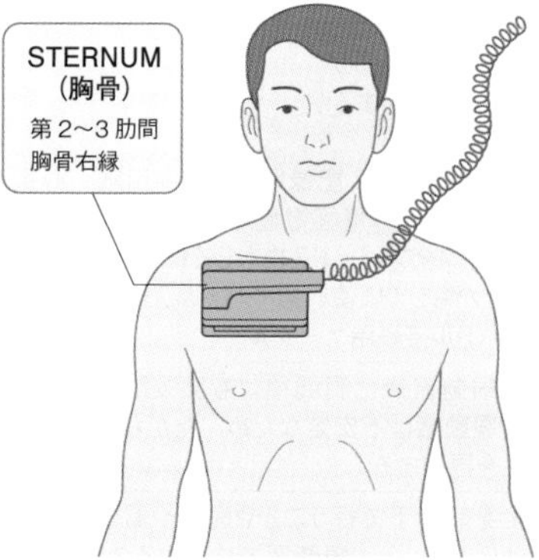

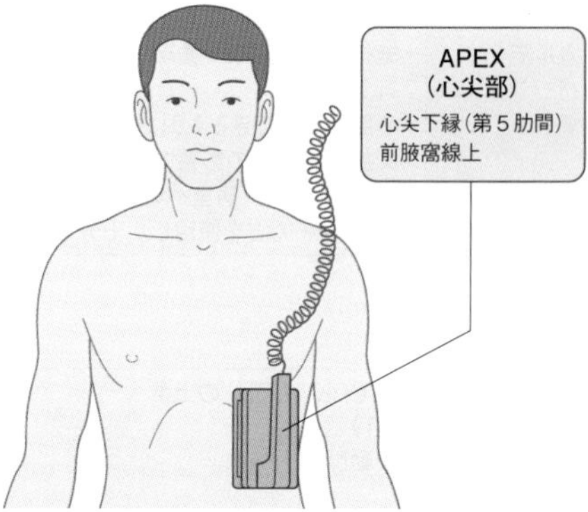

なるべく離し，心臓を挟むようにする

（文献3，p.357）

■ケアの注意点

整備	定期的に以下をチェックする ・充電されているか ・きちんと作動するか ・物品の確認 パドルの汚れ，記録用紙と予備用紙，心電図リード，心電図電極（パッチ），ペースト（ディフィブパッド3枚もしくはゲルエイド3本）かもしくは使い捨てパドル3枚，使い捨てパドル接続用ケーブル
ディフィブリレーションの場合	・除細動直後に洞調律にも戻ったとしても，循環動態は不安定なため，ただちに心肺蘇生を再開する
カルディオバージョンの場合	・全身麻酔下で行うことや医師や看護師がそばにいること，短時間で終了することなどを説明し，不安の軽減をはかる ・施行前後の呼吸・循環・意識状態の観察を行う ・心肺蘇生ができるように準備をしておく ・実施後は麻酔の影響でふらつきがみられることがあるため，病室への移動は車いすやストレッチャーなどを使用し，十分な観察を行う

■合併症

- 血清酵素（AST，CPK，LDH）の上昇
- 心電図変化（ST-T）
- 塞栓症（肺および動脈）
- 肺水腫
- 不整脈（心室頻拍性，洞停止，房室ブロック）
- 低血圧
- ペースメーカ本体故障，ペースメーカリード障害
- 皮膚の紅斑，熱傷
- 無呼吸（一過性）
- 発熱，白血球増多，赤沈促進，CRP陽性化

（文献1，p.185）

循環器でよく行う治療

2 ペースメーカ

- 本来の心臓の刺激伝導系に代わり，心筋に電気刺激を与え（ペーシング），人工的な心調律をつくり出す.
- 一般的に，ペースメーカは左右いずれかの前胸部に植え込まれる.

■ペースメーカの種類

	目的
一次的ペーシング（体外にペースメーカを設置）	•急性心筋梗塞に伴う徐脈性不整脈（重症洞不全症候群，高度房室ブロック） •徐脈性不整脈による失神 •ペースメーカを体内に植え込むまでの間の治療 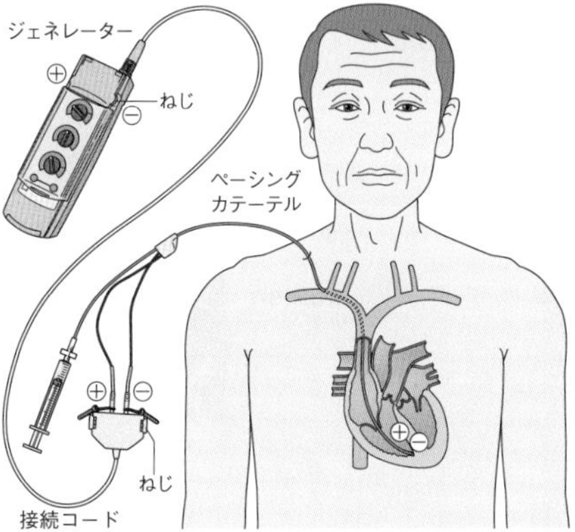 （文献10，p.20）

恒久的ペースメーカ（植込み型ペースメーカ）	・徐脈性不整脈（洞不全症候群，房室ブロック，徐脈性心房細動）に伴う症状（脳虚血症状，心不全）がある場合 シングルチャンバ植込み図 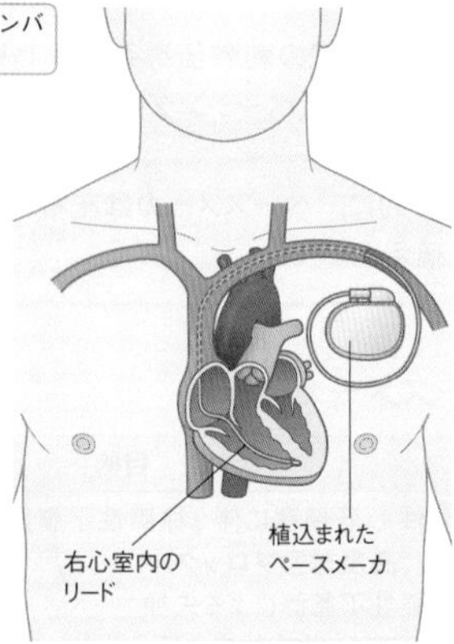 デュアルチャンバ植込み図 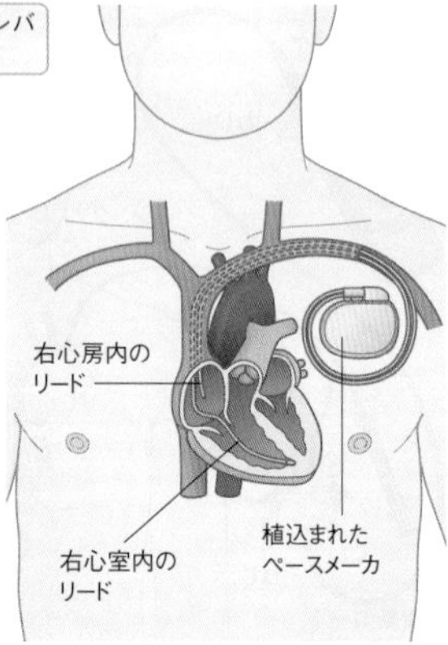 （文献6，p.105）

■シングルチャンバ型とデュアルチャンバ型

- リード（導線）の先端にある電極が心筋に接して電気刺激を与える．1本のリードを使用したものをシングルチャンバペースメーカ，2本のリードを使用したものをデュアルチャンバペースメーカという．
- ペースメーカとリードが一体化したリードレスペースメーカも現在では用いられている．

シングルチャンバペースメーカ	・心房または心室のどちらかを監視し治療を行う
デュアルチャンバペースメーカ	・1本は右心房に，もう1本は右心室に留置され，心房・心室それぞれを監視することができる
リードレスペースメーカ	・カテーテルを用いて，鼠径部から大腿静脈を経由して右心室内に留置するシステム ・従来の皮下に植え込むシステムによる合併症（リード断線，皮膚トラブルなど）を防ぐことが可能 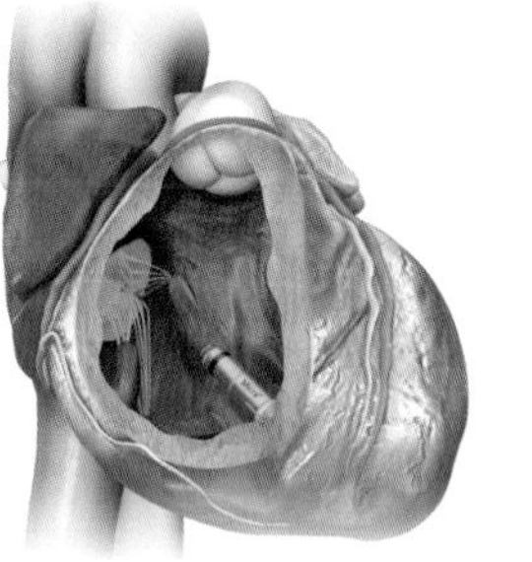 （写真提供：日本メドトロニック株式会社）

（文献3，p.464を改変）

■NBGコード

- ペースメーカの作動様式を表す.

第1文字 ペーシング部位	第2文字 感知部位	第3文字 自己心拍への反応
V(ventricle)：心室 A(atrium)：心房 D(dual)：心室+心房	V(ventricle)：心室 A(atrium)：心房 D(dual)：心室+心房 O(none)：なし	I(inhibited)：抑制 T(triggered)：同期 D(dual)：抑制+同期 O(none)：なし

I（抑制）：自己心拍を感知すると，ペースメーカは刺激を停止する
T（同期）：自己心拍を感知すると，同期して刺激を出す
D（抑制+同期）：PまたはR波を感知すると抑制，P波に同期して心室刺激を出す

（文献3，p.464を改変）

コードの表示例

V V I
↓ ↓ ↓
ペーシング部位　感知部位　自己心拍への反応

心室のみを刺激し，R波のみを感知し，自己R波があれば心室ペーシングを抑制する

※身体活動に応じて心拍数が自動的に増減する心拍応答型では，末尾にRが表示される
表示例：DDDR

Memo

■ペーシングモードの機能とリードの留置部位・適応

【AAI】心房のみを刺激し，P波のみを感知する
適応：洞不全症候群
※房室ブロックが合併または将来的に出現する可能性があるため，心房および心室にリードを留置し，できるだけ心室ペーシングを避ける設定をすることが多い

AAIモード

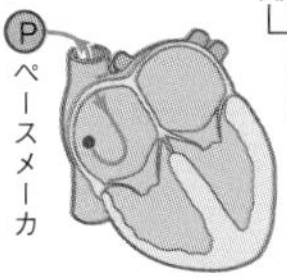

- リードが心房に留置され，この部位で心房のペーシングが行われる
- 自己の刺激伝導を心房に留置されたリードで感知（センシング）する
- 自己の刺激伝導がセンスされれば（自己P波があれば），ペースメーカからは刺激を出さない（ペースメーカの刺激は抑制される）

【VVI】心室のみを刺激し，R波のみを感知する
適応：徐脈性心房細動

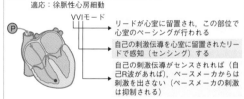

VVIモード

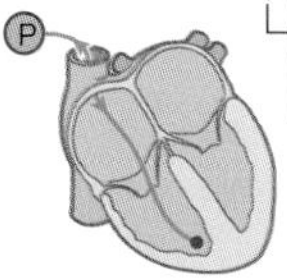

- リードが心室に留置され，この部位で心室のペーシングが行われる
- 自己の刺激伝導を心室に留置されたリードで感知（センシング）する
- 自己の刺激伝導がセンスされれば（自己R波があれば），ペースメーカからは刺激を出さない（ペースメーカの刺激は抑制される）

【VDD】PおよびR波の自己脈を感知(センシング)して必要に応じ心室を刺激する
適応：房室ブロック

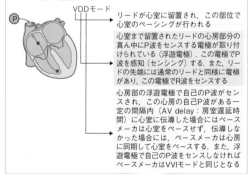

VDDモード

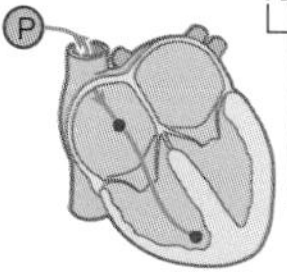

- リードが心室に留置され，この部位で心室のペーシングが行われる
- 心室まで留置されたリードの心房部分の真ん中にP波をセンスする電極が取り付けられている（浮遊電極）．この電極でP波を感知（センシング）する．また，リードの先端には通常のリードと同様に電極があり，この電極でR波をセンスする
- 心房部の浮遊電極で自己のP波がセンスされ，この心房の自己P波がある一定の間隔内（AV delay：房室遅延時間）に心室に伝導した場合にはペースメーカは心室をペースせず，伝導しなかった場合には，ペースメーカは心房に同期して心室をペースする．また，浮遊電極で自己のP波をセンスしなければペースメーカはVVIモードと同じとなる

（■ペーシングモードの機能とリードの留置部位・適応 つづき）

【DDD】P波とR波を感知し，必要に応じて心房および心室を刺激する
適応：洞不全症候群，房室ブロック

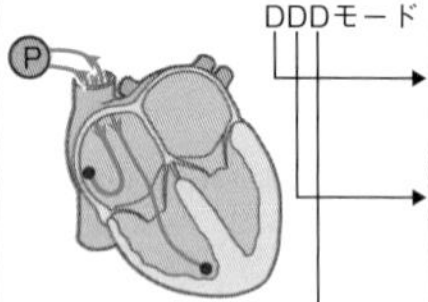

リードが心房と心室に留置され，この両部位で心房と心室のペーシングが行われる

自己の刺激伝導を心房と心室に留置された2本のリードで，心房ではP波を，心室ではR波をセンスする

心房に留置されたリードで自己のP波がセンスされれば，ペースメーカからは心房に刺激を出さない．さらに，自己のR波，または心房でペースメーカがペースした刺激が心室にある一定の間隔内（AV delay）に心室に伝導した場合，心室に留置されたリードでこれらがセンスされればペースメーカからは心室に刺激を出さない．逆に，これらの自己P波などがセンスされなければ，心房をペースしたのち，心房に同期して心室をペースする

※赤丸はセンシング，ペーシングを行う電極の位置を示す．

（文献3，p.464を改変）

Memo

■ペースメーカの管理のポイント

モニタリング	•ペースメーカモード電極の位置，設定心拍数，出力，閾値（心筋が収縮する最低電圧）などを把握しておく •ペースメーカにトラブルがみられたら，早急に医師に報告し，原因の探求と対処を行う •退院まではモニター心電図を装着して観察を行う •退院後は定期的な外来受診が必要
使用中の注意点	•強い電磁波や磁気にさらされると，ペースメーカの設定に影響を及ぼす可能性がある •以下のような手術や検査では実施前のペースメーカのチェック，設定確認・変更を行う ＊電気メスを使う手術 ＊放射線照射療法 ＊電気療法，高周波／低周波治療など ＊MRI（条件付きMRI対応ペースメーカであれば可能，検査実施には施設基準の確認と登録が必要） •日常生活では，以下の機器や場所の電磁波の影響が注意喚起されている ＊強い電磁波が発生する場所（各種溶接機，誘導型溶鉱炉，発電施設，レーダー基地など） ＊漏電している電気機器 ＊IH調理器 ＊自動車のスマートキーシステム ＊金属探知機，盗難防止装置 ＊全自動麻雀卓・電動麻雀卓 •自動車の運転は，担当医師への相談を要する

■ペースメーカのトラブル

ペースメーカ装着患者の心電図（正常例）	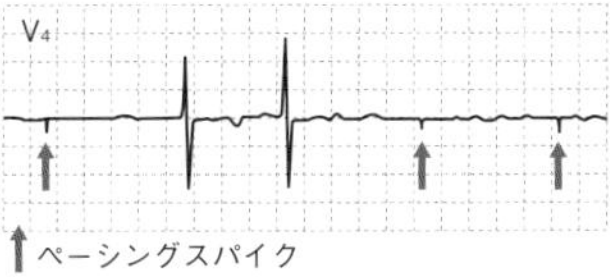
	•電気刺激を示すスパイク波が出現する

(■ペースメーカのトラブル つづき)

ペーシング不全		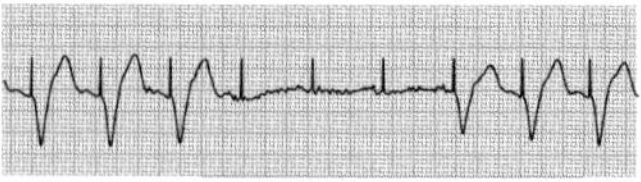 4〜6拍目にペーシングのスパイクがみられるが，QRSが3心拍連続で脱落している．ペーシング不全のため心室ペーシングにより心筋を捕捉していないためである
		•ペーシングスパイクが出現しても，それに続く心収縮刺激（P波またはQRS波）が出ない状態 •原因：リードの断線，電極先端の脱落，心筋刺激閾値の上昇，電池の消耗
センシング不全	オーバーセンシング	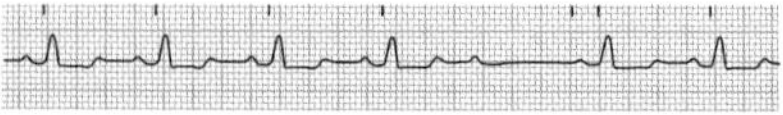 5拍目にペーシングのスパイクがみられず，QRSも脱落している．心室リードがノイズやP波などを過剰にセンシングしている可能性が考えられる
		•筋電位や外部からの電磁波を患者の心臓ととらえてしまい，ペーシングが働かない状態になる
	アンダーセンシング	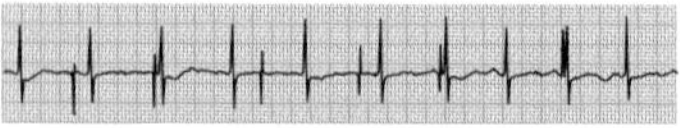 レギュラーなP波，QRS波がみられるが，2拍目直前からQRSと解離してペーシングのスパイクがみられる．心房または心室の電位をセンシングできていないためである
		•設定されていた感度では，患者の心臓の刺激を感知できず，刺激がないと判断してペーシングが行われる
ペースメーカ起因頻拍		•ペースメーカ植え込み後に動悸やめまい，息切れ，倦怠感，不快感などの症状が出現 •DDIモードでは，心室期外収縮から逆行性室房伝導により心房波を感知することで心房-心室ペーシングが起こる．次のペーシングから逆行性室房伝導により非生理的な心房-心室ペーシングが持続する．エンドレスループ頻拍という

（文献3，p.464）

■その他の植込み型デバイス

植込み型除細動器（ICD）	•心室頻拍（VT）や心室細動（VF）などの致死性不整脈を検出して，抗頻拍ペーシング（ATP），あるいは直流除細動を与えることにより不整脈を停止させる 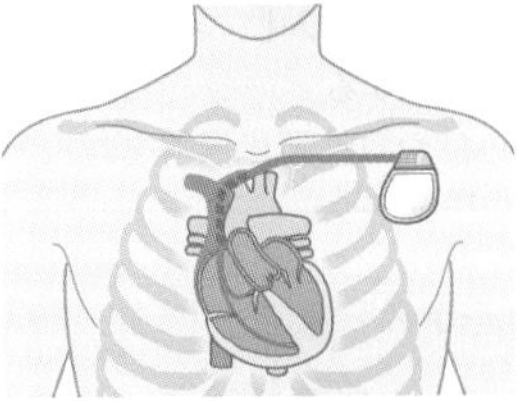
心臓再同期療法（CRT）	•両心室ペーシング治療ともいう •薬物抵抗性でQRS波の幅が広い心不全患者が対象 •心室内の伝導の遅延により生じる，心室中隔の収縮と左室自由壁の収縮の時間的なずれ（同期不全）を同期させる
両心室ペーシング機能付き植込み型除細動器（CRT-D）	•ICDとCRTの機能を併せ持つ 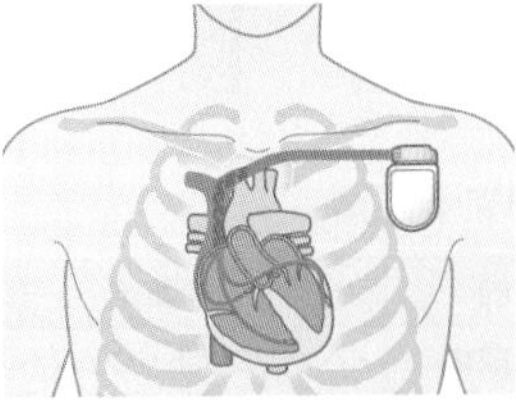
皮下植込み型除細動器（S-ICD）	•除細動機能を有する皮下植込み型デバイス •持続的なペーシング機能はない
植込み型心臓モニター（ICM）	•一過性の意識消失の起因が不整脈であるか，もしくは脳塞栓の原因である一過性心房細動検出を目的に用いられる

（文献3，p.467-468をもとに作成）

3 経皮的冠動脈インターベンション(PCI)

- 経皮的にカテーテルを末梢動脈から冠動脈の閉塞部分まで挿入し，バルーンで血管を拡張し，狭窄を解除する．
- 狭心症や急性冠症候群を対象として行われる．

■カテーテル穿刺部

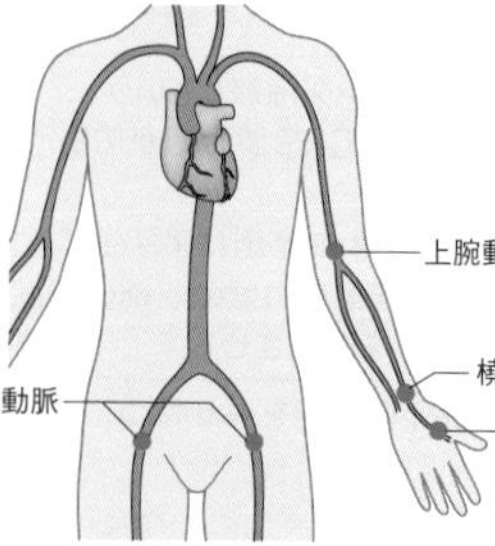

（文献3，p.455）

■使用する薬剤

目的	主な薬剤　一般名（販売名）
血栓形成の抑制・中和	•ヘパリンナトリウム（ヘパリンナトリウム） •プロタミン硫酸塩（プロタミン硫酸塩） •アルガトロバン（ノバスタン®HI，スロンノン®HI）
冠動脈血流の改善	•硝酸イソソルビド（ニトロール®） •ニコランジル（シグマート®，ニコランジル®） •ニトロプルシドナトリウム水和物（ニトプロ®）
血圧低下時・心拍数低下時	•ノルアドレナリン（ノルアドレナリン） •ドパミン塩酸塩（イノバン®）

（■使用する薬剤 つづき）

血圧低下時・心拍数低下時	•ドブタミン（ドブトレックス®，ドブタミン） •アトロピン硫酸塩（アトロピン硫酸塩）
不整脈出現時（抗不整脈薬）	•リドカイン（キシロカイン®，リドカイン） •ベラパミル塩酸塩（ワソラン®） •アミオダロン塩酸塩（アンカロン®，アミオダロン塩酸塩）

（文献3，p.454をもとに作成）

■起こりうる合併症

穿刺部の血腫 仮性動脈瘤 動静脈シャント	•繰り返し実施された穿刺，圧迫が不十分なときに起こる •修復に手術を要する場合もある
血栓塞栓症	•カテーテルが心臓に至るまでに，動脈内の血栓やプラークを末梢に飛ばすリスクがある
血管迷走神経反射（ワゴトニー）	•痛みなどで検査中や検査後に急激な低血圧や徐脈を呈することがある •アトロピン硫酸塩，ノルアドレナリンで対応する
造影剤アレルギー	•発疹，低血圧，呼吸困難，ショックなどを引き起こすことがある
神経障害	•穿刺部付近には神経が並走しており，穿刺の際や血腫などに伴って引き起こされることがある •しびれ，脱力などの症状を訴える
不整脈	•カテーテルの刺激，もしくは急激な冠動脈血流の改善により起こることがある
心筋梗塞	•冠動脈解離や血栓閉塞などで，冠動脈血流が低下する場合に起こる.
心タンポナーデ	•ワイヤー穿孔やバルーン，ステントの過拡張などにより冠動脈が破裂すると，血液が心臓の周りに充満し，低血圧を引き起こす •心嚢ドレナージを要する場合がある

（文献3，p.456をもとに作成）

4 末梢血管治療(EVT)

- カテーテルにより狭窄部位をバルーン，ステントなどで拡張する.
- EVTと外科手術（バイパス手術）を組み合わせて治療するハイブリッドEVTがある.

■ EVTの適応

- 基本的に症状を有する閉塞性動脈硬化症患者が対象
- 大腿動脈（総腸骨動脈，外腸骨動脈）
- 浅大腿動脈の病変で病変長が短いもの

※膝窩動脈以下は基本的に薬物治療を選択するが，重症下肢虚血（CLI）の患者にはEVTを要する場合がある

（文献3，p.248をもとに作成）

■ 下肢動脈の走行

- 大腿動脈，上腕動脈，橈骨動脈から行われるが，治療する部位や閉塞長により選択される.

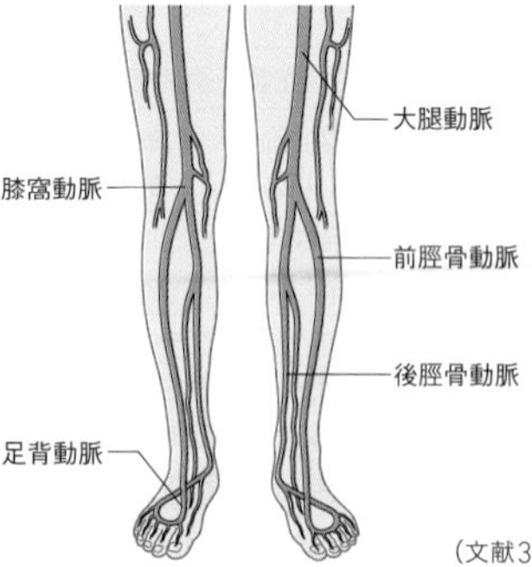

EVT後に，穿刺部の出血がないことを確認する
※とくに，病変部より遠位部からアプローチした場合は血流改善に伴い予測より出血しやすい場合がある

（文献3，p.498-499をもとに作成）

5 カテーテルアブレーション

- カテーテルを用いて，異常な電気信号や電気興奮の原因となっている心筋組織の一部を高周波で焼却することにより，不整脈を治療する．
- 冷凍凝固にて治療を行うクライオバルーン，ホットバルーン，レーザーバルーンなどさまざまなエネルギー源を用いたアブレーションカテーテルがある．

■カテーテルアブレーション（模式図）

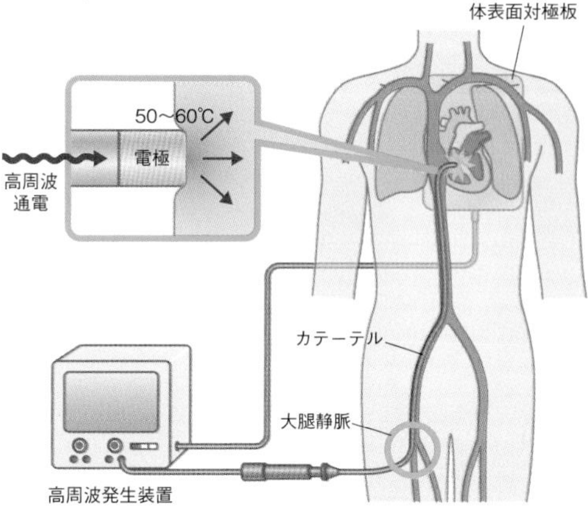

（文献1，p.182）

■カテーテルアブレーションの適応

- 以下を除く不整脈のほとんどが，カテーテルアブレーションの適応となる
  ①治療に伴うリスクに効果が見合わないもの
  ②治療による治癒・改善が見込めないもの

■合併症

共通	脳梗塞，心タンポナーデ，血管損傷
房室結節に焼灼の影響が及んだ場合	房室ブロック
心房細動のアブレーション	食道障害，横隔神経麻痺など

Memo

6 循環補助装置―IABP（大動脈バルーンパンピング）

- 大腿動脈（または上腕動脈）から経皮的に挿入し，胸部下行大動脈に留置されたバルーンが，心周期に合わせて収縮と拡張を繰り返すことで循環補助を行う．

■IABPの構成

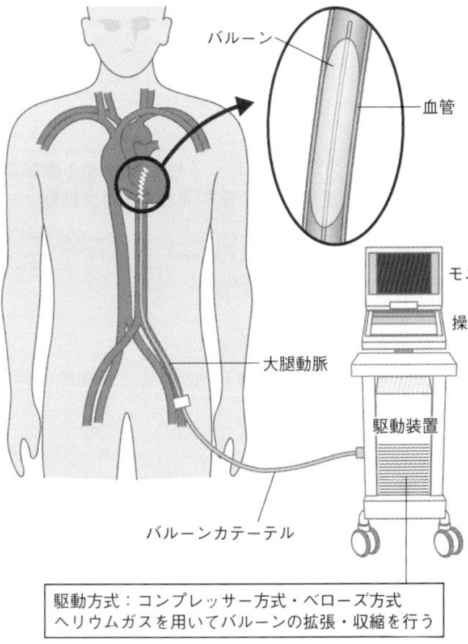

（文献11，p.116を改変）

■IABPの作動様式

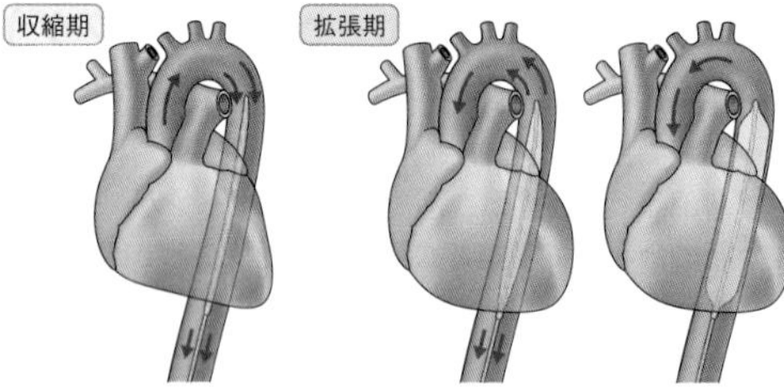

心臓収縮期：バルーンを縮ませて，左心室からの血液駆出を容易にし仕事量を軽減させる
心臓拡張期：バルーンを膨らませて，拡張期圧を上昇させ，冠血液量を増加させる

（文献1，p.168）

■IABPの適応

- 心原性ショックやポンプ失調を伴う急性心筋梗塞と機械的合併症（僧帽弁乳頭筋不全や心室中隔穿孔）の術前期
- 内科治療抵抗性の不安定狭心症
- 心筋症，心筋炎などによる重症心不全
- 心臓手術周術期の低心拍出量症候群
- 人工心肺からの離脱困難例
- 虚血性心疾患患者に対する血行再建（カテーテルインターベンション，冠動脈バイパス術など）時の補助，予防的使用など

■IABPの禁忌

IABPの禁忌	理由
①中等度以上の大動脈弁閉鎖不全症	心臓拡張期のバルーン拡張による逆流の増大を引き起こす
②大動脈解離および胸部あるいは腹部大動脈瘤	バルーンの拡張による動脈瘤破裂，内膜損傷，解離の進展などを引き起こす

（■IABPの禁忌 つづき）

③胸部，腹部大動脈の高度蛇行，屈曲	バルーンの屈曲，ねじれによりバルーン拡張不全や血管損傷をきたす
④腸骨動脈から総大腿動脈における重度の閉塞性動脈硬化症	カテーテルの挿入により下肢虚血を引き起こす
⑤重度の凝固異常	穿刺部の出血，または血小板減少などから出血傾向を助長することがある

（文献3，p.471）

■IABP装着中の観察項目

患者	•血行動態　HR，BP，CO/CI，$ScvO_2$，CVP，PAP •疼痛：NRS，CPOT •抗凝固薬の種類，流量 •挿入部の出血，血腫 •挿入部位と固定 •褥瘡発生好発部位の発赤の有無 •心電図の電極の外れかけの有無 •意識状態：JCS，GCS，CAM-ICU •下肢の温度差，下肢の色調，足背動脈触知，しびれや感覚異常の有無 •足趾の背屈障害の有無，下腿外側から足背にかけての感覚障害の有無
IABP	•設定：モード（フルオート，オート），アシスト比，トリガー種類（心電図，動脈圧），バルーンサイズ（30，35，40cc），心電図波形とタイミング，ヘリウムガスの残量，バッテリー駆動時間 •圧バッグは300mmHgまで加圧されているか •トランスデューサーは患者中腋窩線の高さになっているか •コンセントは無停電電源に接続されているか •バルーンチューブやカテーテルの接続にゆるみはないか •ラインやコード類に余裕はあるか •ヘリウムラインに逆血はないか

■バルーン拡張・収縮の調整

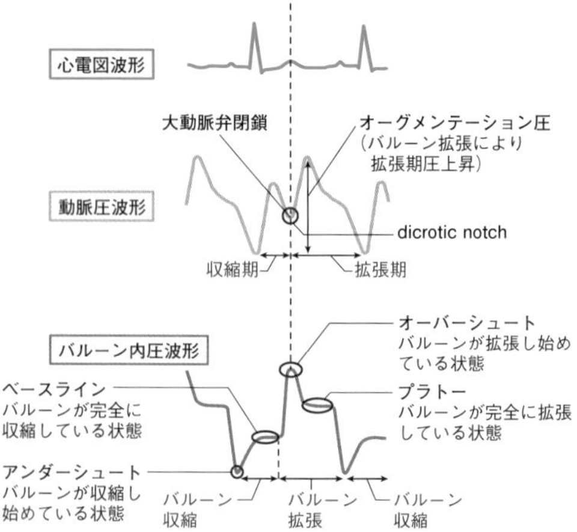

- タイミング調整が不十分であると，場合によっては心臓に負荷をかける
- 心電図ではR波，血圧では拡張末期圧からの立ち上がりで同期する
- 血圧波形を見て調整する. 至適タイミングは，大動脈弁が閉じた直後にバルーンを拡張（インフレーション）させ，大動脈弁開放直前にバルーンを収縮（デフレーション）させるよう調整を行う

（文献3，p.309）

Memo

■IABP装着中の合併症

合併症	症状	観察項目
出血	刺入部からの出血・血腫形成・皮下出血	刺入部のガーゼ交換の頻度,血腫形成と拡大の有無,貧血の進行の有無(Hb, Ht) 凝固機能データ(APTT, ACT)
感染	刺入部の発赤・腫脹・疼痛・発熱	尿や便による刺入部周囲の汚染がないか 感染データ(WBC・CRP・体温)
挿入肢の循環障害	下肢の色調変化・疼痛・冷感	末梢動脈の触知・ドップラーでの確認 下肢の色調変化や冷感の有無
挿入肢の神経障害	下肢の背屈障害	足趾背屈障害・下腿から足背にかけての知覚障害の有無 下肢の外側が圧迫されていないか
大動脈の損傷・穿孔・解離	急激な血圧低下・意識障害・前胸部痛・背部痛	モニター上の観察 X線上のIABPカテーテルの先端(位置が高すぎないか)
臓器障害	腹痛・尿量低下(腎・肝機能データの悪化・乳酸値上昇)	X線上のIABPカテーテルのバルーンの下端の位置(位置が低すぎて腹部動脈の血流を阻害していないか) 検査データ(AST, ALT, BUN, Cre, CK, LD) 血液ガスデータ(pH,BE,乳酸値)
血栓塞栓症	下肢の冷感・疼痛・動脈触知(アシドーシスの進行, 乳酸値上昇)	足背動脈触知, 冷感, 疼痛の有無 検査データ(CK) 血液ガスデータ(pH, 乳酸値)
バルーンの破裂・リーク	血圧低下 アラーム警告	ヘリウムラインの逆血・血液付着の有無 機器アラームの有無

(文献3, p.310)

7 循環補助装置—PCPS（経皮的心肺補助装置）

- 経皮的に大腿動脈と大腿静脈それぞれに，送血・脱血カテーテルを挿入し，遠心ポンプと膜型人工肺を用いた人工心肺装置で，静脈—動脈バイパス体外循環を行う．
- 静脈脱血・動脈送血 体外式膜型人工肺（VA ECMO）とも呼ばれる．

■PCPSの構成

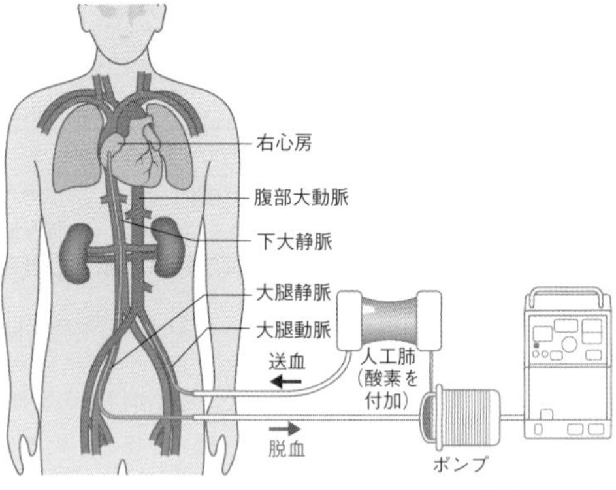

（文献3，p.473）

■観察項目

患者	心電図，SpO_2，平均血圧（60mmHg以上），SvO_2（70%以上），CVP，PAP，尿量（1mL/kg/h以上）
機器	送血流量，回転数，呼吸器の設定，ガス流量，FiO_2

■PCPSの適応・禁忌

適応	•心筋梗塞，重症心不全伴う心原性ショック •劇症型心筋炎，心筋症，難治性心室性不整脈など •肺塞栓症，偶発性低体温症，中毒など非心原性疾患に対する循環補助 •カテーテルインターベンションや開心術後の補助，心移植や補助人工心臓（VAD）導入までのブリッジ
禁忌	•回復の見込みがない心臓で，心臓移植やVAD候補でない場合，慢性的な臓器不全，適切な組織灌流のない長期化した心肺蘇生など

■PCPSの合併症とその予防策・対応

合併症	概要	主な予防策，対応など
出血	カニューレ刺入部や粘膜からの出血，消化管出血など．抗凝固薬使用や血小板減少などが起因する	ACT：160～180秒程度でヘパリンを管理する．適宜輸血を施行する．止血しても止まらない場合は一時的にヘパリンを中止する
血栓塞栓	回路内血栓，静脈血栓症などが生じる	ACTを適正に管理する．回路内の血栓付着状況の定期的なチェック
ヘパリン起因性血小板減少症（HIT）	ヘパリン使用中に血栓が出現し，血小板減少をきたす	HITが疑われた場合はヘパリンの使用を中止し，ヘパリン以外の抗凝固薬（アルガトロバンなど）を使用する
空気塞栓	回路内に空気が混入し，塞栓症を引き起こす	脱血不良による空気の吸い込みを防ぐ．血管ルート接続時に空気を引き込まないように注意する

(■PCPSの合併症とその予防策・対応 つづき)

感染症	刺入部などから病原体が侵入し血液感染を引き起こす	刺入部を清潔に保つ．抗菌薬投与でも改善しない場合は回路交換を行う
溶血	脱血・送血が上手くできず，溶血が生じる	送脱血カニューレを太くする．回路内に生じている抵抗（送脱血管の先当たり，回路の屈曲など）を解除する
神経学的合併症	酸素化が不十分な血液が脳を循環することで生じる	右手の動脈の酸素化を十分に保ちつつ血液循環を管理する
その他の臓器障害	腎機能障害，腸管合併症（腸管虚血など）が生じる	持続的腎代替療法（CRRT）を使用する．早期からの経腸栄養を行う
カニューレ関連合併症	動脈解離，血管穿孔，下肢虚血	X線撮影で定期的なカニューレの位置確認を行う．下肢虚血が強い場合は，浅大腿動脈に順行性にシースを挿入する

（文献3，p.474）

Memo

8 循環補助装置―IMPELLA（補助循環用ポンプカテーテル）

- 軸流ポンプカテーテルにて，左室内の血流を吸い上げ，上行大動脈に送血することで心機能を補助．
- 大腿動脈などから挿入し，大動脈を経由してポンプカテーテルの先端を左室内に留置する．

■ IMPELLAのポンプカテーテル

IMPELLA CP SmartAssist

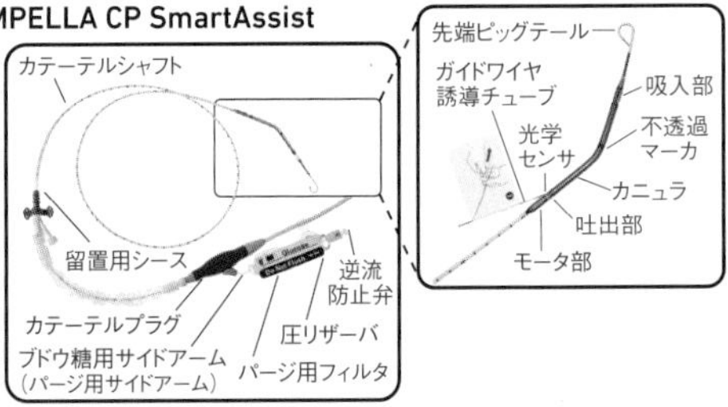

IMPELLA 5.5 SmartAssist

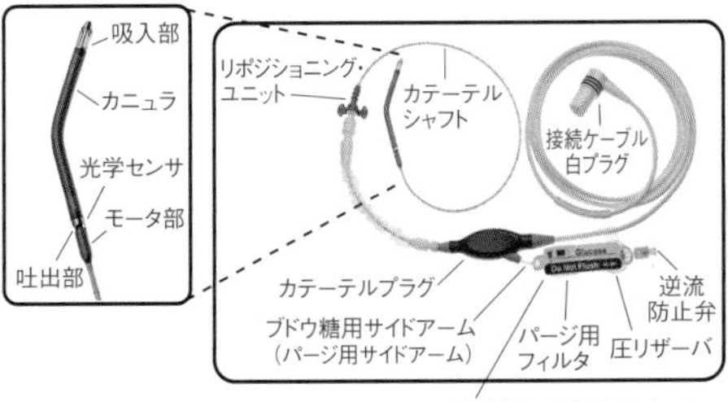

サイドアームリテイナ*

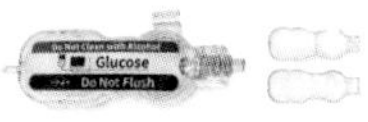

*パージ用サイドアームのパージ用フィルタ，圧リザーバ，逆流防止弁を把持・固定し，これらの部分に物理的な力が加えられた際に受ける損傷を低減させるために使用します．

（画像提供：日本アビオメッド株式会社）

■IMPELLAの心臓内でのポジションと構造

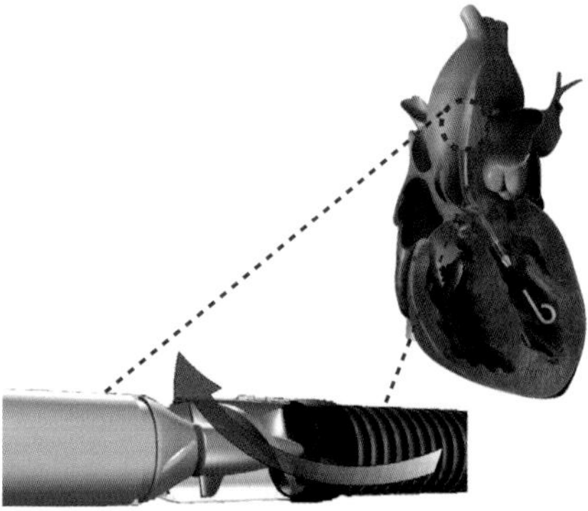

（画像提供：日本アビオメッド株式会社）

■IMPELLAの種類

	最大補助流量	挿入可能部位
IMPELLA 2.5	2.5L/min	大腿動脈，腋窩動脈，鎖骨下動脈 ＊経皮的挿入
IMPELLA CP	3.7L/min	大腿動脈，腋窩動脈，鎖骨下動脈 ＊経皮的挿入
IMPELLA CP SmartAssist	3.7L/min	大腿動脈，腋窩動脈，鎖骨下動脈 ＊経皮的挿入
IMPELLA 5.0	5.0L/min	大腿動脈，腋窩動脈，鎖骨下動脈 ＊人工血管を用いて挿入
IMPELLA 5.5 SmartAssist	5.5L/min	腋窩動脈，鎖骨下動脈 ＊人工血管を用いて挿入

■IMPELLAの適応・禁忌

適応	•薬物治療に抵抗性の心原性ショック等の左心不全 ※IABPやPCPSによる補助のみで循環補助が不十分と想定される場合に使用を考慮
禁忌	•大動脈弁を機械弁に置換後の患者，および中等度以上の大動脈弁閉鎖不全症の患者には原則使用禁忌（大動脈弁を経由して先端を左室内に挿入するため）

※補助人工心臓治療関連学会協議会インペラ部会により「IMPELLA適正使用指針（https://j-pvad.jp/guidance/）」が定められている

■IMPELLA装着中の観察項目

患者	•固定位置：心臓超音波検査エコー下（医師が実施），胸部X線検査による先端の位置の観察（体動により固定位置がずれてしまう可能性があるため） •モータ波形（心停止波形になった場合）：サクションアラームが出ていなければ，補助レベルの流量は確保されていることもある．医師と相談し，患者の意識レベルや血圧，サクションアラームの有無などから考慮し，心肺蘇生が必要と判断された際には補助レベルをP－2まで下げて直ちに実施する •サクションアラーム：循環血液量の不足など，IMPELLAが吸入できる血液量が不十分，または制限された状態のときに発生．サクションが起こると，IMPELLAが患者に提供可能な循環補助が制限され，動脈圧および心拍出量低下を招く
IMPELLA	•医師指示：IMPELLAサポートレベル，カテーテルシャフトの固定位置．圧バックラインのローラ，クランプの開放，留置用シースの固定リングのゆるみ．ACTは160～180秒で管理 •ポンプ位置画面：位置波形とモータ波形の確認（IMPELLAカテーテルが適正な位置に留置されているか推測できる） •パージシステム：液漏れ，パージ流量・圧およびパージ液履歴，パージ液の組成の確認

■正常波形と異常波形の違い

適正なポンプ位置

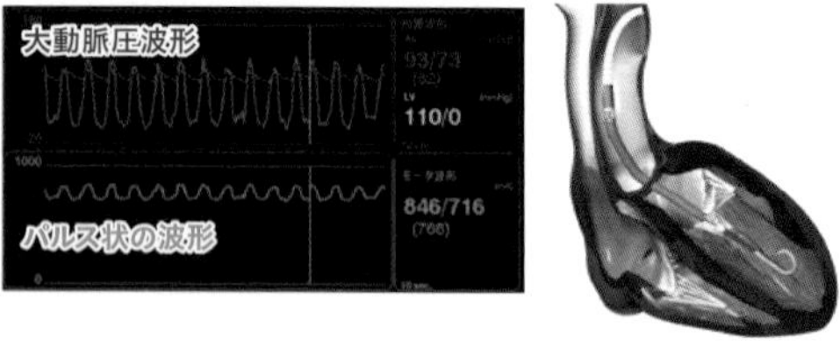

不適正なポンプ位置

ポンプ位置
大動脈内

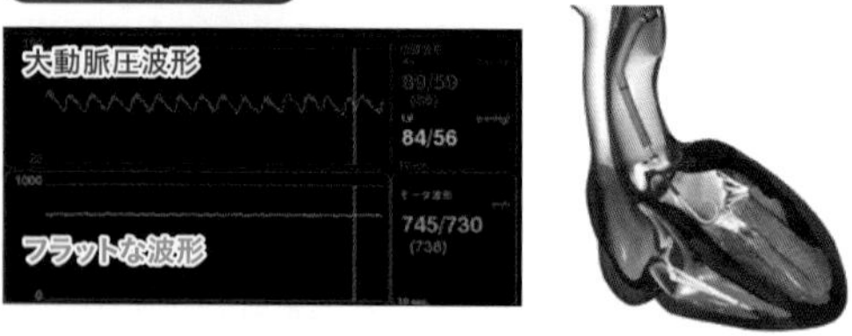

不適正なポンプ位置

ポンプ位置
心室内

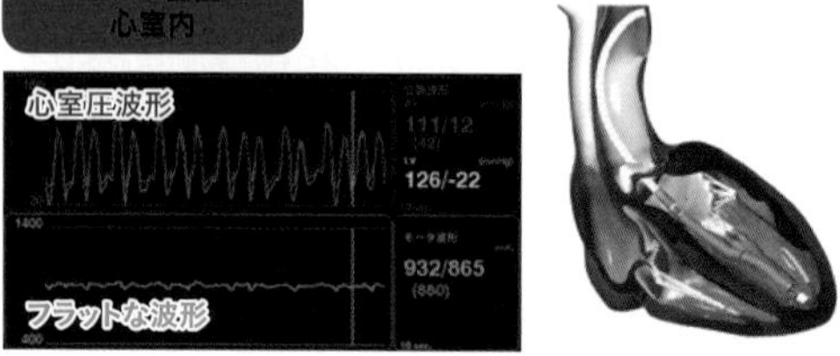

（画像提供：日本アビオメッド株式会社）

■IMPELLAの合併症と対応

合併症	対応
出血	*抗凝固薬の投与やシースが挿入されているため，出血しやすい •刺入部の出血，血腫，腫脹の有無を観察 •血液検査にて貧血や凝固能を確認 •抗凝固薬：ヘパリン加ブドウ糖注射液500mLバッグ（推奨するヘパリン濃度はブドウ糖溶液に対して50IU/mL．ただし，留置中はACTを160～180秒に維持するため，ヘパリン用量を調整する）
挿入位置不適正	•IMPELLA挿入深度と制御装置のホーム画面でアラームの有無，内容を確認し，ポンプ位置画面とあわせてポンプ位置不適正がないかを確認 •留置位置不適正がある・溶血が疑われる・目標流量が得られない場合は，医師に心エコーを用いての位置確認を依頼する
血栓形成・血管閉塞・下肢虚血	•下肢の血流確認，両下肢の温度差，色調差を観察
感染	•刺入部感染徴候，炎症反応データを確認
腓骨神経麻痺	•クッションなどで下肢の外旋位を防ぐ
右心不全	•送脱血カニューレを太くする．回路内に生じている抵抗（送脱血管の先当たり，回路の屈曲など）を解除する
溶血	*カテーテル位置不適正やカテーテル内血栓，血管内脱水によって発生しやすい •溶血尿，溶血（血液データ）の有無を確認 •ポンプ位置が不適正でないか確認をし，血管内血流量が不足していると考えられる場合は，補液を検討する
皮膚障害	*安静とライン類による皮膚障害を起こしやすいため，エアマットの使用や，適宜体位交換や除圧により予防する

9 経カテーテル的大動脈弁留置術(TAVI)

- カテーテルを用いて，人工心臓弁を患者の心臓に留置する治療法．
- 従来の心臓外科手術と比較し，創部が非常に小さい，人工心肺を使用する必要がないなどの特徴がある．

■TAVIの特徴と心臓外科手術との比較

	心臓外科手術	TAVI
人工心肺	要	不要
創部の大きさ	大きい	小さい
侵襲度	高	低
平均治療時間	約5～6時間	約1～2時間
平均入院期間	2週間以上	約1週間
人工弁の種類	生体弁・機械弁	生体弁：バルーン拡張型人工弁，自己拡張型人工弁
人工弁の耐久性	生体弁で10～20年	8年(2018年時のデータ)
抗凝固療法	治療後3か月	なし(2020年時のデータ)
抗血小板療法	なし	治療後3～6か月：2種類 その後：1種類永続 (2020年時のデータ)

(文献3，p.488を改変)

■TAVIの適応と禁忌

適応	•症状のある，重度の大動脈弁狭窄症 症状：狭心症，失神，心不全 重症度：心エコー検査にて判定 *高齢者，日常生活動作（ADL）低下症例，心臓手術の治療歴を有する症例など，従来の心臓外科手術のリスクが高い症例
禁忌	•患者の同意の得られない症例 •悪性腫瘍疾患などで予後1年以上が見込めない症例

■TAVI時の各アプローチ部位

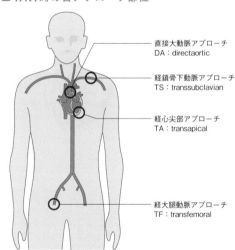

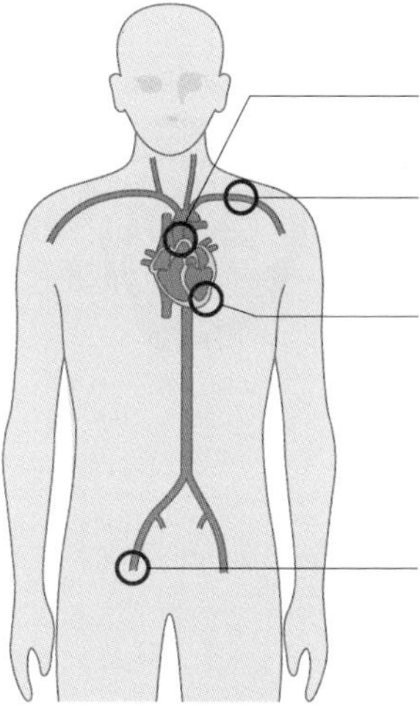

大腿動脈経由（TF）が最も多い．大腿動脈が細い場合や狭窄を認める場合，あるいは，大動脈壁に壁在血栓などが疑われる場合には，心臓の先端（心尖部：TA），鎖骨下動脈（TS），上行大動脈（DA）からアプローチすることがある

（文献3，p.490を改変）

■TAVI時の人工弁留置時の様子

①

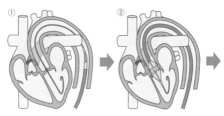

生体弁を装着したカテーテルを大腿動脈から挿入し，心臓まで進める

②

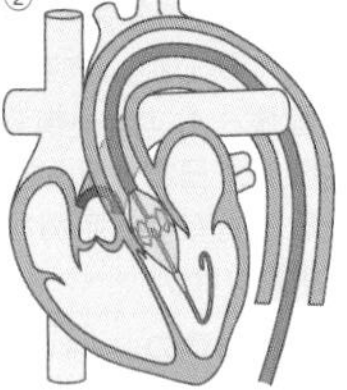

生体弁が大動脈弁の位置に到着したら，バルーンを膨張させ，生体弁を拡大し，留置する

③

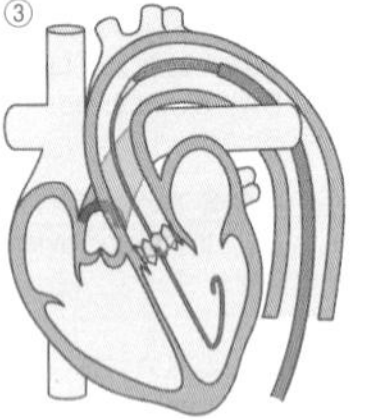

生体弁を留置した後は，カテーテルを抜き取る

④

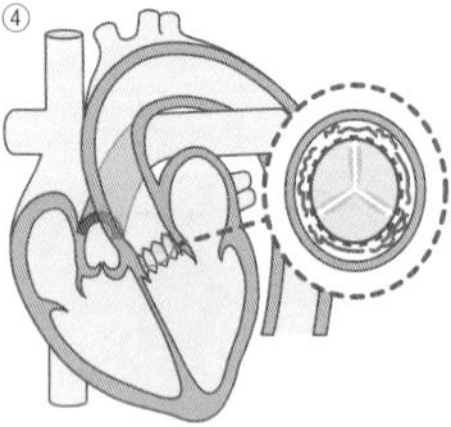

生体弁は留置した直後から，新しい弁として機能する

（文献3，p.491）

Memo

■TAVIの合併症

合併症	原因	対応
心臓破裂， 大動脈基部破裂， 血管損傷	•TAVI時にガイドワイヤーやバルーン，人工弁などで臓器が損傷されることで起こる．発症すると致命率も高い	•緊急で開心術や開腹術で処置する
冠動脈閉塞， 脳梗塞	•もともとの大動脈弁に付着していたプラークや血栓が血管に詰まったり，人工弁や周囲組織が冠動脈入口部を遮ることで起こるとされる	•緊急でカテーテル治療により閉塞や狭窄を解除する
不整脈	•留置された人工弁が心臓内の刺激伝導系を障害し，不整脈の原因となることがある	•完全房室ブロックなどの重度の伝導障害をきたした場合は，後日ペースメーカ留置術が必要

Memo

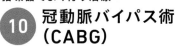

10 冠動脈バイパス術(CABG)

- 狭窄部位より末梢の冠動脈に，血流の良い新たな血管をつなぐことによって，血流の側副路を作成し，心臓の筋肉への血流を増やすことを目的に行われる冠動脈血行再建術である．
- 虚血性心疾患で冠動脈の狭窄病変が少ない場合には，薬やPCIが優先されるが，冠動脈の主幹部，および複数の冠動脈に狭窄・閉塞が認められた場合やPCIが困難な場合に実施される．
- 人工心肺を使用する心停止下バイパス術（On Pump CABG）と，人工心肺を使用せずに血管吻合操作を行う心拍動下バイパス術（Off Pump CABG）があり，Off Pump CABGが用いられることが多い．

■冠動脈バイパス手術

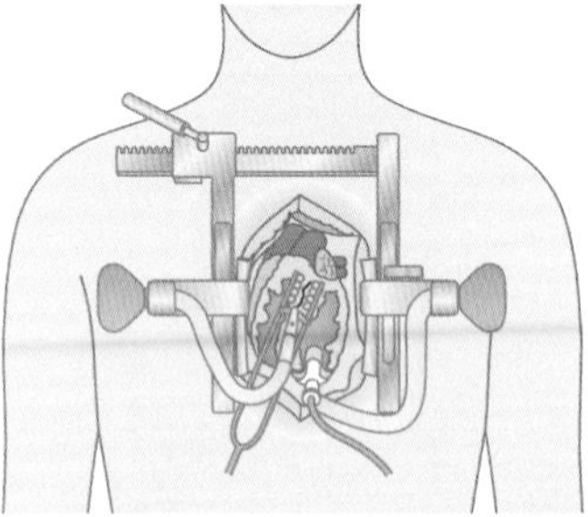

胸の正中に20cm以上の創を作り，そこから胸骨を左右に切ることで心臓にアプローチする（胸骨正中切開）

（文献3，p.492）

■冠動脈バイパス手術で用いられるグラフト

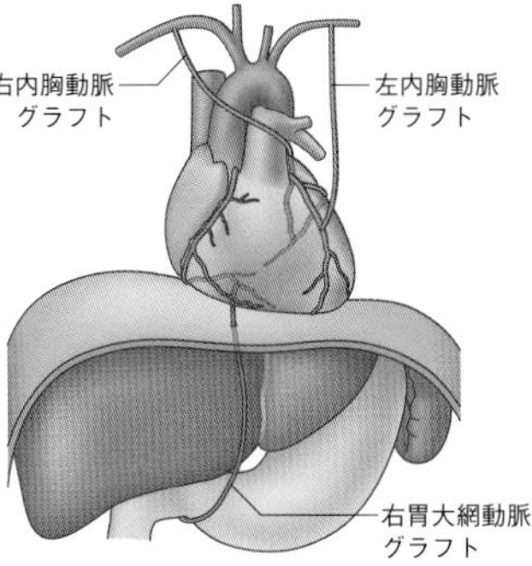

（文献3，p.493）

- 内胸動脈：胸骨裏面の左右の肋軟骨接合部を縦走．直径2mmほど．左右両側の内胸動脈を使用する頻度が増えている．内胸動脈のバイパス後遠隔期開存率は最も優れている．
- 大伏在静脈：下腿から大腿の内側を走行する皮下の静脈．30cm以上の遊離グラフトが容易に得られる．バイパス術後5～10年以上経過すると内膜の肥厚硬化のため，グラフト閉塞や狭窄が起こることがある．
- 右胃大網動脈：胃の大彎側を走行．胃壁に向かう分枝を切離すると約20cmの長さのグラフトとなる．遠隔期開存率は内胸動脈には劣るが，第3の動脈グラフトとして重用．

■冠動脈バイパス手術の合併症

- 術後出血
- 術後心機能障害：緊急手術症例などでは，術後心機能低下や心室性不整脈が遷延することがある．強心薬・大動脈内バルーンポンプ（IABP）などの補助循環装置を用いることもある
- 脳梗塞
- 腎不全・肝機能障害・消化管合併症・呼吸機能障害
- 術後肺炎・創部感染

Memo

第8章

循環器でよく使う薬剤

①循環器薬・概論　②強心薬

③昇圧薬　④利尿薬

⑤血管拡張薬─硝酸薬

⑥血管拡張薬─ACEI・ARB（アンジオテンシン変換酵素阻害薬・アンジオテンシンII受容体拮抗薬）

⑦血管拡張薬─ミネラルコルチコイド受容体拮抗薬（MRA）

⑧血管拡張薬─アンジオテンシン受容体・ネプリライシン阻害薬（ARNI）

⑨血管拡張薬─カルシウム拮抗薬

⑩β遮断薬　⑪抗不整脈薬

⑫抗血小板薬　⑬抗凝固薬

⑭血栓溶解薬　⑮脂質降下薬

1 循環器薬・概論

- 循環器薬は，1つの薬でいくつかの作用をもち，複数の疾患に投与されるものがある．
- 治療や検査を行ううえで，休薬すべき薬剤などを確認する．

■循環器薬の種類と投与される疾患

疾患 薬の種類	高血圧	心不全	狭心症	心筋梗塞	不整脈	肺塞栓症
強心薬		●			●	
昇圧薬		●			●	
利尿薬	●	●				
硝酸薬	● 高血圧緊急症	●	●	●		
RAAS系阻害薬	●	●		●		
カルシウム拮抗薬	●		● 冠攣縮性狭心症		●	
β遮断薬	●	●	●	●	●	
抗不整脈薬					●	
抗血小板薬			●	●		
抗凝固薬			● 不安定狭心症	●	● 心房細動塞栓症予防	●
血栓溶解薬				●		●
スタチン			●	●		

RAAS：レニン・アンジオテンシン・アルドステロン系

※糖尿病治療薬のSGLT 2阻害薬が，一部の薬剤で標準的治療を受けている慢性心不全患者に適応拡大となり，用いられるようになっている．

（文献3，p.435）

■注意すべき持参薬・手技前に中止を検討する薬剤

抗血小板薬	【冠動脈カテーテル治療前】 ・抗血小板薬2剤が必要となるため，内服薬のチェックが必要となる 【外科的手技の前】 ・可能であれば抗血小板薬を2剤から1剤へ，また出血のリスクを考慮すると，チエノピリジン系よりもアスピリンのほうが好まれるため薬剤の変更中止が考慮されることが多い
抗凝固薬	・ワルファリンは機械弁留置後や左室内血栓などのDOACが保険適用外の場合に使用されている．出血のリスクの観点からはこれらの抗凝固薬も外科的手技前に休薬可能であれば休薬を検討することもある
メトホルミン	【造影剤を使用する前(血管造影や造影CTなど)】 ・乳酸アシドーシス予防のためにメトホルミン製剤を一時的に休薬する
インスリン，経口血糖降下薬	・予定の時刻に食事摂取が不可能な場合，血糖値が降下するため，インスリン製剤，経口血糖降下薬は減量または中止される
血管拡張薬(硝酸薬・Ca受容体拮抗薬)	【アセチルコリン負荷試験・エルゴノビン負荷試験の前】 ・偽陰性の原因となるため，休薬をする ・休薬によるリスクが高い場合は，入院で休薬をすることもある
抗不整脈薬	【アブレーション手技前】 ・手技中の誘発を考慮し抗不整脈薬の中止をする場合がある

（文献3，p.450をもとに作成）

2 強心薬

対象となる疾患	心不全
患者説明のポイント	心臓のポンプの力を強める薬

■強心薬の作用・注意点

作用・投与目的	•心臓のポンプの力（収縮力）を強める作用（強心作用）がある •比較的重症（心臓の収縮力が減弱している）心不全で投与 •心臓の機能が弱っているときに，応急処置として投与される ※強心薬は「痩せ馬に鞭打つ」と例えられるように，心臓の寿命を延ばす薬ではない
注意点	•いずれの薬も，注意する副作用は不整脈である •カテコラミンは，皮下組織に漏れると血管が収縮し，それによって組織の壊死を起こすので，注意が必要である

（文献3，p.434-435をもとに作成）

Memo

■主な強心薬

種類	一般名	商品名	剤形	備考
ジギタリス製剤	ジゴキシン	ジゴキシンKY	錠	ジギタリス中毒に注意，心拍数を低下させる作用があるため，頻脈性不整脈でも投与される
		ハーフジゴキシン®KY	錠	
		ジゴシン®	散，錠，エリキシル，注	
カテコラミン	ドパミン塩酸塩	イノバン®など	注	血圧を上昇させる代表的な薬
	ドブタミン塩酸塩	ドブトレックス®	注	強心作用が主
ホスホジエステラーゼ（PDE）III阻害薬	ミルリノン	ミルリーラ®	注	強心作用と血管拡張作用あり
	オルプリノン塩酸塩水和物	コアテック®	注	
	ピモベンダン	ピモベンダン「TE」	錠	内服薬 Ca感受性増強作用がある

（文献3，p.435）

- ジギタリスは中毒症状をきたすため，血中濃度の測定が必要．
- ドパミンは血圧を上昇させる作用が強く，ドブタミンは心臓の収縮力を高める作用が強い．
- ホスホジエステラーゼIII阻害薬は，強心作用に加えて，血管を拡張させることで心臓の負担を減らす作用をあわせもつ．

3 昇圧薬

対象となる疾患	ショック状態，脈の遅い不整脈
患者説明のポイント	血圧を上げる薬

■昇圧薬の作用

作用・投与目的	・心臓や血管に分布する自律神経のうちの交感神経の作用（α作用，β作用）を高めて，血圧を上昇させる ・心拍数も増加させるため，「脈が遅い不整脈」で用いられる

（文献3，p.436をもとに作成）

■主な昇圧薬

種類	一般名	商品名	剤形	備考
カテコラミン	アドレナリン	ボスミン®	注	心停止，アナフィラキシー，気管支喘息に投与
	ノルアドレナリン	ノルアドリナリン®	注	ドパミンでも昇圧が不十分なときに投与
	ドパミン塩酸塩	イノバン®	注	血圧を上昇させる代表的な薬
	イソプレナリン塩酸塩	プロタノール®L	注	心臓に作用し，収縮力を高め心拍数を増やす

（文献3，p.436）

- 心停止時→アドレナリン
- ショック状態→主にドパミン，ノルアドレナリン
  ※ノルアドレナリンは血管の収縮作用が強く，ドパミンでも血圧上昇が不十分な時に用いられる.

4 利尿薬

対象となる疾患	心不全，腎不全，高血圧
患者説明のポイント	尿をたくさん出す薬，尿を出してむくみをとる薬

■利尿薬の作用と注意点

作用・投与目的	•尿量を増やす作用がある（利尿作用） •むくみのある「心不全」や「腎不全」など，体に余分な水分（血液）がたまった病態で投与される
注意点	•過度な利尿による脱水に注意する．脱水により，腎臓の血流が減少して腎機能が悪くなることがある •電解質（ナトリウムイオン，カリウムイオン，クロールイオン）の移動に作用する薬が多く，電解質異常にも注意する

（文献3，p.437をもとに作成）

Memo

■主な利尿薬

分類	一般名	商品名	剤形	備考
ループ利尿薬	フロセミド	ラシックス®	錠，注，細粒（後発品）	低カリウム血症に注意
	トラセミド	ルプラック®	錠	低カリウム血症をきたしにくい
	アゾセミド	ダイアート®	錠	長時間作用型
カリウム保持性利尿薬	スピロノラクトン	アルダクトン®A	錠，細粒	高カリウム血症に注意，女性化乳房をきたしやすい
	カンレノ酸カリウム	ソルダクトン®	注	
サイアザイド系利尿薬	トリクロルメチアジド	フルイトラン®	錠	低ナトリウム血症に注意（塩分の吸収を抑える），降圧薬としても使用
その他	カルペリチド	ハンプ®	注	血圧低下に注意，心不全の治療薬としても有用
	トルバプタン	サムスカ®	錠，顆粒	高ナトリウム血症に注意，口渇を訴えられない患者には使用しない

（文献3，p.437を改変）

- 利尿作用が強いループ利尿薬，なかでもフロセミドが最もよく使用される．
- フロセミドで体液のコントロールが難しい心不全では，比較的新しい内服薬としてトルバプタンも選択される．腎臓での水の吸収を抑える作用があるが，急激な血清ナトリウム上昇により意識障害をきたしうる．

5 血管拡張薬—硝酸薬

対象となる疾患	狭心症，心筋梗塞，心不全
患者説明のポイント	（心臓の）血管を拡げる薬

■硝酸薬の作用と注意点

作用・投与目的	•一酸化窒素が産生されることで，血管の平滑筋という筋肉の緊張をやわらげて血管を拡張させる．動脈より静脈をよく拡張させる •心筋を栄養する冠動脈をよく拡張させるため，「狭心症」に用いられる •血管を拡張させることで心臓の負担を軽くするため，「心不全」に対しても用いられる
注意点	•脳血管を拡張させるため，頭痛をきたしやすい

（文献3，p.438をもとに作成）

Memo

■主な硝酸薬

一般名	商品名	剤形	備考
ニトログリセリン	ニトロペン®	舌下錠	狭心症発作時に舌下投与
	ミオコール®	スプレー	狭心症発作時に舌下投与
	ミリステープ®, ニトロダーム® TTS®	テープ	持続性効果がある
	ミリスロール®, ニトログリセリン®	注	降圧作用が強い
硝酸イソソルビド	ニトロール®R	カプセル	いずれも持続性効果がある
	ニトロール®	錠, 注, スプレー	
	フランドル®	錠, テープ	
一硝酸イソソルビド	アイトロール®	錠	
ニコランジル	シグマート®	錠，注	冠動脈を拡張させる薬として硝酸薬に類似

（文献3，p.438）

- より重症な「不安定狭心症」や「急性心筋梗塞」では静脈投与が行われるが，耐性があるので，長時間投与すると効果が弱くなる．
- ニトログリセリンは血圧を下げる作用が強いため，高血圧で緊急を要する「心不全」や「急性大動脈解離」でも投与される．
- 注射製剤の降圧作用：ニトログリセリン＞硝酸イソソルビド＞ニコランジル．
  ※血圧が高い場合はニトログリセリンが，血圧が低い場合はニコランジルが使用しやすい．

循環器でよく使う薬剤

6 血管拡張薬―ACEI・ARB
(アンジオテンシン変換酵素阻害薬・アンジオテンシンII受容体拮抗薬)

対象となる疾患	高血圧, 心不全, 心筋梗塞, 慢性腎臓病
患者説明のポイント	血管を拡げて血圧を下げる薬, 心臓や腎臓の寿命を延ばす薬

■ACEI・ARBの作用と注意点

作用・投与目的	•「アンジオテンシンII」や「アルドステロン」のはたらきを抑え, 血圧を下げる アンジオテンシンIIの作用：血管を収縮させて血圧を上げる
注意点	•高カリウム血症, 血管浮腫に注意する •ACEIの注意すべき副作用：空咳

(文献3, p.439をもとに作成)

Memo

■主なACEI，ARB

種類	一般名	商品名	剤形	備考
ACEI	エナラプリルマレイン酸塩	レニベース®	錠，細粒（後発品）	
	リシノプリル水和物	ロンゲス®	錠	
	イミダプリル塩酸塩	タナトリル®	錠	空咳が少ない
	ペリンドプリルエルブミン	コバシル®	錠	
ARB	ロサルタンカリウム	ニューロタン®	錠	ACEIと異なり空咳を生じない
	カンデサルタンシレキセチル	ブロプレス®	錠	
	テルミサルタン	ミカルディス®	錠	
	オルメサルタンメドキソミル	オルメテック®	錠	
	イルベサルタン	イルベタン®，アバプロ®	錠	
	アジルサルタン	アジルバ®	錠，顆粒	

（文献3，p.440を改変）

- ACEIは，心不全，心筋梗塞，慢性腎臓病において，長期的にみてよい効果（臓器保護作用）があるため，まず投与される．
- 副作用の空咳でACEIが使用できない場合，ARBが選択される．

Memo

7 血管拡張薬―ミネラルコルチコイド受容体拮抗薬(MRA)

対象となる疾患	高血圧，心不全，心筋梗塞
患者説明のポイント	血管を拡げて血圧を下げる薬，心臓の寿命を延ばす薬

■MRAの作用

作用・投与目的	•アルドステロン(ミネラルコルチコイドの一つ)のはたらきを抑えることで血圧を低下させ，心臓への負担も軽減する アルドステロンの作用：ナトリウム(塩分)と水分を体にためる(血圧を上昇させて心臓に負担をかける)
注意点	•高カリウム血症をきたすことがある．とくに，ACEI，ARBと併用する場合は注意する

(文献3，p.440をもとに作成)

Memo

■レニン-アンジオテンシン-アルドステロン系と薬の作用

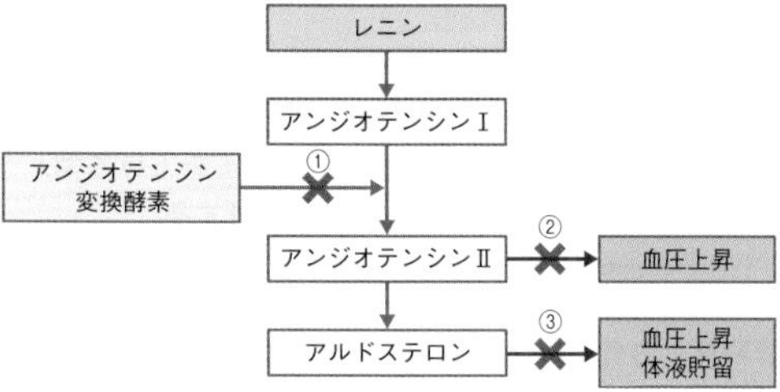

〈薬が作用をブロックするところ〉
①アンジオテンシン変換酵素阻害薬
②アンジオテンシンⅡ受容体拮抗薬
③ミネラルコルチコイド受容体拮抗薬

（文献3，p.440）

■主なMRA

一般名	商品名	剤形	備考
エプレレノン	セララ®	錠	女性化乳房例が少ない，高血圧だけでなく，慢性心不全にも使用される
エサキセレノン	ミネブロ®	錠	女性化乳房例が少ない
スピロノラクトン	アルダクトン®A	錠，細粒	

（文献3，p.440を改変）

- ミネラルコルチコイド受容体拮抗薬の中の選択的アルドステロン拮抗薬（エプレレノン，エサキセレノン）は，選択的にアルドステロン受容体に作用するため，スピロノラクトンのように女性化乳房の懸念は少ない．

8 血管拡張薬―アンジオテンシン受容体・ネプリライシン阻害薬(ARNI)

対象となる疾患	心不全，高血圧
患者説明のポイント	血管を拡げて血圧を下げる薬，心臓の寿命を延ばす薬

■ARNIの作用と注意点

作用・投与目的	•アンジオテンシン受容体拮抗薬（ACEI，p.277）とネプリライシン阻害薬の合剤である •利尿作用や血管拡張作用を有する内因性ナトリウム利尿ペプチドは，ネプリライシンに分解されることで活性を失う．ネプリライシン阻害薬は，ネプリライシンを阻害することで内因性ナトリウム利尿ペプチドの分解を抑制する •利尿作用や血管拡張作用により，体液量が減少して心負荷が軽減される
注意点	•血圧低下が起こることがある •ACEIとの併用は禁忌

（文献3，p.441をもとに作成）

■主なARNI

一般名	商品名	剤形	備考
サクビトリルバルサルタンナトリウム水和物	エンレスト®	錠	過度な血圧低下に注意（原則として高血圧治療の第一選択としない）

（文献3，p.440を改変）

9 血管拡張薬―カルシウム拮抗薬

対象となる疾患	高血圧，冠攣縮性狭心症，脈が速い不整脈
患者説明のポイント	血圧を下げる薬，心臓の血管を拡げる薬，脈を遅くする薬

■カルシウム拮抗薬の作用と注意点

作用・投与目的	•血管の平滑筋はカルシウムチャンネルを介する作用で収縮する．カルシウム拮抗薬は，そのカルシウムチャンネルをブロックして血管を拡張させるため，血圧が低下する •副作用が少ないため降圧薬の中では，最も多く用いられている •心臓を栄養する冠動脈が一時的に痙攣して収縮する「冠攣縮性狭心症」では，冠動脈を拡張させるため第一選択薬となる
注意点	•血管を拡張させることで顔面紅潮をきたす •ベラパミル塩酸塩やジルチアゼム塩酸塩では，脈が遅くなりすぎたり，心臓のポンプとしての力が弱くなり，心不全が悪化することがある •内服薬ではグレープフルーツ（ジュース）との併用で血圧が下がりすぎる可能性があるため注意する

（文献3，p.442をもとに作成）

■主なカルシウム拮抗薬

一般名	商品名	剤形	備考
アムロジピンベシル酸塩	ノルバスク®,アムロジン®	錠	最も長い作用時間
ニフェジピン(徐放剤)	ニフェジピンL,アダラート®CR	錠,細粒,カプセル	降圧作用が強い
ベニジピン塩酸塩	コニール®	錠	
シルニジピン	アテレック®	錠	
ニカルジピン塩酸塩	ペルジピン®	錠,散,カプセル,注	注射製剤は緊急で降圧が必要なときに投与
ジルチアゼム塩酸塩	ヘルベッサー®R(徐放剤)	カプセル	心拍数低下作用があり,頻脈性不整脈に有効
	ヘルベッサー®	錠,注	注射製剤は緊急で降圧が必要なとき投与
ベラパミル塩酸塩	ワソラン®	錠,注	心拍数低下作用があり,頻脈性不整脈に有効

(文献3,p.442を改変)

- ニカルジピン塩酸塩の注射製剤は血圧を下げる作用が強いので,「急性大動脈解離」など緊急を要する高血圧で用いられる.
- ベラパミル塩酸塩やジルチアゼム塩酸塩は,心臓の刺激伝導系にはたらいて心拍数を低下させるので,「脈が速い不整脈」に用いられる.また,心臓のポンプの力を弱める作用もある.

10 β遮断薬

対象となる疾患	高血圧, 心不全, 労作性狭心症, 心筋梗塞, 脈が速い不整脈
患者説明のポイント	血圧を下げて脈を遅くする薬, 心臓の寿命を延ばす薬

■ β遮断薬の作用と注意点

作用・投与目的	•交感神経のβ作用を抑えることで, 心臓の収縮を弱め, 結果, 心拍数も遅くなる 交感神経のβ作用：心臓の収縮力を高めて心拍数を増やす •本来は降圧薬であるが, 心拍数を低下させることが特徴である •交感神経が活発になると出現しやすくなる不整脈（心房細動, 心室性期外収縮, 心室頻拍）に投与される •心拍数を遅くするため,「脈が速い不整脈」に用いられる 【労作性狭心症】 •労作時の血圧や心拍数を下げることで心筋が必要とする血流（酸素量）が減るため, 狭心症発作を抑えることができる 【心不全】 •交感神経の活動を抑えることで心臓を休ませる作用があり, 突然死の原因になる不整脈も予防するため, 長い目でみて心臓の寿命を延ばす効果がある. •禁忌がなければ注意深く少量から投与される 【心筋梗塞】 •心不全と同様, 突然死の原因になる不整脈を予防し, 長い目でみて心臓の寿命を延ばす効果があるため, 重症例ほど投与する意味は大きい

（■β遮断薬の作用と注意点 つづき）

注意点	・気管支喘息では気管支の痙攣を起こすことがあり，投与できない ※β作用のうちβ1作用は心臓，β2作用は気管支で主に発揮される．β遮断薬には，β1作用を選択的にブロックするものがあるが，わずかにβ2作用もブロックしてしまう ・投与法が適切でないと，脈が遅くなりすぎて徐脈となり，心臓のポンプの力が弱くなるため逆に心不全が悪化することがある

（文献3，p.443をもとに作成）

■主なβ遮断薬

一般名	商品名	剤形	備考
プロプラノロール塩酸塩	インデラル®	錠，注	β1選択性なし
アテノロール	テノーミン®	錠	β1選択性あり
ビソプロロールフマル酸塩	メインテート®	錠	β1選択性あり，慢性心不全に投与
	ビソノ®テープ	外用貼付剤	β1選択性あり，頻脈性心房細動に投与
メトプロロール酒石酸塩	セロケン®，ロプレソール®	錠	β1選択性あり
カルベジロール	アーチスト®	錠	β1選択性なし，慢性心不全に投与
ランジオロール塩酸塩	オノアクト®	注	β1選択性あり，頻脈性不整脈に投与

（文献3，p.443を改変）

11 抗不整脈薬

対象となる疾患	不整脈
患者説明のポイント	不整脈の薬

※ジギタリス(p.271)，カルシウム拮抗薬(p.282)，β遮断薬(p.284)は，いずれも刺激伝導系にはたらいて脈を遅くする作用があり，抗不整脈薬に含まれる

■抗不整脈薬の作用と注意点

作用・投与目的

- ナトリウムチャンネル，カルシウムチャンネル，カリウムチャンネルブロックし，抗不整脈作用を発揮する
  ナトリウムチャンネル・カルシウムチャンネル：
  心筋の細胞が電気的に興奮するときに関与
  カリウムチャンネル：興奮がもとに戻るときに関与
- 「脈が遅い不整脈」に対して脈を速くする薬としては，自律神経の副交感神経を抑えるアトロピン，交感神経を刺激する昇圧薬(カテコラミン)が用いられる

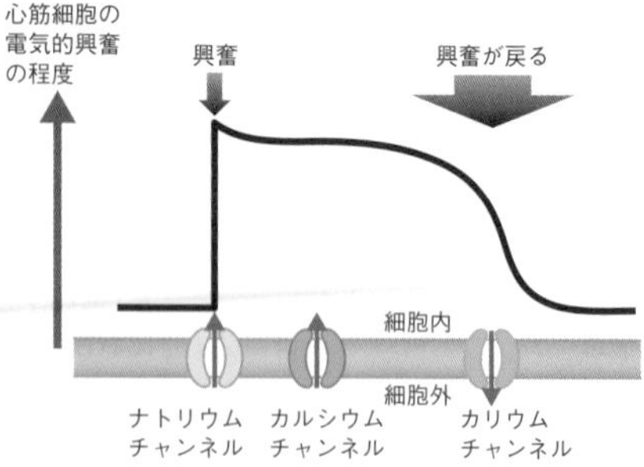

(■抗不整脈薬の作用と注意点 つづき)

注意点	•上室性頻拍でよく使用されるものとして，アデノシン三リン酸二ナトリウム水和物（アデホスコーワ®）があり，これは房室結節での伝導をブロックする．一般的に抗不整脈薬はゆっくり静脈投与するものが多いが，この薬は体内から数秒間で消失するため，急速静注する必要がある •抗不整脈薬により，かえって重大な不整脈を生じることがある（催不整脈作用） •心臓の収縮を弱めるものがあり，心不全の悪化に注意する

（文献3，p.444をもとに作成）

Memo

■ボーン・ウイリアムズ分類による抗不整脈薬の例

分類		一般名	商品名	剤形
I群：ナトリウムチャンネル遮断薬	Ia群	プロカインアミド塩酸塩	アミサリン®	錠，注
		ジソピラミドリン酸塩徐放剤	リスモダン®R	錠
		ジソピラミドリン酸塩	リスモダン®P	注
		シベンゾリンコハク酸塩	シベノール®	錠，注
	Ib群	リドカイン塩酸塩	キシロカイン®	注
		メキシレチン塩酸塩	メキシチール®	カプセル，注，錠（後発品）
	Ic群	ピルシカイニド塩酸塩水和物	サンリズム®	カプセル，注
		フレカイニド酢酸塩	タンボコール®	錠，細粒，注
		プロパフェノン塩酸塩	プロノン®	錠
II群：β遮断薬		p.284参照		
III群：カリウムチャンネル遮断薬		アミオダロン塩酸塩	アンカロン®	錠，注
		ソタロール塩酸塩	ソタコール®	錠
		ニフェカラント塩酸塩	シンビット®	注
IV群：カルシウムチャンネル遮断薬		ベプリジル塩酸塩水和物	ベプリコール®	錠
		ベラパミル塩酸塩	ワソラン®	錠，注

（文献3，p.445を改変）

- 新しい分類としてシシリアン・ガンビット分類があり，分子標的への作用を詳細に記している．

12 抗血小板薬

対象となる疾患	狭心症，心筋梗塞，脳梗塞，閉塞性動脈硬化症
患者説明のポイント	血液をさらさらにする薬，血液を固まりにくくする薬

■抗血小板薬の作用と注意点

作用・投与目的

- 血液中の血小板は，血管の傷口に集まって「ふた」をすることで止血するはたらきがある
- 抗血小板薬は，血小板のはたらきを抑えて血液を固まりにくくするが，主に動脈にできる血栓を予防する
- 心筋梗塞や脳梗塞で投与される代表的な薬はアスピリンである

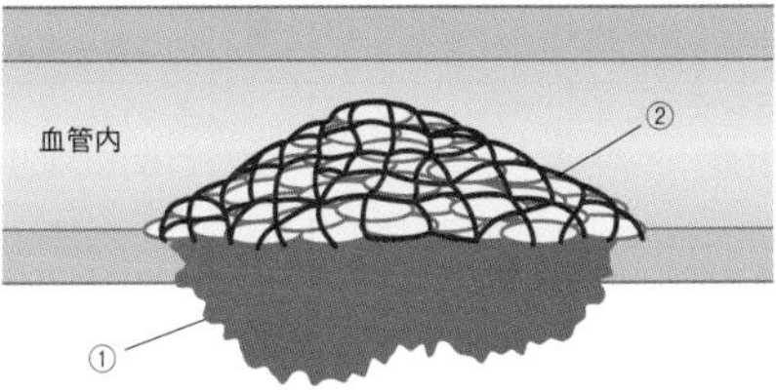

①血管の傷口に血小板が集まってきて「ふた」をする
②次に凝固因子「フィブリン」による網の膜がおおうことでより強固な「ふた」となる

注意点

- 急性心筋梗塞で初回にアスピリンを内服させるときは，できるだけ早く吸収させる必要があるため，錠剤はかみ砕いて内服させる
- 冠動脈にステントが留置される前には，ステントの中に血栓ができる（ステント血栓症）を防ぐため，アスピリンに加えてクロピドグレル硫酸塩を追加する必要がある

(■抗血小板薬の作用と注意点 つづき)

注意点	※抗血小板薬が2剤になることを2剤抗血小板療法(DAPT(ダプト))という．ダプトの際には，消化性潰瘍の予防薬(主にプロトンポンプ阻害薬)が投与される •冠動脈ステント留置前には，クロピドグレルの投与法に注意が必要である 1錠(75mg)内服の場合：おそくとも治療4日前から内服していることが必要．内服期間が4日間より短い期間であれば，おそくとも治療6時間前までに4錠(300mg)を1回内服する必要がある(ローディング) •注意すべき副作用：出血 •アスピリンでは胃腸障害をきたしやすい

(文献3，p.445-446をもとに作成)

■主な抗血小板薬

一般名	商品名	剤形	備考
アスピリン	バファリン®	錠	
	バイアスピリン®	錠	腸で溶ける腸溶錠なので胃を痛めにくい
クロピドグレル硫酸塩	プラビックス®	錠	チクロピジンと同様の作用があり，副作用が少ない
プラスグレル塩酸塩	エフィエント®	錠	チクロピジンと同様の作用があり，副作用が少ない
チクロピジン塩酸塩	パナルジン®	錠，細粒	血小板減少，白血球減少，肝障害に注意
シロスタゾール	プレタール®	錠，散	頻脈に注意，閉塞性動脈硬化症や脳梗塞に投与
サルポグレラート塩酸塩	アンプラーグ®	錠，細粒	主に閉塞性動脈硬化症に投与

(文献3，p.446を改変)

13 抗凝固薬

対象となる疾患	心筋梗塞，不安定狭心症，肺塞栓症，深部静脈血栓症，脳梗塞など塞栓症の予防
患者説明のポイント	血液をさらさらにする薬，血液を固まりにくくする薬

■抗凝固薬の作用と注意点

作用・投与目的	•抗凝固薬は凝固因子のはたらきを抑えることで血液を固まりにくくするため，血液が固まらないほうがよい病態で投与される •点滴ではヘパリン（未分画ヘパリン），内服ではワルファリンが代表的である．最近はワルファリンに代わる薬として直接経口抗凝固薬（DOAC*）も選択される •DOACは，「弁膜症のない心房細動における脳梗塞予防」に適応があるが，ワルファリンと異なり，頻回の血液検査や食事制限の必要がない　※2020年改訂版不整脈薬物治療ガイドラインでは，DOACを使用可能な心房細動患者の脳梗塞予防を新規に開始する際には，ワルファリンよりもDOACを用いることを推奨
注意点	•注意すべき副作用：出血 【未分画ヘパリン】 •APTTを指標に投与量を調節 •注意すべき副作用：免疫学的機序による血小板減少 【ワルファリン】 •PT-INRを指標に内服量の調節が必要 •納豆，青汁，クロレラなどのビタミンK含有食品は薬が効かなくなるため摂取してはならない

＊DOAC……新規経口抗凝固薬（NOAC）と呼ばれたが，現在ではDOACへの名称変更が国際血栓止血学会より提唱されている

（文献3，p.446-447をもとに作成）

■主な抗凝固薬

一般名	商品名	剤形	備考
ヘパリンナトリウム	ヘパリンナトリウム®	注	APTT指標，血小板減少に注意
アルガトロバン水和物	スロンノン®HI，ノバスタン®HI	注	ヘパリンが使用できないときに選択
ワルファリンカリウム	ワーファリン®	錠，顆粒，細粒（後発品）	PT-INR指標，納豆などの食事制限あり
ダビガトランエテキシラートメタンスルホン酸塩	プラザキサ®	カプセル	直接経口抗凝固薬（DOAC）
リバーロキサバン	イグザレルト®	錠，細粒，ドライシロップ（小児）	直接経口抗凝固薬（DOAC）
エドキサバントシル酸塩水和物	リクシアナ®	錠	直接経口抗凝固薬（DOAC）
アピキサバン	エリキュース®	錠	直接経口抗凝固薬（DOAC）

（文献3，p.447を改変）

Memo

14 血栓溶解薬

対象となる疾患	肺塞栓症，深部静脈血栓症，脳梗塞，心筋梗塞
患者説明のポイント	血液の固まり（血栓）を溶かす薬

■血栓溶解薬の作用と注意点

作用・投与目的	•プラスミノーゲンの作用を強めて，血栓を溶かす プラスミノーゲン：血液の固まり（血栓）を溶かそうとする力（線溶系）に関与する •抗血小板薬と抗凝固薬は血液を固まりにくくするが，血栓溶解薬はできた血栓を溶かす薬のため，血栓が明らかにできた病態で投与される
注意点	•注意すべき副作用：出血

（文献3，p.447-448をもとに作成）

■主な血栓溶解薬

一般名	商品名	剤形	備考
ウロキナーゼ	ウロナーゼ®	注	
アルテプラーゼ	アクチバシン®，グルトパ®	注	脳梗塞急性期
モンテプラーゼ	クリアクター®	注	急性心筋梗塞（発症後6時間以内） 急性肺塞栓症

（文献3，p.448を改変）

15 脂質降下薬

スタチン

対象となる疾患	高コレステロール血症，狭心症，心筋梗塞
患者説明のポイント	コレステロールを下げる薬

■スタチンの作用と注意点

作用・投与目的	•スタチンは，肝臓でコレステロールがつくられるときに必要な酵素（HMG-CoA還元酵素）を阻害することで，血液中のコレステロールを低下させる薬である •狭心症や心筋梗塞の再発予防では，血清LDLコレステロール（悪玉コレステロール）を100mg/dL未満に低下させる必要があり，禁忌がなければ投与される
注意点	•横紋筋融解症の出現に注意する •シンバスタチンでは，抗真菌薬（イトラコナゾール，イトリゾール，ポサコナゾール）は併用禁忌

（文献3，p.448をもとに作成）

■主なスタチン

一般名	商品名	剤形
プラバスタチンナトリウム	メバロチン®	錠，細粒
シンバスタチン	リポバス®	錠
ロスバスタチンカルシウム	クレストール®	錠
アトルバスタチンカルシウム水和物	リピトール®	錠
ピタバスタチンカルシウム水和物	リバロ®	錠
フルバスタチンナトリウム	ローコール®	錠

（文献3，p.448を改変）

フェノフィブラート系薬剤

対象となる疾患	高中性脂肪血症
患者説明のポイント	中性脂肪を下げる薬で，心筋梗塞など心血管系の病気の予防

■フェノフィブラート系薬剤の作用と注意点

作用・投与目的	•フェノフィブラート系は，肝臓の細胞のPPARαという核内受容体に結合することで脂質代謝にかかわる遺伝子の発現を調節する．それにより中性脂肪のトリグリセライド減少を得られる．
注意点	•横紋筋融解症の出現に注意する

（文献3，p.449をもとに作成）

■主なフェノフィブラート系薬剤

一般名	商品名	剤形
フェノフィブラート	トライコア®，リピディル®	錠
ベザフィブラート	ベザトール®SR	錠
ペマフィブラート	パルモディア®	錠

EPA製剤

対象となる疾患	高脂血症
患者説明のポイント	イワシやサバなどの青魚に含まれる不飽和脂肪酸と同じ成分で，心筋梗塞など心臓病を防ぐ効果がある

■EPA製剤の作用と注意点

作用・投与目的	・EPAは肝臓での脂質の生産を抑え，リポ蛋白の代謝を促進させる．それにより，トリグリセリドの分解が促進され，血液中の脂質低下が得られる
注意点	・出血している患者には禁忌である

（文献3，p.449をもとに作成）

■主なEPA製剤

一般名	商品名	剤形
イコサペント酸エチル	エパデール，エパデールEM，エパデールS	軟カプセル
オメガ-3脂肪酸エチル	ロトリガ®	粒状カプセル

オメガ-3脂肪酸エチル（ロトリガ®）は，EPA・DHA製剤

ヒト抗PCSK9モノクローナル抗体製剤

対象となる疾患	家族性コレステロール血症
患者説明のポイント	強力に悪玉コレステロールを下げる作用があり，動脈硬化を抑制する

■ヒト抗PCSK9モノクローナル抗体製剤の作用

作用・投与目的	・PCSK9と結合することで，低比重リポ蛋白受容体（LDLR）へのPCSK9の結合を阻害し，肝細胞へのLDLコレステロールの取り込みを促進させる PCSK9：LDLRと結合することで，LDLの肝臓内への取り込みを阻害し血中のLDLを上昇させる

（文献3，p.449をもとに作成）

■主なヒト抗PCSK9モノクローナル抗体製剤

一般名	商品名	剤形
エボロクマブ	レパーサ®	皮下注ペン, 皮下注オートミニドーザー

小腸コレステロールトランスポーター阻害薬

対象となる疾患	高脂血症
患者説明のポイント	強力に悪玉コレステロールを下げる作用があり，動脈硬化を抑制する

■小腸コレステロールトランスポーター阻害薬の作用

作用・投与目的	•小腸においてコレステロールの吸収に関わる小腸トランスポーターを阻害することで，血液中のコレステロールを下げる作用がある

（文献3，p.449をもとに作成）

■主な小腸コレステロールトランスポーター阻害薬

一般名	商品名	剤形
エゼチミブ	ゼチーア®	錠

- エゼチミブとスタチンとの配合剤として，アトルバスタチンとの配合剤，ロスバスタチンとの配合剤，ピタバスタチンカルシウムとの配合剤がある．

引用・参考文献

1）落合慈之監：循環器疾患ビジュアルブック第2版．Gakken，2017.
2）落合慈之監：リハビリテーションビジュアルブック第2版．Gakken，2016.
3）藤田英雄監：循環器ビジュアルナーシング改訂第2版．Gakken，2022.
4）小西敏郎監：フィジカルアセスメントポケットブックmini．Gakken，2023.
5）友池仁暢ほか監：循環器疾患．Nursing Selection 3．Gakken，2003.
6）山﨑正雄編著：ひとりだちできる心臓カテーテル看護．Gakken，2022.
7）稲川利光監：摂食嚥下ポケットブックmini．Gakken，2023.
8）森井 功：冠動脈の最新ステント治療．月刊ナーシング25(8)：99，2005.
9）道又元裕監：ICUディジーズ改訂第2版．Gakken，2015.
10）布田伸一編：循環器疾患ベストナーシング．Gakken，2009.
11）甲田英一ほか監：Super Select Nursing 循環器疾患―疾患の理解と看護計画―．Gakken，2011.

Index

数字 欧文

あ

か

さ

循環器科ナースポケットブック mini

2024 年 4 月 9 日　　　　初　版　第 1 刷発行

監　修　　山﨑　正雄
発行人　　土屋　徹
編集人　　小袋　朋子

発行所　　株式会社 Gakken
〒 141-8416 東京都品川区西五反田 2-11-8

印刷・製本　　TOPPAN 株式会社

●この本に関する各種お問い合わせ先
本の内容については，下記サイトのお問い合わせフォームよりお願いします.
https://www.corp-gakken.co.jp/contact/
在庫については　Tel 03-6431-1234（営業）
不良品（落丁，乱丁）については　Tel 0570-000577
学研業務センター　〒 354-0045 埼玉県入間郡三芳町上富 279-1
上記以外のお問い合わせは　Tel 0570-056-710(学研グループ総合案内)

本書に記載されている内容は，出版時の最新情報に基づくとともに，臨床例をもとに正確かつ普遍化すべく，著者，編者，監修者，編集委員ならびに出版社それぞれが最善の努力をしております．しかし，本書の記載内容によりトラブルや損害，不測の事故等が生じた場合，著者，編者，監修者，編集委員ならびに出版社は，その責を負いかねます.
また，本書に記載されている医薬品や機器等の使用にあたっては，常に最新の各々の添付文書（電子添文）や取り扱い説明書を参照のうえ，適応や使用方法等をご確認ください.

株式会社 Gakken

学研グループの書籍・雑誌についての新刊情報・詳細情報は，下記をご覧ください.
学研出版サイト　https://hon.gakken.jp/